中西医结合诊疗与康复系列丛书

总主编 李 冀 于 波 吴树亮

内分泌疾病诊疗与康复

主编 杜丽坤

科学出版社
北京

内 容 简 介

　　本书为"中西医结合诊疗与康复系列丛书"之一，全书分为绪论和常见的内分泌疾病两大部分。其中绪论部分介绍了内分泌代谢性疾病的生理基础、疾病分类和研究现状，并对内分泌代谢性疾病的中西医结合康复进行概述。常见的内分泌代谢性疾病分别从疾病认识、发病机制及病因病机、疾病的诊断、疾病的治疗、养生指导与康复五个方面进行阐述。西医的发病机制包含最新的研究进展，疾病的诊疗则紧跟指南更新的步伐；中医方面涵盖了病因病机、辨证论治、专病专药、中成药治疗及外治法等几大部分；养生指导与康复部分则分别从饮食、心理、运动、推拿等多个方面进行指导，具有较强的实用性。全书既涵盖了内分泌代谢性疾病的西医知识，也体现了中医诊疗及养生指导与康复在内分泌代谢性疾病中的特色。

　　本书适合内分泌科医生、康复科医生、医学生等作为临床应用参考，也可供医学爱好者阅读。

图书在版编目（CIP）数据

内分泌疾病诊疗与康复 / 杜丽坤主编. —北京：科学出版社，2022.8
（中西医结合诊疗与康复系列丛书 / 李冀，于波，吴树亮总主编）
ISBN 978-7-03-072859-3

Ⅰ. ①内… Ⅱ. ①杜… Ⅲ. ①内分泌病－中西医结合－诊疗②内分泌病－中西医结合－康复 Ⅳ. ①R58

中国版本图书馆 CIP 数据核字(2022)第 146769 号

责任编辑：刘　亚 / 责任校对：刘　芳
责任印制：徐晓晨 / 封面设计：蓝正设计

科学出版社出版
北京东黄城根北街 16 号
邮政编码：100717
http://www.sciencep.com

北京中科印刷有限公司 印刷
科学出版社发行　各地新华书店经销

*

2022 年 8 月第 一 版　开本：787×1092 1/16
2022 年 8 月第一次印刷　印张：13 3/4
字数：326 000
定价：88.00 元
（如有印装质量问题，我社负责调换）

中西医结合诊疗与康复系列丛书

编 委 会

总主编 李 冀 于 波 吴树亮

编 委 （以姓氏笔画为序）

于 波 哈尔滨医科大学

于 梅 黑龙江省中医药科学院

马 兰 哈尔滨医科大学附属第二医院

王贵玉 哈尔滨医科大学附属第二医院

王培军 哈尔滨医科大学附属口腔医学院

冯晓玲 黑龙江中医药大学附属第一医院

乔 虹 哈尔滨医科大学附属第二医院

刘述川 哈尔滨医科大学附属第一医院

刘建宇 哈尔滨医科大学附属第二医院

关景明 哈尔滨医科大学附属第二医院

杜丽坤 黑龙江中医药大学附属第一医院

李 岩 黑龙江中医药大学附属第一医院

李 冀 黑龙江中医药大学

吴树亮 哈尔滨医科大学

赵 惠 黑龙江中医药大学附属第二医院

徐世东 哈尔滨医科大学附属肿瘤医院

徐京育 黑龙江中医药大学附属第一医院

崔清波 哈尔滨医科大学附属第六医院

程为平 黑龙江中医药大学附属第一医院

内分泌疾病诊疗与康复

编 委 会

总　序

中医被誉为"古老的东方智慧"，它蕴含着中国古代人民同疾病作斗争的过程中积累的临床经验和理论知识，是在古代朴素的唯物论和辩证法思想指导下，通过长期医疗实践逐步形成并不断发展的医学理论体系。近年来，随着理论研究的不断深入和技术的不断发展，中医学焕发勃勃生机，尤其是在新冠肺炎疫情以来，中医药抗疫效果显著，中医药的疗效日益得到公众的认可，人们深刻认识到中医药的独特地位。

中西医结合是中国传统医学与现代医学现实并存的必然结果，是科学发展和科学研究走向交叉、综合、系统化、国际化和多元化的必然趋势。旨在互相取长补短、提高临床疗效、发展新的医疗模式、创新医学理论、弘扬中华传统医药文化，以丰富世界医学，贡献全人类。

2021年6月，国家卫生健康委、国家中医药局、中央军委后勤保障部卫生局联合发布《关于进一步加强综合医院中医药工作推动中西医协同发展的意见》，给中西医结合带来了前所未有的发展契机，这也必将带来对中西医结合人才培养和知识储备的巨大需求。鉴于此，我们集合了中医和西医领域的专家学者，从中西医结合的角度，精心编写了这套"中西医结合诊疗与康复系列丛书"，以飨读者（分册书名见下页）。希望本丛书能为广大医疗工作者解决中西医结合领域的诸多问题提供思路和方法，能对我国中西医结合事业的发展有所裨益。

丛书编委会
2021年7月

中西医结合诊疗与康复系列丛书

消化系统疾病诊疗与康复

神经系统疾病诊疗与康复

内分泌疾病诊疗与康复

血液病诊疗与康复

冠心病诊疗与康复

脑卒中诊疗与康复

肾脏疾病诊疗与康复

肺癌诊疗与康复

耳鼻喉科疾病诊疗与康复

临床罕见病诊疗与康复

口腔疾病诊疗与康复

胃肠肿瘤术后诊疗与康复

骨科疾病诊疗与康复

妇产科疾病诊疗与康复

儿科疾病诊疗与康复

老年病诊疗与康复

目　录

第一章

绪　论

第一节　内分泌代谢性疾病及概述

随着我国经济的高速发展，人们的物质生活日益充足，精神世界日益丰富，社会人口老龄化加快，内分泌代谢性疾病患病率显著提高，严重影响了人们的工作与生活，了解并正确认识内分泌代谢性疾病对广大人民群众的生命健康有着重要意义。掌握内分泌系统的生理活动和病理变化，进而正确诊疗内分泌代谢性疾病是广大临床医师必备的技能。

一、内分泌代谢性疾病的生理学基础

内分泌系统对控制和调节人类的生长发育及生命活动至关重要。内分泌系统由内分泌腺和分布于各组织的激素分泌细胞组成，所分泌的激素通过血液或组织液到达相应的靶部位发挥作用。

激素根据化学结构分为蛋白质和肽类、胺类、脂类激素。蛋白质和肽类激素由多肽组成，多肽经基因转录，翻译为蛋白质和肽类激素前体，蛋白质和肽类激素前体经裂解或加工形成具有活性的物质而发挥作用；胺类激素多是氨基酸的衍生物；脂类激素是指以脂质为原料合成的激素，可分为类固醇激素和脂肪酸衍生的具有生物活性的二十烷酸类物质。

激素基于机体需要时刻都在产生，储备量很少，但是也有例外，如甲状腺激素的储备量可以满足人体两个月的需要，这样就保证在碘供应波动的情况下保持甲状腺激素的持续足量供应。激素对靶细胞的作用实质就是通过与相应的受体结合，"启动"靶细胞内的一系列信号转导程序，最终改变细胞的活动状态，引起细胞固有的生物效应。激素产生的调节作用及时终止，才能保证靶细胞能够不断接收新信息，适时产生精确的调节效能。终止激素生物效应是多环节作用的综合结果。完善的内分泌调节系统能够使内分泌细胞终止分泌（如下丘脑-垂体-靶腺轴系），另外激素和受体解离，下游的一系列信号转导过程也将随之终止。通过控制酶活性也能终止细胞内信号转导，如磷酸二酯酶分解环磷酸腺苷（cAMP）为无活性的产物，除此之外，激素受体被细胞内吞，激素在肺脏、肾脏等器官被降解为无活性的形式，激素在信号转化过程中产生一些中间产物会限制自身信号的转导过程。

激素的分泌有本身的分泌规律，如基础分泌、昼夜节律、脉冲式分泌等，还受神经和体液的调节。腺垂体的一些激素表现为脉冲式分泌，且与下丘脑调节肽的分泌活动同步；褪黑素、皮质醇等表现为昼夜节律性分泌；女性生殖周期中性激素呈月周期性分泌；甲状腺激素则存在季节性周期波动。下丘脑-垂体-靶腺轴调节系统是控制激素分泌稳态的调节环路。在这个调节系统下高位激素对下位内分泌细胞活动具有促进性调节作用；下位激素对高位内分泌细胞活动多表现为负反馈性调节作用。在轴系反馈调节中，正反馈调节机制很少见，在卵泡发育成熟进程中，卵巢所分泌的雌激素在血液中达到一定水平后，可正反馈地引起黄体生成素分泌高峰，最终促发排卵。体液调节是指很多激素都参与体内物质代谢过程的调节，而物质代谢引起血液中某些物质的变化又反过来调整相应激素的分泌水平，形成直接的反馈调节。神经调节主要依靠下丘脑，下丘脑是神经系统与内分泌系统活动相互联络的重要枢纽。内、外环境各种形式的刺激都可能经这些神经通路影响下丘脑神经内分泌细胞的分泌活动，实现对内分泌系统以及整体功能活动的高级整合作用。

二、代谢性疾病的生理学基础

新陈代谢包括物质代谢和能量代谢两个方面。物质代谢包括物质的合成代谢和分解代谢两个过程。合成代谢是营养物质进入人体，参与机体众多的化学反应，并转化成自身物质的过程，并且以糖原、蛋白质和脂肪的形式在体内储存，这一过程需要消耗能量。分解代谢是体内的糖原、蛋白质和脂肪等大分子物质分解为小分子物质的降解过程，常伴有能量的生成和释放。

人类通过摄入食物以获得能量，用以维持生存和健康，保证机体的发育和各项功能的正常。这些来自外界，以食物形式摄入的物质就是营养素。营养素分为宏量营养素、微量营养素、维生素、其他膳食纤维。宏量营养素包括糖类、蛋白质和脂肪，它们在消化时分别产生葡萄糖及其他单糖、肽和氨基酸、脂肪酸和甘油。宏量营养素是可以互相转换的能源。微量营养素是指矿物质，包括常量元素和微量元素，是维持人体健康所必需的元素，消耗甚小，许多微量元素有催化作用。维生素分为脂溶性维生素和非脂溶性维生素。体力活动所需能量因活动强度而异。每日所需能量为基础能量消耗、特殊功能活动和体力活动等所消耗能量的总和。基础能量消耗可因性别、年龄、身高和体重而异。特殊功能活动指消化、吸收所消耗的能量，可因生长、发育、妊娠、哺乳等特殊生理需要而增加。

（王　秦）

第二节　内分泌代谢性疾病的认识

一、内分泌代谢性疾病的分类

（一）内分泌疾病的分类

内分泌疾病通常根据腺体功能分为功能低下、功能亢进、功能正常三类；根据其病变性质分为原发性病变（靶腺病变）和继发性病变（下丘脑或者垂体病变）；根据激素的数量、结构、活性和代谢是否异常分为三类：激素分泌过多、激素分泌过少和激素抵抗。①激素分泌过多一般是由内分泌腺瘤、自身免疫系统异常、外源性激素过量引起的。②激素分泌过少是由内分泌腺破坏、内分泌腺激素合成缺陷和内分泌腺以外的疾病造成。内分泌腺激素合成缺陷多为遗传性疾病，如由于甲状腺激素合成酶缺陷引起的先天性甲状腺功能减退症（甲减）。内分泌腺以外的疾病，如肾脏破坏性病变，25-羟基维生素-D_3不能在肾脏实现羟化，减少活性维生素 D 的产生，进而导致肾性骨病。③激素在靶组织抵抗多是由激素受体突变或者激素受体信号转导系统障碍导致激素在靶组织不能实现生物学作用所致。

（二）代谢性疾病的分类

代谢性疾病可分为营养疾病和代谢疾病。营养疾病可分为原发性营养失调和继发性营养失调。原发性营养失调又可根据摄入量来分类，分为摄入营养物质不足，摄入营养物质过多和摄入营养物质比例不恰当。继发性营养失调是由器质性疾病和功能性疾病造成的，如进食障碍、消化吸收障碍、物质合成障碍、机体对营养需求有改变、排泄失常。代谢疾病是指中间代谢某个环节障碍引起的疾病，分为遗传性代谢疾病和获得性代谢疾病。现代常见获得性代谢疾病，多是由环境因素引起，或遗传因素和环境因素相互作用所致。

二、内分泌代谢性疾病的特点

内分泌代谢性疾病特点有三：一是病因复杂；二是临床表现多样；三是病变部位与表现部位不同。内分泌系统存在中枢、靶器官和外周组织的相互调节作用，激素在腺体内的合成及释放、在外周组织的作用及代谢等任意一个环节异常，均可使血液循环激素水平异常，而各个环节影响因素众多。炎症、肿瘤、缺血、免疫、手术、外伤等均可导致系统损伤，其病因复杂多样。一个内分泌腺分泌多种激素，一种激素作用于多个外周器官系统，一种激素常有多种作用，故内分泌疾病临床表现有多种组合类型，具有多样性。

三、中医学对内分泌代谢性疾病的认识

迄今为止，在祖国传统医学中虽未寻觅到内分泌这个专有名词，但是早在 2000 多年前的《黄帝内经》中就有了"消渴"、"消瘅"等类似现代糖尿病临床症状的记载。在漫长的历史长河中，中医药在内分泌代谢性疾病方面积累了相当丰富的经验，尤其是对糖尿病、甲状腺肿、性腺与垂体疾病的病因、症状、治疗、转归的认识，更具其独特之处，时至今日，对于指导内分泌学的研究，提高内分泌疾病的诊疗水平仍有重大的价值和意义。《黄帝内经》提及"凡阴阳之要，阳密乃固。两者不和，若春无秋，若冬无夏，因而和之，是谓圣度。故阳强不能密，阴气乃绝，阴平阳秘，精神乃治，阴阳离决，精气乃绝。"意在强调人体阴阳平衡的重要性，与现代医学追求的稳态不谋而合，在追求健康的道路上，中医、西医终将殊途同归。

（一）对糖尿病的中医认识

《素问·奇病论》中对消渴病与多食、肥胖的关系提出了如下见解："此肥美之所发也，此

人必数食甘美而多肥也。肥者令人内热，甘者令人中满，故其气上溢，转为消渴。"对于其他病因，《灵枢·五变》说："余闻百病之始期也，必生于风雨寒暑，循毫毛而入腠理……或为消瘅"，"五脏皆柔弱者，善病消瘅"。在消渴病机中，该篇还首次较深刻地论述了此病与血瘀证的发病关系，"此人薄皮肤而目坚固以深者，长衡直扬，其心刚，刚则多怒，怒则气上逆，胸中蓄积，血气逆留，髋皮充肌，血脉不行，转而为热，热则消肌肤，故为消瘅"，开中医从瘀论治消渴之理论先河。《河间六书·消渴》中，刘氏首倡消渴病的病因病机为"燥热学说"，并归纳为"消渴之疾三焦受病也"，"三消者燥热一也"，"燥热大甚而三焦肠胃之腠理怫郁结滞，致密壅塞，而水液不能浸润于外，荣养百骸"。中国历代医书中还多次提到消渴病不是单一因素的产物，而是多种因素的综合结果。在这里论述的先天不足、五脏亏虚、外感六淫等导致消渴的病机，与现代医学研究的感染、免疫力低下、遗传、肥胖和饮食失控诱发糖尿病的理论是较相吻合的。又如，对于糖尿病的并发症，《史记·扁鹊仓公列传》述，"齐章武里曹山跗病，臣意诊其脉，曰：'肺消瘅也，加以寒热。'即告其人曰，'死不治'"，此处之"死不治"，可能与糖尿病并发了严重感染有关。《素问·通评虚实论》对糖尿病合并偏瘫则有更明确的结论："消瘅……偏枯，肥贵人膏粱之疾也。"关于消渴并发痈疽，或并发眼科疾病，《证治要诀》曾有"三消久之……或目无所见，或手足偏废"之说。

（二）对甲状腺相关疾病的中医认知

"瘿"记载于公元前3世纪《庄子》一书中，隋代巢元方《诸病源候论》对瘿的病因及分类做了更详细的评述，"瘿者，忧恚气结所生。亦曰饮沙水，沙随气入于脉，搏颈下而成之。初作与瘿核相似，而当颈下也"，"诸山水黑土中出泉流者，不可久居，常食令人作瘿病，动气增患"。陈实功的《外科正宗》认为瘿的生成是痰气所结，"夫人生瘿瘤之症，非阴阳正气结肿，乃五脏瘀血、浊气、痰滞而成"。

（三）对其他内分泌代谢性疾病的中医认知

侏儒症于《左传》中有记载（出使楚国的晏婴），巨人症在江瓘所著《名医类案》中也有一例。对于希恩（Sheehan）综合征，即产后垂体前叶功能减退症，《诸病源候论》有产后风冷虚劳候之称，其病机为："产则血气劳伤，脏腑虚弱，而风冷客之，风冷搏于血气，血气则不能自温于肌肤，使之虚乏疲顿，致羸损不平复，谓之风冷虚劳。若久不瘥，风冷乘虚而入腹，搏于血则痞涩；入肠则下痢，不能养，或食不消，入子脏，并胞脏冷，亦使无子也。"《难经·十四难》也谓有形之血，因难产而损。

性腺疾病在《黄帝内经》中就已被提到，《灵枢·五音五味》道："宦者去其宗筋，伤其冲脉，血泻不复，皮肤内结，唇口不荣，故须不生。"对阳痿，《灵枢·经筋》说："足厥阴之筋……其阴器不用"，"伤于内则不起，伤于寒则阴缩入，伤于热则纵挺不收"。《景岳全书》更做了全面的论述："男子阳痿不起，多由命门火衰、精气虚冷，或以七情劳倦，损伤生阳之气……亦有湿热炽盛，以致宗筋弛纵，而为痿弱者。"其还指出，"凡思虑、焦劳、忧郁太过者，多致阳痿……凡惊恐不释者，亦致阳痿"。对于不育症，《妇人规》谓："疾病之关于胎孕者，男子则在精，女人则在血，无非不足而然。"

传统中医学虽无内分泌之名，但是对于内分泌代谢性相关疾病的研究已经有了独特的理论体系和切实有效的治疗手段。中医特色的辨证论治思想发挥着重要的作用，这些伟大成就为中华民族的繁衍昌盛做出了伟大的贡献。中西医结合治疗内分泌疾病将成为未来内分泌疾病诊治的重要组成部分。

（王 秦）

第三节 内分泌代谢性疾病的现状及趋势

日益提高的物质生活水平除了为人们带来更深层次的精神享受外，随之而生的还有内分泌代谢性疾病发病率的激增。根据世界卫生组织（WHO）发布的报告，慢性非传染性疾病（NCD）是全世界人类死亡的主要原因，在过去 20 年中，NCD 死亡人数增加了 14.5%。在 NCD 中占据主要地位的为内分泌代谢性疾病。甲状腺疾病、糖尿病、肥胖、多囊卵巢综合征（PCOS）等疾病的流行病学趋势呈现出一片消极的景象。

一、流行病学趋势

使用相同诊断标准和测量方法下，与 1999 年结果相比，2019 年亚临床甲状腺功能减退症（3.22% vs.12.94%）和甲状腺结节（9.86% vs.20.43%）的患病率显著增加。糖尿病患病形势更为严重，国际糖尿病联合会发布的指南显示，中国是世界上糖尿病患者最多的国家，据估计，中国有 1.139 亿成年人患有糖尿病，占全球糖尿病患者人数的 24%。此外，肥胖也是急需攻克的难题。在国内一项对 12 543 名受试者进行了 22 年监测的研究显示，经年龄调整的肥胖患病率，女性从 2.78% 上升到 13.22%，男性从 1.46% 上升到 14.99%，呈全国急速发展态势。与肥胖密切相关的 PCOS，其在全球育龄期妇女中的发病率为 5%～10%，在我国育龄期妇女中的发病率为 5.61%，严重危害了女性的身心健康。在此趋势下，为提高居民健康水平、缓解医疗压力、控制内分泌代谢性疾病，找到行之有效的防治方法迫在眉睫。

二、疾病诊断快速发展

随着疾病谱和患病率的变化，内分泌代谢性疾病的诊疗水平不断提高，国家以及人民对内分泌代谢性疾病的认识更加深刻。主要体现在体检项目较以往增加了甲状腺功能、甲状腺超声等项目。

新技术的层层涌现，疾病诊断技术快速发展，使得激素检测在内分泌代谢性疾病诊断、疗效评估及预后判断方面起到了至关重要的作用。随着检测技术的发展及对疾病认识的深入，免疫法逐渐显现如自身抗体干扰、与类似物存在交叉反应等缺点。近年来，国内外激素检测技术已逐渐发展为具有高特异性、高灵敏度、高通量等优点的液相色谱-质谱法（LC-MS/MS）。LC-MS/MS 可同时准确、高效检测多种激素，提升了 PCOS、嗜铬细胞瘤、皮质醇增多症、先天性肾上腺皮质增生症等多种内分泌疾病的诊断水平，并为多种内分泌代谢性疾病的诊断与分型提供更精准和丰富的数据支撑。与此同时，分子诊断技术的进步使得遗传性内分泌代谢性疾病的诊疗取得突破。二代测序技术包括靶向基因集测序、全外显子组测序和全基因组测序等方法。在特殊类型糖尿病、青少年发病的成年型糖尿病、成骨不全、佝偻病、男性低促性腺激素性性腺功能减低症等遗传性内分泌代谢性疾病诊断方面，取得了长远进展。

三、精准医学治疗新思路

内分泌代谢性疾病患者的个体差异性及复杂性推动了精准医学的产生和应用。精准医学是随着人类健康需求和科学技术发展而衍生出来的新兴医疗模式，是根据患者个体临床特征、基因组等遗传学信息及疾病相关转录组、蛋白质组、代谢组等特点，结合生活环境和方式，为患者量身定制最佳治疗方案的医疗模式，以尽可能获得最佳疗效和最低治疗风险。精准医学的内容主要包括精准预防、分子标志物的发现和应用、精准诊断、精准治疗等。例如，通过人工智能方法，采用年龄、体重指数、血糖水平、胰岛素敏感性指数及胰岛细胞功能指数等提出糖尿病新的聚类分型，有助于判断患者的自然病程，预测降糖治疗效果及并发症风险，为糖尿病精准分型和治疗奠定基础。

微生物组作为精准医疗的一种手段，通过影响宿主的内分泌功能、代谢水平以及神经系统等方面在医疗保健中发挥着重要作用。人体内微生物种群、组成或数量的变化，可通过影响能量代谢平衡和炎症状态导致代谢功能障碍。研究报道肠道微生物组学特征与肥胖症、2型糖尿病、PCOS、甲状腺疾病和骨质疏松症等内分泌代谢性疾病的发生和发展密切相关。除上述因素外，还有一个新近被讨论的重要因素，即肠道菌群。PCOS患者的肥胖和高脂肪饮食致肠道菌群失调，可能导致卵巢进一步产生雄激素，使免疫系统活跃，进一步引起更多的炎症和胰岛素抵抗（免疫系统影响胰岛素受体，导致胰岛素抵抗）。最后，胰岛素抵抗和免疫反应，尤其是炎症，会影响卵泡及其生长，从而导致PCOS的发展。此外，有证据表明，与健康女性相比，PCOS患者的肠道菌群组成发生了变化，其中志贺菌、链状杆菌的报道量较大，而乳酸杆菌、疣微菌门的报道量较小。

中医药学蕴涵和体现了"精准医学"的基本追求。中医的辨证论治思想具有完整的理论体系、独特的临床思维和确切的临床疗效，是建立在整体观念上的个体化诊疗技术，犹如量体裁衣。所谓"精准医学"，就是在恰当的时间针对基因和疾病形式给予患者对应的精准治疗。但是，除了个体自身的情况外，还会有很多人因有同样的基因而患同样的疾病，治疗方案是个人的，但经过调整后也同样可以施用于其他人。这与中医辨证论治理论中的"同病异治、异病同治"治则不谋而合。运用先进的医学科学技术，搭配古老传承的睿智结晶，虽然还需花费大量人力、资源去建立庞大的基因数据库，并且找出其间的关键联系，但对于西方医学这种回归根本的做法，其想法和方向是具有革命性意义的。

四、疾病治疗前景广阔

在精准医疗的美好前景下，疾病治疗手段趁势而上，开拓出更广阔的天地。在内分泌代谢领域，国际新型治疗手段不断研发，逐渐展现出广阔应用前景。例如，基于精准医疗的基因治疗，将外源正常基因导入靶细胞，通过纠正或补偿基因缺陷和异常基因而治疗疾病，可广泛用于单基因遗传病的治疗。除此之外，人造器官有望在内分泌代谢功能不足性疾病的治疗中获得进展，如由皮下动态血糖监测系统、胰岛素泵和闭环控制算法组成的人工胰岛能显著改善血糖控制效果。干细胞移植治疗则是将健康干细胞移植到患者体内，以修复或替换受损细胞或组织，达到治疗疾病的目的。干细胞治疗糖尿病的细胞生物技术不断进步，目前已在动物实验和部分临床试验中观察到其对糖尿病的治疗效果。人造器官技术同干细胞治疗相结合，可能在内分泌代谢性疾病的治疗方面实现质的飞跃。

随着数字化时代的到来，人工智能（AI）飞速发展，其在医学领域引起了巨大影响，也对传统医学带来了巨大的冲击。AI 在医学影像等领域已经取得了令人瞩目的效果。AI 在内分泌代谢领域的应用研发也日趋广泛，包括对糖尿病及其并发症的诊断和预测的应用，辅助治疗方案的选择和血糖管理，人工胰岛的开发与管理，肥胖分类诊疗的探索，对减重手术的疗效和并发症预测的探索，对骨质疏松和骨折风险的预测，骨龄分析，脂肪肝的无创评估及纤维化预测，肢端肥大症的诊断，甲状腺肿瘤和垂体肿瘤分子生物学与病理的智能诊断等。目前，AI 在糖尿病的诊疗领域已得到相对成熟的发展，部分技术（如 AI 辅助糖尿病患者眼底照片的诊断）已在临床初步应用。而在另一些领域（如肥胖、脂肪肝）尚处于探索初期，仍需要进一步研究。我们期待在不远的将来，AI 会在内分泌代谢性疾病领域发挥至关重要的作用。

（杜立杰）

第四节 内分泌代谢性疾病中西医结合康复概述

人类在诞生之初，就在与疾病、自然灾害和战争的斗争中运用各种手段疗愈罹患病痛者的身心。康复医学最早起源于欧美等发达地区，由于两次世界大战的影响，肢体残损及功能障碍患者人数逐年上升，康复医学应运而生。康复原意为重新获得某种能力、资格以适应正常社会生活。目前世界卫生组织将康复扩展为康复与适应性训练，定义为通过综合、协调地应用各种措施，帮助功能障碍者回归家庭和社会，能够独立生活，并参与教育、职业和社会活动，其重点着眼于减轻病损的不良后果，改善健康状况，提高生活质量，节省卫生服务资源。

中医康复学指在中医理论指导下，研究康复医学基本理论、医疗方法及其应用的一门学科。中医康复以中医整体观念和辨证论治思维为指导，以阴阳五行学说、脏腑经络学说、病因病机学说等为理论基础，采用针灸、推拿、传统保健按摩、食疗、情志疗法等综合方法，使病残者最大限度地代偿其丧失的功能，部分或全部恢复生活自理能力以参加力所能及的活动或工作，使他们在身体、心理、职业和社会活动等方面得到最大限度恢复，能够充分参与社会生活，同健康人一起共同分享社会和经济发展的成果，减轻家庭和社会负担。

内分泌代谢性疾病的中西医结合康复是在以阴阳五行学说、脏腑经络学说、病因病机学说、气血津液学说等为基础的理论指导下，使用中医特色疗法如情志疗法、饮食调节、针灸推拿、体育保健、药物内服外敷外洗以及自然康复法等各种措施结合现代康复医学的评估手段，立体地作用于内分泌代谢性疾病患者，以达到人体阴阳和谐的目的，对其产生的并发症进行治疗，缓解患者自觉不适的症状，延长患者生命，保障患者生活质量。

中西医康复具有相同之处，中医的辨证论治思想与西医的个体化原则如出一辙，它们都是有针对性地对患者进行康复治疗。在医疗成本方面，中医康复采用的治疗方案大多操作简便，成本低廉，如功法锻炼、针灸推拿、情志疗法等，这些方法不仅简单易操作，而且在临床上均取得了很好的疗效，西医康复在治疗方案的选取上多是通过声、光、电、热、磁、矫形器等方式进行治疗。中西医康复各有长处，只有将二者结合起来，才能够锦上添花，更好地为国民健康保驾护航。

（杜立杰）

第二章

甲状腺功能亢进症

第一节 疾 病 认 识

甲状腺功能亢进症,简称"甲亢",是指甲状腺本身或甲状腺以外的多种原因引起的甲状腺激素分泌过量,过量的甲状腺激素进入血液循环中,作用于全身的组织和器官,造成以机体的神经、循环、消化等各系统的兴奋性提高和代谢亢进为主要表现的疾病的总称。临床体征和症状表现为不同程度的甲状腺肿大及突眼、易激动、烦躁失眠、心悸、乏力、怕热多汗、食欲亢进、大便次数增多或腹泻、女性月经稀少。

根据其主要临床表现,甲状腺功能亢进症多归属于中医学"瘿病"、"瘿瘤"中的"气瘿"。其发病与水土因素、外感六淫、七情内伤、体质因素均有关。本病病位在颈前,多因情志抑郁,致肝失疏泄,气郁化火,炼液成痰,气滞痰凝壅结于颈前为病,"气"、"痰"、"瘀"为发病关键。病变多涉及肝、心、脾胃等脏腑,以肝为主。本病常虚实夹杂,初起多实,病久则由实至虚,尤以阴虚、气虚为主,以致虚实夹杂之证。

一、流行病学特征

据统计,目前以甲亢为代表的多种甲状腺疾病悄悄吞噬着千万国人的健康,它已成为仅次于糖尿病的第二大内分泌疾病。甲亢可发生于任何年龄,男女均可发病,但以中青年女性多见,人多数年龄在20~40岁,其次为老年人,儿童患甲亢者较为少见。家族中有甲亢者的人群,其发病率明显高于普通人群。甲亢的发病率呈现逐年升高及低龄化的趋势,不同地区甲亢发病率不同。我国一组流行病学调查表明:甲亢总发病率为3%,男性为1.6%,女性为4.1%。我国对北京、成都、广州、贵阳、济南、南京、上海、沈阳、武汉、西安10所城市甲状腺流行病学的调查结果显示:我国城市甲亢患病率为3.7%。

二、临 床 分 类

根据甲亢的病因、患病年龄及其他因素,可概括为以下几类:

（一）甲状腺性甲亢

1. Graves 病

Graves 病（亦称"毒性弥漫性甲状腺肿"）是最常见的一种甲亢类型，凡甲亢发病，85%以上均为此类型。本病主要由自身免疫机制异常所引起，是甲状腺自身免疫性疾病，由体液免疫因素和细胞免疫因素参与发病，是多基因、多因素的遗传性疾病，与某些人类白细胞抗原类型相关。临床表现为高代谢综合征、交感神经兴奋、弥漫性甲状腺肿；多数合并弥漫性甲状腺肿眼病，少数合并胫前黏液性水肿。起病缓慢，男女均可患病，以女性更为多见。

2. 毒性甲状腺腺瘤

毒性甲状腺腺瘤（亦称"自主性高功能甲状腺结节"）原因未明，结节可呈多个或单个。起病缓，无突眼，早期仅为小结节，功能略高，结节外的甲状腺组织的功能基本正常。病情发展缓慢，腺瘤可历时多年，体积逐渐增大，而后逐渐出现甲亢症状。此时，甲状腺放射性核素检查显示，仅有腺瘤具有摄碘功能，呈现"热结节"征象。女性多发，年龄在 40～60 岁，甲亢表现比 Graves 病轻，可有心律失常、心房颤动、心力衰竭等临床症状，无浸润性突眼、皮肤病变和严重肌病。疾病后期，腺瘤体积逐渐增大时，甲亢症状较明显（一般腺瘤大于 2.5～3cm），此症一般不会自行缓解。病程久时，腺瘤偶尔可发生坏死、出血、退行性囊变，甲亢症状可消失。

3. 毒性结节性甲状腺肿

毒性结节性甲状腺肿（亦称"多结节性甲状腺肿"）患者占甲亢患者的 5%～15%，多发生于 50 岁以上，以女性多见。由单结节引起者，可为无功能结节，亦可为功能自主的甲状腺结节。由多个结节引起者多起病缓慢，临床表现不明显或较轻。

4. 碘甲状腺功能亢进症

碘甲状腺功能亢进症（简称"碘甲亢"）与长期大量摄碘和胺碘酮等药有关。

5. 甲状腺滤泡性癌肿

甲状腺滤泡性癌肿患者因产生过多甲状腺激素引起甲亢。

（二）垂体性甲亢

垂体性甲亢多数由垂体肿瘤分泌过多的促甲状腺激素（TSH）引起，临床上较少见，少数为下丘脑-垂体功能紊乱所致。

（三）异源性促甲状腺激素综合征引起的甲亢

本病由妇产科疾病引起，常见于子宫或绒毛膜上皮癌、葡萄胎等垂体以外的肿瘤组织，如分泌一种作用类似 TSH 的物质引起的甲亢，非常少见；或由卵巢囊肿引起，卵巢畸胎瘤含有甲状腺组织，可引起甲亢，甚少见；或由产后甲状腺炎引起甲亢等。

（四）新生儿甲亢和儿童甲亢

新生儿甲亢临床上极为少见，发病率不足新生儿的 2%，一般是由母体甲亢相关抗体通过胎盘引起新生儿甲亢。新生儿甲亢表现为低体重、小头、骨龄提前。症状一般在出生 1 周以后出现，如心率快、呼吸快、体温高、食欲好、体重减轻、腹泻等，需要及时对症治疗。本病具有自限性，病程一般 6～12 周。

儿童甲亢大概占全部甲亢的 5%。儿童甲亢多在 3 岁以后发病，以 10～16 岁发病率最高，女孩较多见。儿童甲亢有家族倾向，表现与成年人大致相同，几乎所有的患儿均有甲状腺肿大和典型的高代谢综合征，突眼多为非浸润性。患儿精神神经系统的表现较为突出，如兴奋多言、多动、焦躁不安、急躁易怒。患儿早期骨骼成熟加快，骨龄大于实际年龄，生长加速，青春期可提前出现，尤其是女孩，后期可伴有发育障碍。临床上多以注意力不能集中导致成绩下降或突眼就诊。

（五）老年人甲亢

本病是老年人的常见病，在内分泌疾病中居第二位，仅次于糖尿病。据统计老年人甲亢占甲亢患者的 4.7%～17%，占住院总人数的 0.34%。其特点是症状不典型，有些甚至和成人甲亢表现完全相反。

（六）医源性甲亢

医源性甲亢即药源性甲亢，包括各种原因摄入过多的甲状腺激素而引起的甲亢。这当中，Graves 病最为多见，占 70%～85%，其次是甲状腺炎、毒性结节性甲状腺肿和毒性腺瘤。

（七）淡漠型甲亢

淡漠型甲亢与典型甲亢的神经兴奋症状相反，并不表现为急躁易怒、动作过多、失眠多梦等亢奋症状，而是以淡漠、消瘦、嗜睡等为主要特征。患者一般年纪较大，以女性多见。主要表现为食欲不振、恶心、神情淡漠、乏力、嗜睡、反应迟钝、行动缓慢、明显消瘦、皮肤干冷、面容憔悴、多皱纹等。有时仅有食欲下降、腹泻等消化道症状；有时仅表现为心律失常（心房颤动）、心率轻度增快但很少超过 110 次/分、心搏并不有力、心脏往往增大；也有心功能不全者，可合并心绞痛、心肌梗死。因肌无力明显致使患者举物、上楼均感费力。甲状腺不肿大或轻度肿大或有结节，一般无眼球突出，但常见眼睑下垂，眼神呆滞，易误诊为消化道肿瘤或老年性精神抑郁症，甚至有误诊为甲状腺功能减退症的报告。

（八）隐匿型甲亢

隐匿型甲亢是指不典型的甲亢表现，而以某一系统症状表现突出的一类甲亢。本类患者的特点是不具备典型甲亢的症状如甲状腺肿大、突眼、高代谢综合征等，而是以某脏器症状为突出表现，从而使甲亢症状隐蔽。本病的诊断主要在于警惕不易解释的心动过速、消瘦、汗出、乏力等症状。有时甲状腺虽然不肿大，但仍可听到血管杂音。

三、临 床 表 现

（一）主要症状

甲亢的主要临床表现为高代谢症状。患者可表现为怕热多汗，手掌、面、颈、腋下等皮肤红润多汗；常有低热，严重时可出现高热；神经系统多表现为神经过敏，易于激动，烦躁多虑，失眠紧张，多言多动，有时思想不集中，偶尔神情淡漠、寡言抑郁；心血管系统表现为心动过速，胸闷，气促，活动后加重，可出现各种房性期前收缩及心房颤动等；消化系统表现为食欲亢进，体重下降；生殖系统的症状表现为女性患者常有月经减少，周期延长，甚至闭经，但少数患者仍能妊娠、生育，影响乳房发育，男性多阳痿。

（二）体征

甲状腺肿大或有结节，可伴有血管杂音、肢体震颤、眼球突出、胫前黏液性水肿等（少数患者无甲状腺肿大）。

四、碘与甲亢的关系

碘是合成甲状腺激素的原料，甲状腺激素是生长发育重要的调节激素，因此碘是重要的微量营养素，其过多或过少均对机体造成危害。为预防碘缺乏病，在缺碘地区实行普遍食盐碘化，随之导致碘甲亢（IIH）发病增加。

成人每天的需碘量约为70μg，青少年为150～200μg。在一定剂量范围内甲状腺激素的合成随碘供应的增加而上升，但如果碘供应量超过一定限度（正常人5mg/d，甲亢患者2mg/d），则可出现相反的结果。若短期内大剂量供碘，可使甲状腺激素的释放受到急性抑制，这种抑制效应又称为Woff-Chaikoff效应，可能是一种暂时性的保护机制，以免释放和合成过多的激素，临床也常利用这一效应来治疗甲亢危象。若长期过量供碘，Woff-Chaikoff效应就逐渐消失，出现所谓的"脱逸现象"，脱逸后甲状腺激素的合成与释放可恢复正常，甚至加速进行，有时就会发生碘甲亢。

碘引起甲亢有两种情况：①在缺碘地区，地方性甲状腺肿用碘化物治疗后，占碘甲亢的多数；②在非缺碘地区，偶见于某些非毒性多结节性甲状腺肿患者。另外，长期服用胺碘酮等含碘药物，也是非缺碘地区发生碘甲亢的常见原因。碘甲亢的临床表现与Graves病相似，只是前者年龄偏大，多发生于老年人，较少发生于儿童（有报道5万例接受碘治疗儿童无一例发生碘甲亢），男女比例（1：6）～（1：10），与Graves病相似，病情相对较轻，甲状腺无压痛，甲状腺检查可见结节性甲状腺肿或单发结节，一般无突眼，也很少有甲状腺部位的血管杂音和震颤，心血管症状和体征明显，实验室检查以甲状腺素（T_4）增高为特点，虽三碘甲状腺原氨酸（T_3）也常升高，但不如T_4显著；TRH兴奋试验时反应低下或无反应，血清抗甲状腺抗体阴性。甲状腺扫描可发现"热区"的存在。其特征性表现为甲状腺摄碘率减少，24小时<3%。由于尿碘的正常值范围较大，所以尿碘的测定对诊断帮助不大。

（杜丽坤）

第二节　发病机制及病因病机

一、发病机制

本病的病因和发病机制至今尚未完全阐明，但公认其发生与自身免疫有关，属器官特异性自身免疫病。

（一）遗传因素

临床资料及研究表明，甲亢是一种遗传性疾病，家系调查发现甲亢发病有明显的家族史。临床上常可见到一个家庭中的数个成员同患此病或几代中均有人患病，家庭聚集现象非常明显，家庭中子女发病率明显高于普通人群。据统计，同卵双生者相继发生甲亢的概率为30%～60%，异卵双生者则为3%～9%，亦提示其发病有明显的遗传特征。

（二）免疫因素

甲亢是一种自身免疫性疾病，近代研究证明，本病是在遗传的基础上，因感染、精神创伤等应激因素而诱发，属于抑制性 T 淋巴细胞功能缺陷所致的一种器官特异性自身免疫疾病，与自身免疫性甲状腺炎等同属于自身免疫性甲状腺疾病。

（三）环境因素

细菌感染、性激素应激等可能是本病发生和病情恶化的重要诱因。不良的情绪、生活和工作压力过大及暴饮暴食等不良生活习惯导致内分泌失调，也是甲亢发病的重要原因。

（四）精神因素

有研究资料表明，精神刺激诱发甲亢是通过中枢神经系统作用于免疫系统而形成的。当人体受到精神刺激后，下丘脑产生的促肾上腺皮质激素释放因子分泌增多，其作用于垂体，使垂体产生的促肾上腺皮质激素分泌增多，导致肾上腺分泌的皮质类固醇增多。大量的皮质类固醇通过影响机体的免疫系统，使机体免疫监视能力降低，T 淋巴细胞数目减少及功能缺陷，减少了对 B 淋巴细胞的抑制，从而使 B 淋巴细胞产生抗甲状腺抗体（即促甲状腺激素受体抗体），导致发病。

二、病因病机

甲亢早期以实为主，病位多在肝、胃。郁火较为明显，随着疾病的进展，火耗伤阴、气阴两伤的表现比较常见，遂中期多为本虚标实；病至后期阴损及阳，气虚、阳虚等虚证表现更为明显，病位也已向脾肾两脏转换，此期瘀血、痰浊等病理产物仍未消散，相互胶着，发展为更为复杂的虚实夹杂的病机，尤其在老年甲亢患者中脾肾不足的表现尤为显著。其病机如下。

1. 气瘿初期

气郁、痰浊化火，情志不遂，肝气郁结，郁而化火，或饮食水土失宜，劳倦内伤，再加情志刺激，肝郁及脾，脾失健运，则水湿痰浊内生，久而化火，痰火交结成瘿，结于颈部而成瘿病。在甲亢初期阶段"郁火和痰浊"为其主要病理因素，此期病位多在肝、脾、胃，以肝气郁结、肝郁火旺、痰浊互阻等证型为多。

2. 气瘿中期

阴虚火旺，气阴初伤，多伴先天肾阴不足，滋水涵木无力，痰气郁结日久化火，反灼阴津，致阴液不足，水不涵木，虚热内生；另外，肝郁日久化火，火热耗气，气虚亦生内热，肝旺易克脾土，使脾虚致痰湿内生，为火热炼痰伤阴创造了条件。此期甲亢多有阴虚火旺、痰瘀凝结等证型而且较初期为重。

3. 气瘿后期

气阴两虚或阴阳俱虚，兼有痰瘀；火、痰、瘀邪积久不散更加耗气伤阴，如《素问·阴阳应象大论》所云："壮火食气……壮火散气。"火旺亦能耗气，终致阴虚火旺，气阴初伤，病变由实转虚，形成实火与虚热并存、虚实夹杂的病机，变生为气阴两虚兼有痰瘀之候。

（杜丽坤）

第三节　甲状腺功能亢进症的诊断

一、实验室检查及其他相关检查

1. 甲状腺激素检查

临床甲状腺激素（TH）检测已由总 T_4（TT_4）、总 T_3（TT_3）发展到游离 T_4（FT_4）、游离 T_3（FT_3）检查。FT_4 只占 TT_4 的 0.02%，FT_3 只占 TT_3 的 0.3%。

2. 促甲状腺激素检查

现今临床使用最多的是 β-TSH 检查和两种单克隆抗体的高敏或超敏 TSH（S-TSH）检查，它可以有效区别正常、甲亢、甲减状态。有时 TH 没有变化而 TSH 已有升高（亚临床甲减）、降低（亚临床甲亢），是群体调研的筛选检查项目。

3. 促甲状腺激素受体抗体检查

现多行抗甲状腺球蛋白抗体（TGAb）、甲状腺微粒体抗体（TMAb）或抗甲状腺过氧化物酶抗体（TPOAb）检查。自身免疫性甲状腺疾病多为阳性，随病情缓解而转阴。

4. 影像学检查

临床上使用最多的是无创性 B 超检查以及甲状腺放射性同位素（^{131}I 或 ^{99m}Tc）成像（ECT 扫

描），它可判断甲状腺大小、形态、结构、血供情况，有无结节及结节的大小、数量、性质。

5. 细针穿刺甲状腺

细针穿刺抽吸活检，细胞学检查上尚存在争论，但阳性有利于鉴别诊断，现临床上使用增多，尤以 B 超介导穿刺使用更多。

二、诊 断 标 准

（一）甲亢的诊断

（1）临床表现　高代谢症状及体征。

（2）实验室检查　血 FT_3、FT_4（或 TT_3、TT_4）增高及 TSH 降低（≤0.1μmol/L）为甲亢；仅 FT_3 或 TT_3 增高而 FT_4 或者 TT_4 正常为 T_3 型甲亢；仅 FT_4 或 TT_4 增高而 FT_3 或者 TT_3 正常为 T_4 型甲亢。

（3）超声多普勒　显示甲状腺呈弥漫性、对称性、均匀性增大（可增大 2～3 倍），边缘多规则。多普勒彩色血流显像提示甲状腺腺体内血流呈弥漫性分布，为红蓝相间的簇状或分支状图像（繁星闪烁样血流图像），血流量大，速度增快，超过 70cm/s，甚至可达 200cm/s。

（4）核素扫描　摄 ^{131}I 率升高。摄 ^{131}I 率升高的定义是 3 小时摄 ^{131}I 率≥5%，24 小时摄 ^{131}I 率≥45%（远距离法），一般提示为摄 ^{131}I 率升高（可同时伴有高峰提前及尿排 ^{131}I 率下降）。

（二）Graves 眼病的诊断

1. 临床表现

（1）主要症状　患者自述有眼内异物感、胀痛、畏光、流泪、复视、斜视、视力下降，眼睑闭合不全、角膜外露而形成角膜溃疡、全眼炎，甚至失明。

（2）体征　查体见眼睑肿胀、结膜充血水肿、眼球活动受限，严重者眼球固定。Graves 眼病的临床病情评估标准见表 2-1。

表 2-1　Graves 眼病病情评估

分级	眼睑痉挛	软组织受累	突眼*	复视	角膜暴露	视神经
轻度	<2mm	轻度	<3mm	无或一过性	无	正常
中度	≥2mm	中度	≥3mm	非持续性	轻度	正常
重度	≥2mm	重度	≥3mm	持续性	轻度	正常
威胁视	≥2mm	重度	≥3mm	持续性	严重	压迫

*指超过参考值的突度。中国人群眼球突出度参考值：女性 16mm；男性 18.6mm

（引自：美国甲状腺学会（ATA）/美国内分泌医师学会（AACE）.甲亢和其他原因甲状腺毒症处理指南.Thyroid，2011，21：593）

2. 诊断标准

1）甲亢诊断确立。

2）甲状腺弥漫性肿大（触诊和 B 超证实），少数病例可以无甲状腺肿大。

3）眼球突出和其他浸润性突眼。

4）胫前黏液性水肿。

5）TRAb、TPOAb 阳性。

注：1）、2）为诊断必备条件，3）、4）、5）为诊断辅助条件。

（三）甲亢危象的诊断

1. 临床表现

（1）典型甲亢危象的临床表现　高热，体温常在 39℃以上、大汗淋漓、皮肤潮红、心动过速（常在 160 次/分以上）、频繁呕吐及腹泻、极度烦躁不安，甚至谵妄、昏迷。

（2）兴奋型甲亢危象　早期为原有的症状加剧：高热大汗、皮肤潮红、体温常在 39℃以上、伴中等发热、体重锐减、上吐下泻患者出现严重纳差、频繁呕吐、腹痛腹泻明显。有部分老年甲亢危象患者以消化道症状为突出表现。早期可出现精神神经障碍、焦虑躁动、精神变态等，随着病情加重出现嗜睡，最后陷入昏迷，严重威胁生命。脉压差明显增大、窦性心动过速、心率可超过 160 次/分，患者易出现各种快速性心律失常，以心房颤动最为多见。

（3）抑制型甲亢危象　少部分患者的症状和体征不典型，突出的特点为表情淡漠、嗜睡、低热、明显的乏力、心率慢及恶病质，最后陷入昏迷，甚至死亡。临床上称为"淡漠型"甲亢危象。

2. 诊断标准

根据表 2-2 统计，分数之和≥45 分为甲亢危象；分数之和 25～44 分为危象前期；分数之和＜25 分为无危象。

表 2-2　甲亢危象病情评估表

症状与体征	分数	症状与体征	分数	症状与体征	分数
体温（℃）		消化系统症状		充血性心力衰竭	
37.2	5	无	0	无	0
37.8	10	中度（腹痛/腹泻/呕吐）	5	轻度（脚肿）	5
38.3	15	重度（黄疸）	10	中度（肺底啰音）	10
38.9	20			重度（肺水肿）	15
39.4	25				
≥40	30				
中枢神经系统症状		心率（次/分）		心房颤动	
无	0	99～109	5	无	0
轻度（焦虑）	10	110～119	10	有	10
中度（谵妄/精神萎靡/昏睡）	20	120～129	15		
		130～139	20		
重度（癫痫/昏迷）	30	≥140	25		

三、鉴 别 诊 断

1. 甲状腺毒症

主要是甲亢所致的甲状腺毒症与破坏性甲状腺毒症（如亚急性甲状腺炎、无症状性甲状腺炎等）的鉴别。两者均有高代谢表现、甲状腺肿和血清甲状腺激素水平升高，而病史、甲状腺体征和 ^{131}I 摄取率是主要的鉴别手段。

2. Graves 病

伴浸润性突眼、TRAb 和（或）TSAb 阳性、胫前黏液性水肿等均支持 Graves 病的诊断。与多结节性毒性甲状腺肿、自主性高功能甲状腺腺瘤鉴别的主要手段是甲状腺放射性核素扫描和甲状腺 B 超。

3. 神经症

有心悸、出汗、怕热、粗大肌肉震颤等表现，甲状腺功能正常，无突眼。

4. 嗜铬细胞瘤

有高代谢症状，甲状腺功能正常，甲状腺不肿大。以血压增高及其伴随症状更突出，儿茶酚胺及其代谢产物增高，肾上腺影像学检查可明确诊断。

（杜丽坤）

第四节　甲状腺功能亢进症的治疗

针对甲亢的治疗，从西医角度出发，目前尚不能针对其病因进行治疗，其主要治疗原则是通过药物等治疗方式降低血中甲状腺激素的浓度，重新建立机体的正常代谢状态。

中医治疗原则以理气化痰、消瘿散结为基本治则，主以顺气滞、化痰凝、通瘀血；针对不同证型，兼以活血化瘀、清肝泻火、滋阴降火，达到标本兼顾、辨证准确、药到病除之效。

一、西 医 治 疗

（一）内科治疗

内科治疗包括抗甲状腺药物（ATD）治疗、对症处理和辅助支持处理等方法。ATD 单次给药疗法和应用左甲状腺素（L-T$_4$）合并治疗降低了 ATD 毒副作用，提高了甲亢治疗的顺应性和治愈率，减少了复发率，是近年来甲亢药物治疗的两大进步。

ATD 根据不同作用机制可分成三类：①抑制 TH 合成的药物；②抑制 TH 释放的药物；③降低外周血中 TH 作用的药物。最常用的是甲状腺过氧化物酶（TPO）抑制剂，如硫脲类的丙基硫氧嘧啶（PTU），咪唑类的甲巯咪唑（MMI、他巴唑）和卡比马唑（CMZ、甲亢平）。

通常 ATD 治疗可分成初始治疗、减量治疗和维持治疗三个阶段。初始治疗时 PTU 300～400mg/d 或 MMI 30～40mg/d，剂量均已比以前减少。近年来随 ATD 药物动力学和药效学研究的进展，发展出 ATD 单次给药疗法和小剂量疗法，1 次给 PTU 或 MMI 3～4 片，可以封闭甲状腺功能 24 小时左右；小剂量疗法，常用 MMI 15～20mg/d，顿服（有报道分次服也同样有效）或 PTU 150～200mg/d，顿服，以后减量和维持治疗同既往治疗；也可不减量而加用 TH，实行 ATD 和 L-T4 联合应用的阻滞和取代疗法，以 ATD 作为主要治疗，现多主张用药 1 年半、2 年或更长。PTU 和 MMI 主要抑制 TH 生成，但不影响甲状腺已合成和贮存的 TH 释放及分泌，需耗尽原有的 TH 方可有效控制甲亢高代谢综合征表现，一般需 2～9 周，平均 5～6 周。若需迅速控制临床症状常要配合其他对症处理，如使用β-受体阻滞剂、肾上腺皮质激素等。

PTU 在外周尚有抑制 T_4 向 T_3 转化的作用，进入血流后，PTU 和血中运载蛋白结合，较少透过胎盘和进入乳汁。但其抑制 TH 生成作用比 MMI 弱，甲亢治疗时 PTU 或 MMI 何为首选，常根据患者情况和医生用药习惯而定。妊娠、哺乳中甲亢治疗通常以 PTU 为首选。现有报道，治疗剂量的 MMI 也可安全应用于妊娠合并甲亢者，无致畸等风险。PTU 和 MMI 均可减少甲状腺淋巴细胞浸润和降低甲状腺自身抗体，有免疫调节作用，且呈剂量依赖性。分子水平的研究认为，其和甲状腺细胞凋亡、免疫系统、信号转导以及众多细胞调节因子作用有关，但确切机制尚待研究。

左甲状腺素（L-T4）是人体甲状腺分泌的主要激素。血中 80%的 T_4 由甲状腺生成，而 80%的 T_3 是 T_4 在外周组织脱碘产生。T_4 的合成、贮存、分泌受下丘脑-垂体-甲状腺轴系反馈调控。长期 ATD 治疗常引起矫枉过正产生甲减、甲状腺肿大以及突眼加重等症。以往甲亢治疗加用 L-T4 认为只是为了避免反复调节 ATD 用量。现认为：①L-T4 和 ATD 联用可维持内环境的稳定，有利于甲亢的治疗；②L-T4 可抑制 TSH 分泌，减少和中止 TSH 对甲状腺的刺激作用；③通过促甲状腺激素受体（TSH-R）的生理性向上调节作用，可增加 TSH-R 的表达，提高其受体数目和结合率，间接有利于自身抗体 TRAb 的结合清除；④TH 对淋巴细胞和甲状腺滤泡细胞的直接作用可抑制抗原提呈，减少自身抗体产生和使细胞毒作用降低，减少甲状腺淋巴细胞浸润；⑤TH 也可调节某些细胞因子的作用和表达，间接调节自身免疫。成人 L-T4 生理分泌剂量为 70～90μg/d，中值为 80μg/d。L-T4 不仅应用于甲减的补充或替代治疗和甲状腺瘤手术后的抑制治疗，也可用于甲亢的合并治疗以及甲状腺炎、甲状腺肿大等治疗。L-T4 制剂为化学合成药，药物纯度高，吸收利用度约为 80%，仿生理用药一般无大的副作用。

ATD、L-T4 联合治疗是以 ATD 封闭甲状腺，以 L-T4 补充机体所必需的 TH，维持机体内环境稳定，发挥 ATD 最大的免疫调节效果，是一种新概念，有待临床大规模实践和循证医学考证。一般运用 MMI 或 PTU 3～4 片/天，顿服，成人加 L-T4 75～100μg/d。早晨顿服可提高患者顺应性。其理论上可行，有限临床经验证实其有效，且无特殊副作用。TH 检测应以空腹基础值为准，S-TSH 结果仅作为参考。

（二）外科治疗

甲亢外科治疗适应证与禁忌证的掌握、手术时机的选择、甲状腺切除量的多少等一系列问题常引起争论。目前仍存在甲状腺保留量多，甲亢易复发；甲状腺保留量少，易致亚临床或临床甲减和结节增生的风险。术后应用 L-T4 补充治疗可预防甲亢复发和治疗甲减与结节性甲状腺肿。

（三）同位素碘治疗

在美国放射性碘治疗是甲亢的首选治疗方法,其主要副作用是治疗早期或后期可能出现甲减。放射性碘治疗对妊娠妇女绝对禁忌,也不宜用于哺乳期妇女;对儿童甲亢除因疑虑增加放射性血液病风险相对禁忌外,现适用范围逐渐扩大,甚至有人主张轻、中度甲亢不经 ATD 控制即应用 ^{131}I 治疗。L-T$_4$ 对早期或后期出现的甲减能有效治疗。

（四）特殊类型治疗

1. Graves 眼病（GO）的治疗

（1）一般治疗　取高枕卧位,限制钠盐及使用利尿剂,可减轻眼部水肿。注意眼睛保护,可戴有色镜。夜间使用 1%甲基纤维素眼药水,白天使用人工泪液。睡眠时眼睑不能闭合者可使用盐水纱布或眼罩保护角膜。

（2）药物治疗　活动性 GO 给予泼尼松 40～80mg/d,每天 2 次口服,持续 2～4 周。然后每 2～4 周减量至 2.5～10mg/d。糖皮质激素治疗需要持续 3～12 个月。目前针对中重度、活动性 GO 推荐的糖皮质激素静脉给药方案:甲泼尼龙治疗共 12 周,累积剂量为 4.5g;每周一次 0.5g 缓慢注射,连用 6 周;随后进行第二阶段,每周 0.25g,连续 6 周。对于更严重的活动性中重度 GO,大剂量方案是前 6 周每次 0.75g,后 6 周每次 0.5g（累积剂量 7.5g）。但需要注意该药的肝毒性,目前已有甲泼尼龙引起严重中毒性肝损害的报道。

（3）球后外照射　球后外照射与糖皮质激素联合使用可以增加疗效。严重病例或不能耐受大剂量糖皮质激素时采用本疗法。一般不单独使用。

（4）治疗 GO 时甲亢的处理　加重 GO 的危险因素包括吸烟、T$_3$＞5nmol/L（325ng/dL）、活动期持续超过 3 个月、TSAb＞50%、甲亢治疗后发生甲减。轻度活动性 GO 时,治疗甲亢可以选择 ATD、^{131}I 和手术任何一种方法。但是当伴有上述的危险因素之一或者选择 ^{131}I 治疗时,需要同时使用糖皮质激素,预防 GO 加重。泼尼松 0.4～0.5mg/（kg·d）,持续 1 个月,后两个月逐渐减量;中重度活动性 GO 治疗甲亢时可以选择 MMI 或者手术治疗,同时给予糖皮质激素治疗;非活动性 GO 治疗甲亢时可以选择 ATD、^{131}I 和手术任何一种方法,不需要加用糖皮质激素。采取 ATD 治疗甲亢时需要定期监测甲状腺功能,及时调整药物剂量,尽量避免发生药物性甲减。

（5）眼眶减压手术　如果糖皮质激素和球后外照射无效,角膜感染或溃疡,压迫导致的视网膜和视神经改变可能导致失明时,需要行眼眶减压手术。

（6）戒烟　吸烟可以加重本病,应当戒烟。

2. 甲亢危象的治疗

甲亢危象一旦确诊,无须等待化验结果,应立即开始治疗,及时祛除诱因,纠正严重的甲状腺毒症,保护重要脏器,防止出现脏器功能衰竭。

（1）一般治疗　支持静脉补液,根据电解质水平及时补充电解质,预防代谢功能紊乱,给予足够的热量和维生素,保证能量供应。

（2）祛除诱因及并发症防治　合并有感染时,应用足量、有效的抗生素,预防二重感染;

防治并发症、保护重要脏器。

（3）对症治疗

1）抗甲状腺药物治疗甲亢危象时，一般选择丙硫氧嘧啶口服，抑制甲状腺素的合成。

2）关于碘剂积极治疗，使用复方碘溶液为紧急处理甲亢危象最有效的措施，无机碘可抑制甲状腺球蛋白水解，减少甲状腺激素释放，口服或静脉滴注后能够迅速控制甲状腺毒症。每毫升复方碘溶液中含碘 126.5mg，每滴含碘 6mg，每次 10～20 滴口服，每 6 小时一次，首次剂量可适当加大。静脉滴注用量为 3～8ml/d，最大使用剂量为 10ml。

3）糖皮质激素能够抑制周围组织对甲状腺激素的反应，从而抑制周围组织将 T_4 转化为 T_3，因此，糖皮质激素可改善甲亢危象患者的病情。同时，甲亢危象时可能会诱发肾上腺皮质功能减退，可适当进行外源性补充，临床上一般采用氢化可的松 100～300mg 或地塞米松 15～30mg 静脉滴注。

4）退热药物可选用对乙酰氨基酚退热剂，不宜选用水杨酸类，因为一方面，此类药可使血中游离甲状腺激素浓度升高；另一方面，它与甲状腺激素具有协同作用，可能加重甲亢危象的病情。

5）β肾上腺素受体拮抗药，如普萘洛尔对甲亢患者的甲状腺功能无明显改善作用，但是对甲亢患者情绪异常、怕热多汗、心率增快等症状均有明显改善。普萘洛尔可以有效抑制甲状腺激素对交感神经的作用，也可抑制末梢中 T_4 转化为 T_3。

6）关于镇静药物，烦躁不安的患者可选择地西泮、巴比妥及异丙嗪等镇静治疗，每2～4小时交替使用镇静药 1 次。

7）利舍平和胍乙啶可消耗组织内的儿茶酚胺，大剂量使用可以减轻甲亢患者的临床表现。利舍平首次可肌内注射 5mg，以后每 4～6 小时注射 2.5mg，4 小时以后危象表现减轻。胍乙啶口服剂量为 1～2mg/（kg·d），用药后 12 小时起效。

8）对于经上述各项处理效果不明显，血中 T_3、T_4 仍升高较显著，病情较重不能控制者，可进行血浆置换及腹膜透析以清除血中过量的甲状腺激素。

（4）预后及预防　甲亢危象开始治疗的前 3 天是抢救的黄金时间，因此尽早诊断和治疗对于甲亢危象的预后具有重大意义。大多数患者经上述治疗后，在 24～48 小时内临床症状有明显改善，36～72 小时病情明显好转，1 周左右可缓解恢复。危象恢复后，碘及肾上腺皮质激素用量可根据病情逐渐减量，抗甲状腺药物恢复常规治疗剂量。甲亢危象患者在症状缓解、脱离危险后，应积极治疗原发疾病，有效控制甲亢症状，避免各种可能诱发甲亢危象的因素。

二、中 医 治 疗

（一）内治法

1. 辨证论治

（1）肝气郁结证

症状：颈项轻度或中度肿大，肿块柔软，胁肋胀痛，疼痛走窜不定，平时易怒，胸闷心烦，善叹息，以叹息为快，饮食减少，嗳气频作，常因情志不畅诱发或加剧，舌苔薄白，脉弦。

治则：疏肝理气，解郁散结。

方药：逍遥散加减。柴胡 10g，白术 9g，白芍 9g，茯苓 9g，薄荷 9g，郁金 9g，炙甘草 9g。

加减：若脾虚痰湿明显而见腹胀便溏、舌苔白腻者，可合二陈汤加减；肝郁气滞较甚者，加香附、陈皮以疏肝解郁；肝郁化火者，加丹皮、栀子以清热凉血；胁痛者加延胡索、川楝子行气止痛；饮食不香者，可加神曲、鸡内金开胃消食。

（2）气滞痰凝证

症状：颈项一侧或两侧日渐肿大，按之光滑较硬或有结节，胸脘满闷，烦躁易怒，困倦乏力，舌苔薄白，脉弦滑。

治则：行气解郁，化痰散结。

方药：四海舒郁丸加减。柴胡 12g，枳实 9g，海藻 9g，半夏 9g，陈皮 6g，海带 15g，茯苓 9g，海蛤壳 15g，浙贝母 9g，香附 9g，牡蛎 25g，黄药子 8g，桔梗 5g。

加减：若肝气不疏明显而见胸闷、胁痛者，加枳壳、延胡索、川楝子以疏肝解郁、行气止痛；咽部不适、声音嘶哑者，加牛蒡子、木蝴蝶、射干、桔梗等利咽消肿。

（3）肝火亢盛证

症状：颈前轻度或中度肿大，肿处柔软光滑无结节，心烦易怒，自汗，面部烘热，口苦口干，食欲亢进，目突手抖，舌红苔薄，脉弦数。

治则：清肝泻火散结。

方药：栀子清肝汤加减。栀子 12g，丹皮 10g，柴胡 10g，白芍 10g，当归 10g，川芎 10g，牛蒡子 10g，茯苓 15g，夏枯草 12g，龙胆草 10g，黄芩 9g，生地 12g，甘草 5g。

加减：若肝火旺盛，烦躁易怒，脉弦数者，可加青黛以清肝泻火；手指颤抖者，加石决明、钩藤、白蒺藜、天麻以平肝潜阳、息风止痉；兼见胃热内盛而多食易饥者，加生石膏、知母清泄胃火、生津和胃。

（4）肝阴不足证

症状：颈项粗大，眼球突出，手指震颤，眩晕面红，烦躁易怒，失眠多梦，舌质红苔黄或花剥，脉弦细数。

治则：滋阴养肝，平肝潜阳，兼以软坚散结之法。

方药：一贯煎加减。沙参 12g，麦冬 12g，当归 10g，生地 12g，枸杞子 10g，川楝子 8g，玄参 10g，天花粉 15g，夏枯草 15g，牡蛎 30g，龟板 20g，黄药子 8g，白芍 15g，甘草 6g。

加减：若虚风内动而见手指舌体震颤者，可加钩藤、白蒺藜、鳖甲、白芍以平肝息风；脾胃运化失职而见大便稀溏、便次增多者，加白术、薏苡仁、山药、麦芽等健脾和胃、渗湿止泻。

（5）气阴两虚证

症状：颈前肿大，心悸不宁，自汗乏力，五心烦热，气短胸闷，少寐多梦，口干烦热，舌质红苔薄白，脉沉细数或脉结代。

治则：益气养阴，兼以软坚散结。

方药：补中益气汤加减。黄芪 12g，党参 12g，麦冬 12g，五味子 9g，沙参 12g，何首乌 12g，牡蛎 30g，浙贝母 10g，丹参 12g，龟板 20g，鳖甲 20g，天花粉 10g，牛蒡子 8g。

加减：若气虚卫外不固而多汗者，可合用牡蛎散，或酌加大剂量黄芪、浮小麦以补中益气、固表止汗；心悸不宁、失眠多梦甚者，加酸枣仁、远志、龙骨、夜交藤、珍珠母等宁心安神。

（6）心肾阴虚证

症状：颈前肿大，目突手颤，口干目涩，心悸心慌，失眠多梦，消谷善饥，耳鸣潮热，腰膝酸软，男子阳痿性欲下降，女子月经不调或闭经，舌红无苔或少苔，脉沉细数。

治则：滋阴补肾，益肝养心。

方药：六味地黄丸合黄连阿胶汤加减。熟地20g，山茱萸10g，山药12g，茯苓9g，丹皮9g，泽泻9g，黄芩9g，黄连9g，白芍12g，阿胶10g（烊化、冲服），鸡子黄1个（冲服）。

加减：若心悸心烦、梦遗失精者，可加肉桂为交泰丸以交通心肾；若心烦不寐、彻夜不眠者，加朱砂、龙骨、磁石、龙齿以重镇安神。

2. 单味药物治疗

（1）夏枯草 辛、苦、寒，归肝、胆经，具有清热泻火、明目、消痈散结的功效。主治目赤肿痛、瘿瘤、瘰疬等。夏枯草中含夏枯草苷、乌苏酸、花色苷和矢车菊素等，具有免疫抑制、抗炎作用及增强肾上腺皮质作用，而且夏枯草中也含有少量碘，在甲亢的治疗中也起到一定作用。

（2）黄药子 苦、辛、凉，归肝、胃、心、肺经，具有解毒消肿、化痰散结、凉血止血的功效。主治瘿瘤、瘰疬、咽喉肿痛等。黄药子能减轻肿大的甲状腺质量、增加腺组织和血清蛋白结合碘，服用后其可增加甲状腺的聚碘作用以促进合成甲状腺素，从而抑制垂体前叶分泌过多的促甲状腺素，而对甲亢起到抑制作用。但临床使用时应注意，黄药子对肝细胞有直接毒性作用。

（3）石决明 咸、寒，归肝经，具有平肝潜阳、清肝明目的功效。主治头痛眩晕、目赤翳障、视物昏花、青盲雀目等。石决明除含有可能具有抗氧化活性的蛋白成分外，还存在可以清除1,1-二苯基-2-三硝基苯肼（DPPH）自由基的其他高活性物质，且石决明能减轻晶状体的氧化损伤，从而延缓白内障的进展，有保护晶状体的作用，故石决明对甲亢导致的突眼也有较好的治疗作用。

（4）青葙子 苦、微寒，归肝、心经，具有清肝、明目、退翳的功效。主治肝热目赤，眼生翳膜等。青葙子有扩散瞳孔的作用，且水煎液对正常家兔眼内压有显著的影响，有降低眼压的作用。

3. 中成药治疗

（1）五海瘿瘤丸 主要成分为海带、海藻、海螵蛸、蛤壳、昆布、白芷、木香、海螺（煅）、夏枯草、川芎。功效：软坚消肿，适用于痰凝血瘀所致的瘿病。用法：口服，一次1丸，一日2次。

（2）夏枯草颗粒 主要成分为夏枯草。功效：清火、明目、散结、消肿，适用于肝火炽盛所致的瘿病。用法：口服，一次1袋，一日2次。

（3）抑亢丸 主要成分为羚羊角、白芍、天竺黄、桑椹、延胡索（醋炙）、青皮（醋炙）、香附、玄参、石决明、黄精、黄药子、天冬、女贞子、地黄。功效：育阴潜阳、豁痰散结、降逆和中，适用于甲亢引起的突眼及高代谢综合征。用法：口服，一次1丸，一日2次。

（二）外治法

1. 体针取穴

以少阳、阳明经穴为主，毫针刺，用平补平泻法。常用穴位：合谷、足三里、天突、天容、间使、三阴交、气瘿、颈 3～5 夹脊穴。每日治疗 1 次，留针 30 分钟，每隔 5～10 分钟捻针 1 次。

2. 耳针取穴

常用穴位：神门、皮质下、内分泌、心、脾等。每日治疗 1 次，留针 30 分钟，每隔 5～10 分钟捻针 1 次。

（杜丽坤）

第五节　养生指导与康复

当人的调控功能失常，加之不良因素的刺激，将会导致甲亢的发生。但只要做到饮食有节，起居有常，劳逸有度，精神愉悦，顺应自然规律，加之适当的体育锻炼，不仅能增强机体的免疫功能，对预防甲亢的发生也有一定的积极意义。

一、一般护理

1）保持病室和居室安静、通风，光线要柔和，避免噪声、强光等一切不良环境刺激，使患者感到舒适，并嘱患者适当休息，防止体力消耗。

2）依病情轻重确定安静程度，对于保持安静有困难者，要予以协助，进行安慰或劝导，必要时适当用镇静剂。

3）给予高热量、高蛋白、高维生素以维持营养平衡的食物，但也要充分补充钾、钙等，切忌过分饱餐和进甜食。此外，鼓励患者多饮水，忌用浓茶、咖啡等有刺激性的饮料。

4）观察患者有无发热、心动过速、心悸、呼吸急促的现象；观察患者的饮水量、食欲与进食量、尿量；观察患者液体出入是否平衡，及时记录并通知医生，以协助诊断和治疗。患者如果有腹泻、脱水症状，提示发生甲状腺危象，应及时通知医生并备好抢救药品和器具。

5）注意适当休息，不做剧烈活动，避免劳累、精神紧张和情绪激动，必要时给予地西泮等镇静剂。

二、饮食指导

（一）饮食调养原则

1）增加营养，选择高热量、高蛋白饮食，标准摄入热量应比正常人增加 15%～20%。

2）多吃维生素含量丰富及纤维素多的新鲜蔬菜和水果。

3）保证足够的饮水量，以防出汗过多而水分丢失。

4）禁用辛辣和兴奋性食品饮料。

5）补充钾、钙、锌、镁等元素。

（二）饮食宜忌

宜食高热量、高蛋白、高维生素的食物，如瘦肉、鱼虾、家禽、蛋、奶类等。多吃新鲜水果和蔬菜。宜饮菊花茶、枸杞茶等清凉明目饮料。宜用植物油代替动物油。忌食高碘食物。忌烟、酒。忌浓茶、咖啡、可可等兴奋性饮料。忌辛辣、燥热性油腻食品。忌暴饮暴食。

三、心理指导

（一）甲亢与精神刺激

甲亢已被列为身心疾病之一。由于甲亢患者多有神经过敏、意志脆弱的特点，稍受精神刺激则易激动不安，产生恐惧感，故甲亢患者要十分重视精神的调养。在甲亢的发病过程中，外界环境的影响常常是促使发病的重要因素，但是精神因素的影响也尤为重要，避免精神刺激，消除紧张心理，提高自我防护能力，对每一个人尤其是有甲亢的患者来说，都显得至关重要。

（二）甲亢的心理治疗

改善甲亢患者心理的治疗方法有以下几种：

1. 标准练习

目标是逆转躯体紧张的应激状态。操作方法是平卧闭眼后，把气、意念集中到身体的某一部位，通过反复默诵并想象，使其松弛，或发重，或发热，或发凉，必须依次进行臂、腿重感练习，臂、腿温暖感练习，心率调整练习，呼吸调整练习，腹部温暖感练习，额部清凉感练习。

2. 静默练习

目标是调节患者的不良情绪，驱除内在的精神压力，恢复心理平衡。操作方法是，沉思具体的对象和事物，这些具体的对象和事物应是有变化的或运动的，如沉思红、橙、黄、绿、青、蓝、紫等颜色的变化，或沉思发球、封网、垫球、传球和扣球等排球动作等。

（三）甲亢患者宜注重调养精神

调养精神是通过调节人的精神、意识和思维活动，以保持身心健康的一种方法。甲亢患者在精神上要有寄托，把日常生活安排得丰富多彩。可以培养一定的爱好，既有助于身体的康复也可以陶冶性情，充实生活；琴、棋、书、画等休闲娱乐方法，可以使患者忘却疾病的困扰，有利于甲亢患者康复。

四、运 动 指 导

（一）运动项目的选择原则

运动项目的选择因人而异。根据患者病情、身体状况和习惯爱好，选择 1～2 种能全面促进身心健康的运动项目，循序渐进，运动项目最好交替进行，运动量应从少量开始，逐渐加大，以不感疲倦为度，不可一开始就增大运动量。

（二）运动项目分类

（1）有氧运动　如行走、慢跑、骑自行车、游泳、打太极拳、练习舞蹈及体操、打乒乓球及羽毛球等，这些运动可调整呼吸系统、循环系统及神经系统的功能，并能锻炼肌肉和骨骼。

（2）无氧运动　如举重、短跑等，这类运动以爆发力为特点，不适合甲亢患者锻炼，而且有引发意外的可能。

（三）运动注意事项

1）在运动前，必须进行体格检查，以排除严重的心肺疾病，了解慢性并发症及其严重程度以确定是否适合运动疗法。

2）根据个体情况，中老年患者主要进行轻体力活动，通过增加活动时间来增加热量的消耗，年轻人可做强度大的活动。运动强度根据个人情况进行选择。

3）空腹运动易发生低血糖，餐后立即运动影响消化吸收，餐后 1 小时运动较合适。

4）运动要有规律，切忌不规律运动。若以糖代谢为目的，每周运动不得少于 3 次；若需要降低体重者，应使运动频率增加至每周 5 次以上。

5）运动后患者应休息 5～10 分钟，以减少运动后低血压、其他心血管和肌肉骨骼合并症，如跑步者，休整时要散步。

（四）运动适用患者

1）病情较轻的无并发症的甲亢患者。

2）病情稳定的甲亢患者。

3）合并甲亢肌病的患者可以选择主动运动（依靠患者自身肌力进行的运动），或被动运动（由外力作用于人体某一部分引起的运动）。

4）合并甲亢性心脏病的患者，在估计病情后，选择适当的运动量和方法。

5）合并妊娠时选择相对的适当运动。

（五）运动禁忌证

1）严重的甲亢，并易诱发甲亢危象者。

2）甲亢危象者。

3）合并严重的心、肺、肝、肾等疾病患者。

4）伴有明显的粒细胞减少者。

5）重度的眼病者。

6）老年患者绝对禁忌证：

①各种感染；②肝衰竭、肾衰竭、心力衰竭；③轻度活动即发生心绞痛，新发的心肌梗死者（4 周内）；④有心力衰竭或动脉病变的患者；⑤心律不齐者；⑥最近发生的血管栓塞；⑦肺心病引起的严重换气障碍。

7）老年患者相对禁忌证：

①代偿性心脏瓣膜病者；②运动后加重的心律不齐者；③装有心脏起搏器者；④有严重的静脉曲张，过去曾发生血栓性静脉炎者；⑤神经肌肉有疾病或关节畸形而有加重趋势者；⑥最近有暂时性脑缺血者；⑦极度肥胖者；⑧服用某些药物，如洋地黄制剂及β受体阻滞剂者。

五、生活方式指导

（一）睡眠指导

甲亢患者不仅有顽固性失眠，还伴有紧张、烦躁、多虑、神经过敏及代谢增快和循环系统的症状。

对于甲亢患者来说，睡前要安神定志，做到思想平静，情绪平和，不做剧烈运动，不吸烟，不喝茶，不饮酒等。睡前热水洗脚或温水洗澡，寝室环境要安静，空气要流通，光线要幽暗，温度要适宜，衣被要松软清洁，枕头要高低适当，睡眠要讲究姿势，侧卧如弓形是最理想的姿势。就寝和起床都要有一定的规律，按时睡，按时起。

（二）生活方式指导

1. 生殖保健指导

甲亢的发生与遗传有一定关系，甲亢患者的后代发生甲亢的概率比普通人群高，甲亢患者的后代即使发生甲亢，也是可以被治愈的。所以，从医学的角度上说，甲亢患者可以结婚并孕育后代。

部分男性甲亢患者有性功能减低的表现，女患者则表现为月经紊乱等。因此，在甲亢未得到控制前，不宜结婚，以免影响患者的健康和性生活。甲亢控制或治愈后，患者性功能减退现象消失，月经正常，此时结婚比较适宜。甲亢患者的性生活受到病情、体质、情绪、年龄等影响，应注意以下几点：

1）由于甲状腺激素分泌增加，神经兴奋性增高，患者易出现烦躁、焦虑、抑郁等症状，夫妻应关怀体贴，使患者情绪安稳平静，既有利于病情的控制和恢复，又有利于培养夫妻感情。

2）不绝对禁止性生活，应该有适度的性生活。甲亢症状未完全控制时，性生活应减少，待甲亢控制后，可以过正常的性生活，一般一周 1～2 次，年龄较大或体力较差者，则每 2～4周 1 次。

2. 甲亢与妊娠

甲亢未控制患者宜避孕。女性甲亢患者在甲亢未得到治愈前是不宜怀孕的，因为甲亢妇女怀孕后，会加重患者的身心负担，也易造成流产、早产和死胎；如果甲亢药物治疗稍有偏差，还会引起胎儿甲亢、胎儿甲状腺肿大，甚至胎儿甲减，影响胎儿的大脑发育。所以，甲亢正在治疗而未缓解的育龄妇女,应做好避孕措施。

甲亢患者必须进行正规治疗,而治疗甲亢的硫脲类药物可经过胎盘到达胎儿体内,剂量过大可致胎儿脑发育不良,还会造成胎儿甲状腺肿和甲状腺功能减退。肿大的甲状腺还可造成胎儿娩出困难和窒息,且硫脲类药物可经乳汁排出,故哺乳期列为禁忌。甲亢孕妇使用普萘洛尔也可能对胎儿和新生儿带来一些不利影响。一般采用抗甲状腺药物治疗2年左右,停药后观察半年,如无复发迹象可考虑怀孕。如果采用手术治疗甲亢,术后3个月病情无复发,即可考虑怀孕。年轻甲亢妇女一般不采用放射性碘治疗,如果采取放射性碘治疗,需在治疗半年后,甲亢未复发时再考虑怀孕。如果甲亢妇女在甲亢治愈前已怀孕,考虑到甲亢对甲亢妇女和胎儿两个方面都不利,一般主张怀孕的妇女做人工流产,通常在怀孕前3个月内进行人工流产。

甲亢妇女如果已经怀孕,因患者年龄已较大,或求子心切,不想终止妊娠,则必须定期就诊,在医生的指导下做好孕期保健工作。一般采用抗甲状腺药物治疗甲亢,可使用丙硫氧嘧啶而不使用甲巯咪唑,不能使用普萘洛尔治疗,同时可配合使用甲状腺片治疗。要将甲状腺功能控制在正常稍高一些的水平,最好每月测定一次FT_3和FT_4水平以了解甲状腺功能。妊娠期甲亢一般不采用手术治疗,如果有明确的手术指征,必须行手术者,可在妊娠中期即妊娠3～6个月进行甲状腺次全切除术,但易引起流产。甲亢妊娠者禁用放射性同位素治疗。

孕妇患甲亢时,在治疗中应注意:抗甲状腺药物尽量采用最小的维持量,如每日丙硫氧嘧啶剂量控制在100mg以内,这是比较安全的治疗方法,胎儿一般不会发生甲状腺肿大。丙硫氧嘧啶是首选药物,因其还可阻滞T_4转变为T_3,同时通过胎盘的量也比甲巯咪唑少。禁用放射性检查及治疗,因孕12周以后胎儿甲状腺已具有吸碘和合成激素功能,而放射性碘可以通过胎盘损伤胎儿甲状腺。

3. 其他

戒烟;限酒;不宜喝茶饮、咖啡;预防脱发。

六、护 理 指 导

（一）药物治疗的护理

1）患者服用抗甲状腺药物治疗时,护理人员和家属应按时督促患者按时服药,并讲明坚持服药的重要性,克服厌烦心理,使患者主动配合。

2）根据患者病情的轻重程度决定用药剂量和疗程。治疗量要充足,减药要缓慢,维持量时间要长,一般需一年半至两年,停药要慎重。治疗期间如有突眼加重、甲状腺增大,或有甲状腺功能减退症状时,应加服甲状腺素片,每日40～60mg,老年患者应慎用。

3）抗甲状腺药物治疗的主要副作用是粒细胞减少和药疹,因此在服药期间应注意观察,如出现白细胞减少、皮疹、发热、咽痛、关节酸痛或肝功能损害等症,一旦发现,及时就医处理。

4）发生粒细胞缺乏和过敏反应时,应进行保护性隔离,房间内要定时紫外线照射,严格执行隔离制度,避免交叉感染。

5）观察患者服药后有无怕冷、乏力、浮肿、嗜睡、体重增加过快等表现,如发现上述症状，可能为甲状腺功能减退，应及时报告医生，提供减少药量的依据，以便及时调整剂量。

6）服药一年半至两年后，若甲状腺缩小，血管杂音消失，临床自觉症状好转，心率接近正常，体重恢复至理想标准，甲状腺功能检查接近正常，可考虑停药。

（二）放射性碘治疗的护理

1）碘治疗前2～4周避免用碘剂或含碘的食物与药物，如病情严重，先用抗甲状腺药物或普萘洛尔治疗3个月，待症状减轻后停药3～5天，然后用碘。一般空腹口服一次，2小时后方可进食，进食过早可影响碘的吸收。

2）对服用碘治疗后的患者，要注意观察服药后的反应，如头昏、乏力、食欲不振等症状，个别患者有皮肤瘙痒、皮疹及白细胞减少，颈部胀满且有压迫感，有时有微痛或压痛，一般几天后可自行消失，如症状明显可加服普萘洛尔等药物对症治疗。

3）服碘治疗后一般在3～4周才见效，此期间患者要尽量卧床休息；为尽快控制甲亢症状，在治疗初期可同时应用抗甲状腺药物。

4）服碘第1周应避免用手挤压甲状腺，以免诱发甲亢危象，同时注意避免精神刺激和预防感染。

5）严密观察患者体温、脉搏等变化，一旦出现高热、心率明显加快、神志改变等现象时须警惕发生甲亢危象的可能，应及时报告医生进行抢救。

6）对患者的排泄物、衣物、被服、用具等均应特别处理，待半衰期放射作用消失后再做清洁处置，以免污染环境，危害他人。

7）碘治疗甲亢效果满意的，一般服碘后2～4周症状可减轻，应及时观察患者甲状腺是否缩小，体重是否增加，并定期复查血白细胞计数及分类。

（三）浸润性突眼的护理

1）患者因眼球高度突出，眼睑不能闭合，因此必须保护眼结膜和角膜，防止感染和溃疡。

2）经常滴眼药水。睡前涂眼药膏，并用清洁纱布轻轻覆盖；白天戴深色眼镜，防止强光或灰尘刺激。

3）睡眠时取垫高头部卧位，以减轻眼部肿胀，给予低盐饮食，限制饮水量，必要时给予适量利尿剂。

4）突眼严重者可球后注射透明质酸酶或可的松，用药无效者做眶内减压术；必须行手术治疗时，应做好术前准备和术后的护理。

5）在抗甲状腺药物治疗的同时给予甲状腺素片剂，亦可口服糖皮质激素和环磷酰胺、硫唑嘌呤、环孢霉素等免疫抑制剂。在应用过程中，必须严密观察各种药物的副作用，定期检查血常规，注意血压的变化，经常与医生取得联系，一旦发现副作用应及时治疗。

（四）甲亢危象的护理

1）保证患者绝对卧床休息，避免精神紧张，控制探视人员，鼓励患者多喝开水，持续吸氧或给予适量镇静剂。

2）对有精神症状或昏迷的患者要注意他们的安全，必要时增加床挡，防止坠床；对高热者要积极进行物理降温；对腹泻严重者应注意肛周护理，便后清洗肛门，预防肛周感染。

3）严密观察患者体温、心率、血压、呼吸等生命体征变化，准确记录出入量，及时纠正水、电解质紊乱，如病情严重，随时向医生报告，以便及时处理。

4）对甲亢危象患者给予抗甲状腺药物、碘剂、β受体阻滞剂及激素等，以降低血液循环中甲状腺激素的水平，降低周围组织对甲状腺激素的反应以及拮抗应激状态。

5）在抢救治疗期间应保证输液通道畅通，如静脉输注碘化钠溶液，则应避免光照；并根据病情调整输液速度，避免浓度过高或滴注速度过快而引起静脉炎和组织损伤，配液时需注意碘的配伍禁忌。

6）对年龄较大、有心脏病者，应注意输液速度不宜太快，避免加重心脏负担，造成意外。

7）加强皮肤护理，经常为患者变换体位，不能动者应协助翻身，保持床铺平整干燥，经常用温水为患者擦拭皮肤，并做局部按摩，预防褥疮发生。

8）给予高热量、高蛋白质及含磷丰富的饮食，鼓励多饮水，每日饮水量不少于2000ml，昏迷者插胃管给予鼻饲流汁饮食，防止吸入性肺炎。

9）加强口腔护理，每日用0.9%的生理盐水于饭前、晨起、睡前漱口，口腔糜烂时用1%龙胆紫涂口腔，避免口腔感染，昏迷患者行口腔护理时必须用血管钳夹紧棉球，棉球蘸漱口水不宜过多，严防患者将溶液误吸入呼吸道。

10）保持病房安静，避免各种刺激因素，给患者间断或持续吸氧。有高热者给予药物降温或物理降温，包括放置冰袋、酒精擦浴、冰水灌肠、洗胃等。严重者可予人工冬眠。因甲亢危象患者身体抵抗力下降，应选用有效的抗生素控制和预防感染，病房内定期空气消毒。

11）患者由于高热、大汗、呕吐、腹泻，存在不同程度的水分丢失，因此，每日需补充液体3000～6000ml，根据患者病情经口服补充或静脉补充。

（五）术后并发症的护理

1. 呼吸困难和窒息

呼吸困难和窒息是术后最危急的并发症，多发生在术后48小时内，应观察呼吸、脉搏、血压及切口渗血情况。如发现患者有颈部紧压感、切口有大量渗血、呼吸费力、气急烦躁、心率加速、发绀等，应立即床边拆除切口缝线，敞开伤口，去除血块。如出血严重者，应及时送手术室止血，当痰液阻塞气管引起呼吸困难时，应首先吸痰，如无效再做气管切开或气管插管。其他原因造成的气管阻塞，一般应先做气管切开，然后再做进一步处理。

2. 喉返神经损伤

一侧喉返神经损伤可导致声带活动障碍，出现声音嘶哑；双侧喉返神经损伤可使两侧声带麻痹至内收，致严重呼吸困难。暂时性喉返神经挫伤经针刺、理疗可于3～6个月内逐渐恢复，一侧的永久性损伤也可由对侧代偿，6个月内发音好转。对已有喉返神经损伤的患者，应认真做好安慰解释工作，并适当应用促进神经恢复的药物，结合理疗、针灸促进恢复。双侧喉返神经损伤会导致两侧声带麻痹，引起失音或严重呼吸困难，需做气管切开。

3. 喉上神经外支损伤

喉上神经外支损伤可引起声带松弛，音调降低。如损伤其内支，则喉部黏膜感觉丧失，患者失去喉部的吞咽反射，进食时，特别是饮水时易发生呛咳、误咽。一般经理疗后症状可明显改善，应关心患者饮食，如进水及流质时发生呛咳，要协助患者坐起进食或进半流质、半固体饮食，避免快速吞咽，特别是饮水时注意避免误咽。

4. 甲状旁腺损伤

甲状旁腺损伤多发生于术后 1～3 天，轻者只面部、口唇周围和手足有针刺感及麻木感或强直感，于 2～3 周后经未损伤甲状旁腺代偿性增生而症状消失；重者可出现面肌和手足阵发性、疼痛性痉挛或手足抽搐，甚至发生喉及膈肌痉挛，引起窒息死亡。总之，术后患者的饮食要适当控制，限制含磷较高的食物，如牛奶、瘦肉、蛋黄、鱼类等。症状轻者口服葡萄糖酸钙；症状较重或长期不能恢复者，可加服维生素 D_3，以促进钙在肠道内的吸收。最有效的方法是口服双氢速甾醇油剂，其有提高血中钙含量的特殊作用，从而降低神经肌肉的应激性。抽搐发作时，立即用压舌板或匙柄垫于上下磨牙间，以防咬伤舌头，并静脉注射 10%葡萄糖酸钙或氯化钙。

七、预 防 指 导

（一）预防病因

1. 预防各种感染

提高机体的免疫功能，尽量预防感染，包括细菌感染和病毒感染所致的某些疾病。一旦发生感染，应尽快尽早治疗，以使感染得到有效的控制。

2. 避免精神刺激

尽量避免长期的精神创伤或强烈的精神刺激，消除忧虑、悲伤、惊恐、紧张等心理状态，保持心情舒畅、精神愉悦。

3. 防止过度疲劳

注意适当休息，养成有规律的生活习惯，不参与过度劳累及剧烈的体力活动，以保持劳逸结合，避免外伤。

4. 消除不良嗜好

讲究饮食营养卫生，戒除烟、酒，不吃过多的刺激性食物，有甲亢倾向者避免摄入过多的海带、海鱼、海蜇等含碘丰富的食物，以及胺碘酮、复方碘液、碘化锌、含碘中药等含碘药物。

5. 坚持规律服药

嘱患者坚持服药，不可随意停服；出院后定期门诊就医或定期追踪随访，必要时根据病情或遵照医嘱调整药物剂量，并定期检查末梢血象和甲状腺功能，防止白细胞减少等副作用，及时掌握病情与治疗的进展。

（二）一级预防（病因性预防）

1. 预防感染

甲亢常常在急性感染后发病，有些甲亢患者在病情得到控制后，往往会因一次感染而复发。因此，在日常生活中应尽可能避免发生感染。

2. 预防精神创伤或刺激

长期的精神创伤或强烈的精神刺激常可促发甲亢。因此,要冷静对待工作、生活中的喜怒哀乐,避免参与刺激性强的活动,多听一些轻松欢快的音乐。

3. 忌摄入过多的含碘食物

环境含碘过多与甲亢发病有关,沿海高碘地区比内地低碘地区甲亢发病率高,内地缺碘区补碘后甲亢发病率增加。甲亢经治疗控制后,摄碘易复发。所以对于高发病地区的人群,对于甲状腺肿或结节性甲状腺肿患者以及甲亢患者的家属,应慎用碘剂,慎食海带、海鱼、海蜇等,必要时应停用含碘食盐。

(三)二级预防

1. 早期发现

对高发人群,如生活在沿海高碘地区的人群及患者的亲属,应定期检测甲状腺功能,以便早期诊断。普通人群在出现甲亢的有关症状时,应尽早到医院就诊。

2. 早期治疗

早期治疗主要有手术甲状腺次全切除术、同位素碘治疗和抗甲状腺药物治疗。这几种治疗方法各有利弊,在有经验的医生指导下做出适当选择。目前对本病的治疗存在不同看法,一些国家以放疗为主,我国则以药物治疗和手术治疗为主。

(四)三级预防

甲亢如果不能做到早期诊断、早期治疗,或治疗措施不得当,很可能发生一些严重的并发症,对此必须重视及预防。

八、小 结

对于甲亢应做到尽早诊断,及时治疗,一旦患者依从性差或治疗不得当,则会引起严重的并发症,因而在临床上一定要动态监测患者各指标水平,根据变化不断调整用药方案,甲亢患者往往需要长期服药,嘱患者坚持服药,不可自行停药,以免病情反弹或加重病情。饮食上要少食含碘食品,低盐低脂,养成良好的生活习惯,勤加锻炼,保持良好的心情也有助于病情的预防和治疗。

(杜丽坤)

第三章

甲状腺功能减退症

第一节 疾病认识

甲状腺功能减退症（hypothyroidism）俗称甲减，是由于甲状腺素合成和分泌减少或组织作用减弱导致的全身代谢减低综合征。甲减是内分泌疾病中较为常见的一种疾病，可发生在各个年龄段，可见多个系统临床表现，包括机体代谢、各个系统的功能减低和水盐代谢等障碍。甲减病人的症状随甲减程度的轻重不同而由不明显到明显。早期可以没有任何症状，只有依靠实验室检查甲状腺功能才能诊断有无甲减。随着病情的加重而逐渐出现症状，常见的症状是怕冷、疲乏无力、食欲不振、早晨起床时面部和手足发胀、食量减少但体重增加、嗜睡、便秘、心悸、心前区疼痛、月经减少等。

甲减在古代中医学中无专属对应病名。基于甲减临床表现多为乏力、恶寒、面色苍白、脱发等元气匮乏、气血不足、肾阳虚衰之症，当归属于中医学"虚劳"、"虚损"范畴。如见浮肿、小儿发育延迟、心悸等，又当归属于中医学"水肿"、"肤胀"、"五迟"、"心悸"等范畴。中医学认为本病与先天禀赋不充，脾肾阳气衰弱有关。基本病因多为素体阳虚兼情志内伤，病机是肾阳虚衰，命火不足，或兼脾阳不足，或兼心阳不足；病位涉及肾、脾、心、肝四脏，重在脾肾。其病理类型以虚证、寒证为主。

一、流行病学特征

甲减的流行病学特征是：老年人多于青年人，女性高于男性（男女比例为 1∶5）甲减患病率随着年龄的增加而增高。流行病学调查发现甲减的患病率在 0～1.8%，女性患病率在 0.3%～1.8%，高于男性患病率 0～0.7%。国外文献报道临床甲减的年发病率在 0.026%～0.498%，临床及亚临床甲减发病率在不同地区差异较大，而且受目标人群的种族、年龄和性别构成、流行病学研究方法及碘摄入量水平等因素的影响。随着我国实行普遍食盐碘化，碘摄入量增加导致临床甲减和亚临床甲减患病率显著增加。

由于 TSH 检测方法的不断改进，亚临床甲减检出率也呈明显上升趋势，其发病率为 2%～8%。60 岁以上妇女的发病率可达 16%。与亚临床甲亢不同，亚临床甲减得不到及时治疗，易转化为临床甲减，老年人（≥65 岁）中约 80%在 4 年内可进展为临床甲减。

二、临 床 分 类

（一）根据发病部位分类

甲减按发病部位可分为原发性甲减、继发性甲减和周围性甲减三类。

1. 原发性甲减

原发性甲减约占甲减的 90%以上，是指由于甲状腺本身病变引起的，导致甲状腺激素合成、储存和分泌障碍所引起的疾病。遗传性甲减如先天性甲状腺发育不全或不发育，甲状腺激素合成相关酶缺陷，炎症、肿瘤、手术、放疗等所致甲状腺组织破坏，缺碘所致甲状腺激素合成不足，抗甲状腺药物、含硫氰基前体的食物抑制甲状腺激素合成均可导致甲减。

2. 继发性甲减

继发性甲减是由于垂体病变导致 TSH 减少，包括产后大出血导致的希恩综合征、自身免疫性垂体炎、垂体肿瘤、垂体卒中和放射性垂体炎等。继发性甲减是相对于原发性甲减而言，不是由于甲状腺本身疾病，而是由于下丘脑疾病引起分泌促甲状腺激素释放激素（TRH）不足或垂体疾病引起分泌 TSH 不足和甲状腺激素合成不足。甲状腺的功能活动主要受下丘脑和垂体的调节，TSH 的作用是促进甲状腺激素的合成与释放，其本身又受下丘脑分泌的 TRH 的调节，TRH 或 TSH 分泌不足都可导致甲状腺激素合成和分泌不足而引起甲减。

3. 周围性甲减（周围抵抗性甲减）

周围性甲减又称受体性甲减，系外周组织对甲状腺激素抵抗而发生的甲减。病因为甲状腺激素受体和受体后缺陷。

（二）根据病变的原因分类

甲减根据病变的原因分为药物性甲状腺功能减退症、手术后甲状腺功能减退症、^{131}I 治疗后甲状腺功能减退症、特发性甲状腺功能减退症、垂体或下丘脑肿瘤手术后甲状腺功能减退症。

（三）根据发病年龄分类

甲减根据发病年龄的不同可分为呆小病（胎儿甲减）、幼年型甲减（指青春期前发生的甲减）、青春期甲减、成人型甲减、老年人甲减五类。

1. 呆小病

呆小病指由于先天性缺乏甲状腺或甲状腺功能严重不足，人体会出现一系列的代谢障碍，致骨骼、肌肉和中枢神经系统发育阻滞。患者智力低下，精神发育缓慢，皮肤有面团状水肿，即黏液性水肿，因骨化过程延缓导致身体异常矮小。呆小病主要由甲状腺功能低下引起，常见病因：①甲状腺组织未发育、发育不良或异位；母体接受放射治疗后；自身免疫性疾病；胎内受有毒物质影响造成发育障碍；胎儿早期 TSH 分泌减少，致使甲状腺发育不良；胚胎期甲状腺停留在舌根部，或异位在喉头前、胸腔内或气管内，以舌根部异位甲状腺最多见。②母体孕期摄入致甲状腺肿药物，如丙硫氧嘧啶、甲巯咪唑、碘化物等。③甲状腺激素合成及功能障碍。

2. 幼年型甲减

发生在成熟前儿童期的甲状腺功能低下称为幼年型甲减。本病发病年龄越早越像呆小病，发病年龄晚则像成年型甲减。幼年型甲减病因复杂，可能是散发性呆小病患者早期处于甲状腺功能代偿状态，随着年龄的增长，甲状腺功能失去代偿而发病；也可能成年型甲减发病较早，在儿童期发生所致，故其病因与成年型甲减的病因类似。本病的临床表现与起病的年龄和发育情况有密切的关系，幼儿发病者除体格发育迟缓和面容改变不如呆小病显著外，其余均与呆小病类似，有较明显的神经系统发育障碍。其主要临床表现为智力低下，生长发育迟缓，身材矮小，牙齿萌出及更换较晚，面容幼稚，表情呆滞，多毛，反应迟钝，少语、声细，少动，少食，怕凉，体重迅速增加，皮肤粗糙，脱屑，性腺发育迟缓等。

2~3 岁后中枢神经系统基本发育成熟，此后到青春发育期发病，大多数症状类似成年型甲减，但智力偏低，发病年龄越早越明显，伴有不同程度的生长阻滞和青春期延迟，偶见性早熟和乳汁分泌，可能和 TRH 促进催乳素分泌有关。垂体性甲减，一般病情较轻，部分有性腺发育不良或不发育。

3. 青春期甲减

青春期甲减是指青春期阶段发生的甲减，对青少年的生长发育影响很大。进入青春期后，身体对甲状腺素的需要量增加，从而引起体内的碘相对缺乏，假如这时饮食中碘的含量不足，或机体本身存在潜在的甲状腺功能不足，就会发生甲减。其他常见的原因还有慢性淋巴细胞性甲状腺炎、亚急性甲状腺炎等。由于垂体病变导致的继发性甲减也不少见。青春期由于生长旺盛、活动量大，对热量、蛋白质等需要量增加，若在此时由于缺碘等原因导致甲状腺激素不足，必然影响各个系统发育，尤其影响生殖系统的发育。

4. 成人型甲减

成人型甲减即成年后发病，较轻者临床表现不明显，重度者可出现皮肤被黏多糖浸润而产生的特征性非凹陷性水肿，如特征性黏液性水肿面容，表情淡漠、反应迟钝，皮肤粗糙，面色苍白，眼睑、颜面浮肿，眼裂狭窄，唇厚舌大，毛发稀疏、干枯脱落，眉毛外 1/3 脱落，声音嘶哑，畏寒肢冷，智力减退，嗜睡或失眠，性欲减退，男子阳痿，女子月经不调或闭经，不孕等代谢降低的症状。

5. 老年人甲减

老年人甲减表现较为隐匿，多易被其他疾病所掩盖。老年人甲减在临床上可有以下表现：

（1）血液系统　可见轻至中度贫血，易出现瘀斑、出血倾向。

（2）心血管系统　可见心脏双侧普遍增大，心肌收缩力减弱，心排血量减少，脉弱，血压偏低，心动过缓，或发生心包积液，称为黏液水肿性心脏病。此外，继发的高脂血症（以胆固醇增高为主）常伴有动脉粥样硬化，有冠心病早发和患病率明显增高的危险。

（3）精神神经系统　智力和记忆力减退，反应迟钝，尚可有共济失调、眼球震颤等小脑功能障碍；严重者木僵、痴呆、幻觉、妄想，甚至精神失常。癫痫样发作见于长期黏液性水肿者，时有眩晕、耳鸣、听觉减退，甚至耳聋。

（4）消化系统　食欲减退、腹胀、便秘，甚至出现黏液性水肿性假性肠梗阻和巨结肠症。

（5）肌肉及骨关节系统　腱反射延迟或肌痛强直、痉挛，少数有肌肉肥大，叩之有"肌丘"

现象；可有关节疼痛、僵硬、麻木、关节肿胀和假性痛风症；少数出现腕管综合征。

（6）其他 可出现浆膜腔渗出，如心包、胸膜腔、腹膜腔、睾丸鞘膜、关节腔积液，男性阳痿、女性性欲减退，久病者伴肾上腺皮质功能减退。

（四）根据甲状腺功能减低的程度分类

1. 临床甲减

患者不仅甲状腺功能实验室检查结果不正常，血中 TT_3、TT_4、FT_3 和 FT_4 中 1～4 项水平低于正常范围下限，TSH 水平超过正常范围上限并达到 10μU/ml 以上，同时有与甲减有关的症状，如怕冷、乏力等，称为临床甲状腺功能减退症（简称临床甲减）。

2. 亚临床甲减

患者甲状腺功能实验室检查结果只有 TSH 水平超过正常范围上限但不超过 10μU/ml，血中 TT_3、TT_4、FT_3 和 FT_4 水平在正常范围以内，没有与甲减有关的症状，称为亚临床甲状腺功能减退症（简称亚临床甲减）。

亚临床甲减又名轻微型甲减、潜伏期型甲减、生化性甲减或甲状腺储量减少。仅有血清 TSH 水平轻度升高，而血清甲状腺激素（FT_4、FT_3）水平正常，患者无甲减症状或仅有轻微甲减症状。需排除其他原因引起的血清 TSH 升高，如因不能达到稳态而最近调整左甲状腺素剂量，尤其是依从性差的患者；住院患者在严重疾病恢复期，或破坏性甲状腺炎恢复期血清 TSH 一过性升高，包括病毒感染后亚急性甲状腺炎和产后甲状腺炎；未治疗的原发性肾上腺功能不全；接受重组人促甲状腺激素针剂治疗的患者；以及存在抗小鼠蛋白的异种抗体，此抗体在一些实验室检查中可引起假性 TSH 升高。虽然中枢性甲减（通常为下丘脑性）可能引起血清 TSH 浓度轻度升高（因为循环中存在生物失活的 TSH 分子），这些患者血清甲状腺激素 FT_4 浓度通常明显降低。

亚临床甲减病因较复杂，许多结构或功能异常能够引起甲状腺激素合成障碍，引起甲减。主要可分为以下 4 类。

（1）原发性（甲状腺性）甲减 约占 96%，其他均属少见。其中以慢性淋巴细胞性甲状腺炎（CLT，又称桥本甲状腺炎）最常见。根据患者伴有或不伴有甲状腺肿大，原发性甲减的病因又可分为以下 2 种：

1）甲状腺不肿大：甲状腺先天发育异常，多有家族倾向；原因不明，有称此症是慢性淋巴细胞性甲状腺炎的后期；放射性碘或甲状腺切除术治疗后；头颈部肿瘤放射治疗后。

2）甲状腺肿大：甲状腺激素合成障碍，常系染色体隐性遗传引起，由于母体内的碘化物或抗甲状腺制剂传递给胎儿致病；摄入碘缺乏或天然的致甲状腺肿物质如木薯；药物如抗甲状腺药物、碘化物、保泰松及锂盐等引起；原因未明，可能与甲状腺自身免疫性损害有关，许多患者存在高滴度的过氧化物酶抗体（TPO-Ab）和甲状腺球蛋白抗体（TGA），促甲状腺激素受体封闭型抗体也可能是病因之一。

（2）继发性（垂体性）甲减 较少见，是由于垂体疾病使促甲状腺激素分泌减少所致，如垂体肿瘤、希恩综合征、垂体手术或放射治疗后所引起。

（3）第三性（下丘脑性）甲减 罕见，由于下丘脑产生 TRH 的减少，使得垂体的促甲状腺激素的分泌减少而引起，如鞍上肿瘤及先天性 TRH 缺乏等。

（4）末梢对甲状腺激素作用的抵抗（RTH） 甲状腺激素通过核受体发挥生物学效应，若核受体缺乏或 T_3、T_4 与受体的结合障碍以及受体后缺陷等可导致末梢对甲状腺激素作用的抵抗，引起甲状腺功能减退。

三、临 床 表 现

（一）主要症状

1. 成年型甲减

1）起病缓慢，除手术切除或 ^{131}I 放疗引起的甲减外，多起病缓慢，早期缺乏特征性表现，有的在 10 年以后方有典型特征。

2）一般表现：畏寒、少汗、乏力、懒言少动，体重增加。

3）神经、精神系统：嗜睡、记忆力及智力低下、反应迟钝、精神抑郁，有些呈神经质表现，严重者发展为猜疑性精神分裂症。后期多见痴呆、幻觉、木僵或昏迷，20%～25%的重症患者可发生惊厥。因黏液蛋白沉积可致小脑功能障碍，呈共济失调、眼球震颤等，跟腱反射减退。

4）心血管系统：心动过缓（<60 次/分）、心音低弱、心界扩大，超声心动图常提示心包积液，一般为高蛋白浆液性渗出物，很少发生心脏压迫症状；也可发生心肌病变，心排血量减少，但心脏耗氧量亦相应减少，故发生心绞痛与心力衰竭者罕见。

5）消化系统：食欲减退、腹胀、便秘，严重者可出现麻痹性肠梗阻。可有肝功能异常，表现为天冬氨酸氨基转移酶（AST）、乳酸脱氢酶（LDH）、肌酸磷酸激酶（CPK）增高，易误诊为心肌梗死。

6）其他系统：性欲减退，男性阳痿，女性不育。女性可有月经紊乱，约 1/3 的患者可有溢乳、呼吸困难、嗓音嘶哑、听力损伤。如原发性甲减伴自身免疫性所致的肾上腺皮质功能减退和 1 型糖尿病，称为 Schmidt 综合征。由于肌无力，可出现肌肉阵发性短暂性疼痛、痉挛或强直。黏液性水肿患者可伴关节病变。因代谢低下，胃酸缺乏或维生素 B_{12} 吸收障碍，2/3 的甲减患者可有轻、中度正色素性贫血或小细胞低色素性贫血，少数患者有恶性贫血。

2. 呆小病

新生儿有下列表现时应注意甲减可能：少哭笑、反应迟钝、活动少、体温低、厌食、便秘、黄疸时间延长、体格智力发育差。

3. 幼年型甲减

介于成人型甲减和呆小病之间。幼儿多表现为呆小症，较大儿童则与成年型甲减相似。

（二）体征

1. 成年型甲减

典型黏液性水肿患者多表现为表情淡漠、反应迟钝、声音嘶哑、听力障碍、面色苍白、颜面和眼睑浮肿、唇舌厚大、常有齿痕、皮肤干燥、增厚、粗糙、脱屑、皮肤温度低、水肿，因贫血或胡萝卜素血症，手足掌呈姜黄色、踝部呈非凹陷性水肿，毛发干燥稀疏。

2. 呆小病

典型的呆小病外貌，丑陋，表情呆滞，面色苍黄，皮肤粗厚多皱褶，前额多皱纹，唇厚，流涎，舌大常外伸，两眼距宽，四肢粗短，身材矮小，腹饱满膨大伴脐疝，骨骼（牙）发育差，性器官发育延迟。地方性呆小病典型呈三组综合征：

（1）神经型　脑发育障碍，智力低下，聋哑，生活不能自理。

（2）黏液性水肿型　以代谢障碍为主。

（3）混合型　兼有两型表现。

四、合 并 症

（一）甲减合并脂代谢紊乱

在正常情况下，甲状腺激素能够促进血脂合成和代谢。但是甲减患者甲状腺激素合成缺陷或分泌不足，会导致胆固醇合成和代谢变慢，故甲减已成为影响血脂代谢的主要原因之一。高脂血症与甲减密切相关，而脂代谢紊乱易导致动脉粥样硬化的形成，严重情况下，会导致甲减性心脏病的发生，最终导致死亡结局。心血管疾病作为甲减的常见危险并发症，在治疗甲减的同时，需要保护心血管，防止脂代谢紊乱及冠心病的发生。同时加强对甲状腺功能异常患者血脂水平的检验，有效避免一些并发症的发生。

（二）甲减合并糖代谢紊乱

甲减和糖尿病均属于内分泌常见疾病，甲减患者通常有糖代谢的异常。糖尿病和甲状腺功能异常相互影响，一旦甲减和糖尿病二者同时出现，机体内糖类、蛋白、脂肪代谢紊乱，会加重糖尿病病情，促使糖尿病并发症的提前到来，故临床要积极筛查和干预甲状腺功能，以减慢糖尿病病情发展和并发症的发生。甲状腺功能、血脂、血糖等有很大的关系，三者互相影响。

（三）甲减合并嘌呤代谢障碍

甲减患者常常合并嘌呤代谢障碍，甲减合并痛风的发病率升高。痛风的生化基础是高尿酸血症。TSH作为诊断甲减的敏感指标，在与痛风合并发生时与血清瘦素（leptin）水平有确切的联系。在生理情况下，瘦素对下丘脑-垂体-甲状腺轴是起正向调节作用的。它可上调下丘脑中促甲状腺激素释放激素的表达，若瘦素增加可能促进TSH的释放，瘦素缺陷会使TSH分泌受限。痛风患者一般会有脂代谢紊乱、甲状腺激素分泌不足，且和炎症因子水平有一定关系。

（四）甲减合并生殖功能障碍

男性和女性生殖受多方面因素影响，下丘脑-垂体-甲状腺轴调控甲状腺激素，下丘脑-垂体-性腺轴主要调节人类生殖功能，两条轴相互影响、相互作用。它的正反馈作用和负反馈作用共同来调节内分泌激素。而甲状腺分泌的甲状腺激素对人体生殖功能有很大的影响，可作为维持女性生殖能力的重要因素之一。甲状腺激素在正常范围有助于维持下丘脑-垂体-性腺轴的稳定。若甲状腺激素上升或下降，直接干扰女性卵巢功能，影响性激素结合球蛋白和催乳素分泌，都会使性激素分泌水平及性腺功能受到影响，女性出现月经紊乱，甚或闭经，男性出现性功能下降，甚或阳痿，最终导致不孕不育。

（五）甲减合并高血压

目前认为，甲减也是一种潜在的、重要的而易被忽视的高血压因素。甲减并发高血压的特点是：以舒张压增高为主，脉压差较小，一般没有昼夜节律性变化，多数患者的血压 24 小时仍呈"杓型"。甲减性高血压多见于轻、中度甲减患者，严重黏液性水肿患者很少出现。由于甲减多见于老年人，其本身就易发生高血压，部分甲减伴有高血压时是否为两种疾病同时存在也不能完全除外。甲减性高血压的治疗以补充甲状腺激素治疗原发病为主。甲减患者的高血压通过补充甲状腺激素治疗，大都可以得到控制。随着甲状腺功能的恢复，血压大多能恢复正常。但老年人慢性甲状腺炎引起的甲减，即使甲状腺功能恢复正常，血压也不能完全降至正常范围。甲减需要用甲状腺激素长期或终身替代治疗。根据临床症状及甲状腺功能情况调整剂量，维持量应使甲状腺功能达到正常水平，避免过量或不足。

（六）甲减危象

甲减危象又称黏液性水肿昏迷，是甲减未能及时诊治或自行停用激素替代治疗而发展至晚期的严重并发症，虽不常见，但其危险性是公认的，如未能及时诊断治疗，病死率可达 50%以上。此种情况常发生在病程长且未经适当治疗的重型甲减患者，可因寒冷、感染、手术、麻醉剂或镇静药使用不当而引起。黏液性水肿昏迷的发病年龄为 10～90 岁，绝大多数发生在 61～70 岁，以老年患者居多。90%的患者昏迷发生在寒冷季节，这可能是由于与年龄相关的对温度的适应调节能力降低和甲减导致的产热不足所致。

患者表现为昏迷，或先嗜睡，短时间内逐渐发展为昏迷。前驱症状主要有对寒冷不能耐受及疲乏，通常发病前数月已感疲乏及嗜睡。本病常有典型的甲减表现，约 1/3 的患者有心脏增大或心包积液、极度心动过缓、心音低钝，可有心律不齐。部分患者有胸腔积液。低体温黏液性水肿昏迷的标志和特点：体温不升（35℃以下），部分患者体温低至 27℃以下。这样低的体温常提示已达疾病末期，难以恢复。患者呼吸浅慢，严重者可发生呼吸衰竭，出现低氧血症和高碳酸血症。心动过缓，血压降低，四肢肌肉松弛，反射消失。有些患者有精神障碍，如幻觉、妄想及定向障碍等。肠道症状除常见的便秘、腹胀外，还可发生麻痹性肠梗阻及腹水。病情严重的患者还会发生休克、心力衰竭及肾衰竭，若诊断、抢救不及时，常危及生命。

（董鑫茹）

第二节　发病机制及病因病机

一、发 病 机 制

有许多原因可以引起甲减，不同原因发生的甲减因地域和环境因素（饮食中碘含量、致甲状腺肿物质、遗传及年龄等）的不同而有差别。

原发性（甲状腺性）甲减多见，约占甲减的 96%，是由甲状腺本身的病变引起的。根据临床所见，有因服用抗甲状腺药物引起者，或因慢性淋巴细胞性甲状腺炎、甲亢或甲状腺癌的甲状腺大部切除术后、放射性碘治疗后等所致者。

继发性（垂体性）甲减较少见，是由垂体疾病使促甲状腺激素分泌减少引起的，如垂体肿瘤、希恩（Sheehan）综合征、非肿瘤性选择性促甲状腺激素缺乏、脑卒中、垂体手术或垂体部位放射治疗以后等。

第三性（下丘脑性）甲减罕见，由于下丘脑产生 TRH 的减少，使得垂体 TSH 的分泌减少而引起者，如鞍上肿瘤及先天性 TRH 缺乏等。

因其发病原因较多，其发病机制也复杂多样，主要包括以下三个方面：

1. 免疫因素

免疫系统对甲状腺轴具有重要的调节作用。许多免疫活性物质可影响甲状腺功能，如γ干扰素（IFN-γ）可具有 TSH 样作用，促进甲状腺细胞摄碘，并降低 T_3、T_4 的水平；转化生长因子$β_1$（TGF-$β_1$）对人甲状腺细胞存活率及 TPO 活性有明显的抑制作用；IFN-γ和肿瘤坏死因子（TNF）可调节甲状腺细胞分泌甲状腺球蛋白。自身免疫性甲状腺炎患者的甲状腺细胞可过度表达 C4 及下游 C4 的补体成分，甲状腺过氧化物酶抗体（TPOAb）与其发生密切相关。

2. 钠-碘同向转运体

钠碘同向转运体（Na^+/I^- symporter，NIS）是存在于甲状腺滤泡基底膜上的一种跨膜糖蛋白，主要介导胞外碘进入胞内，其对于碘的摄取及富集是甲状腺激素合成的重要步骤之一。NIS 通过多种因素的影响调节甲状腺功能。TSH 主要通过 cAMP 信号通路促进 NIS 在细胞膜上的表达；碘离子的浓度及甲状腺转录因子 1（TTF-1）、甲状腺转录因子 2（TTF-2）、白介素-6（IL-6）、肿瘤坏死因子-α（TNF-α）、甲状腺球蛋白（Tg）、IFN-γ等细胞因子均可调控 NIS 的表达，其中碘离子具有双向调节作用，高浓度的碘离子可降低 NIS 的表达，而低浓度的碘可上调 NIS 的表达。TTF-1、TTF-2 对 NIS 具有正性调节作用，而 IL-6、TNF-α、Tg、IFN-γ对 NIS 具有负性调节作用。此外过氯酸盐可抑制甲状腺中 NIS 摄碘的能力，进而导致甲状腺结构和功能的紊乱。

3. 基因突变

甲减的发生与某些基因的突变关系密切，如 TSHR 基因、胚胎发育相关基因（PAX-8）、TTF-1 及 TTF-2 基因，致甲状腺结构和功能的紊乱。研究表明 TSHR 可控制甲状腺的发育，TSHR 基因突变可引起先天性甲减；PAX-8 突变可见于甲状腺发育不良的散发患者和遗传性甲减患者中，患者可见甲状腺发育及合成障碍。TTF-1 基因缺陷可导致胚胎期神经系统发育受损，TTF-2 基因在甲状腺早期起到了修饰作用，TTF-2 基因突变可导致甲状腺发育不全。

二、病因病机

甲减多因先天不足，或后天失养，以致脾肾阳虚；或因手术、药物损伤，机体阳气受损，致脾肾阳气亏虚而发病。目前认为本病的主要病机是肾阳虚、脾肾阳虚，多由先天禀赋不足、后天失养，或者积劳内伤、久病失调引起的肾气、脾气不足，继之脾肾阳虚所致。归纳起来，有以下几个方面：

（一）肾阳虚为病机之本，肾阴虚亦不可忽视

通常认为气滞、痰凝、血瘀是甲状腺疾病初期基本病理变化，但同时中医学认为，阳主动而阴主静，阳主化气阴主成形，故腺体功能减退者多属阳虚阴盛。由于肾阳是人体诸阳之本，五脏之阳皆取助于肾阳，才能发挥正常功能活动，所以肾阳虚是甲减病机之根本。肾阳衰微、阳气不运、气化失司、开阖不利，以致水湿、痰浊、瘀血等阴邪留滞，出现面色晦暗、精神委顿，甚则神志昏蒙、眩晕、尿少或尿闭、全身浮肿等浊阴上逆之证。同时肾阳虚衰也可导致其他脏腑阳气衰弱，肾阳不足，火不生土，不能温煦脾阳，或肾虚水泛，土不制水而反为所侮，脾阳受伤，而出现脾肾两虚；肾阳虚衰，不能温煦心阳，则会形成心肾阳虚。

（二）病程长而复杂，由脾及肾各证型出现

甲减起病缓慢，病程较长，在发展过程中又有诸多变化。多因禀赋不足，素体阳虚，感受外邪，侵犯"奇经腺体"——甲状腺所致。开始在脾，日久及肾，脾肾同病，甚则肾之真阳衰竭，出现危象。脾为后天之本，气血生化之源，脾伤则不能化生气血，致使气血亏虚，倦怠乏力，少言寡语，面色无华；脾虚不能运化水湿，致水湿内停，发为浮肿；脾不能为胃行其津液，则大便干结；久病伤肾，日久肾阳虚衰，则督脉阳虚而见畏寒少汗，腰脊酸痛，不能作强，阳事异常，则男子性欲减退甚至阳痿，女性经少或经闭；精血不能上承，髓海空虚，头晕重听，表情痴呆，反应迟钝；肾阳虚不能化气行水则发为水肿；阳虚阴耗，皮肤苍白多屑，毛发枯稀脱落。

（三）日久不愈，病情复杂，变证颇多

现代医学研究认为，由于体内长期缺乏甲状腺素，可致心血管系统的损害。此属"心悸"范畴，其病机为脾肾阳虚、心气不足，其本为虚。至于甲减并发腹水则属于中医学"水肿"范畴，脾肾阳气虚衰，水寒之气不行，故腹胀大不舒；阳气虚衰，无以温化水湿，水无去路，泛溢肌肤，故面浮肢肿。

（任　那）

第三节　甲状腺功能减退症的诊断

一、实验室检查及其他相关检查

（一）血清 TSH 测定

1）TSH 升高是甲状腺性甲减最早、最敏感的改变，多＞10mU/L。

2）在怀疑原发性甲减的患者中，若 TSH 正常则可以排除原发性甲减；若 TSH 明显升高

（>20mU/L）则可确诊为甲减。

3）若血清 TSH 轻度升高（<20mU/L），既可能是非甲状腺疾病所致，也可能是亚临床甲减［指的是甲状腺功能受损但 TSH 的分泌增加，从而能维持 T$_4$ 在正常的范围内。这些患者可能仅有非特异性的甲减症状，血清总胆固醇和低密度脂蛋白（LDL）的水平轻度升高，要测定 T4 以明确诊断］所致。

（二）TT$_4$、TT$_3$、FT$_3$、FT$_4$ 测定

1）血清 TT$_3$ 或 FT$_3$ 下降：仅见于甲减后期或重症者。

2）血清 TT$_4$ 或 FT$_4$ 降低：早于 TT$_3$ 或 FT$_3$ 的下降。

3）血清 rT$_3$ 明显降低：有助于对低 T$_3$ 综合征的鉴别。

（三）甲状腺摄 ^{131}I 率试验

碘是甲状腺合成甲状腺激素的原料之一，放射性的 ^{131}I 也能被摄取并参与甲状腺激素的合成，其被摄取的量和速度与甲状腺功能密切相关。将 ^{131}I 引入受检者体内，利用体外探测仪器测定甲状腺部位放射性计数的变化，可以了解 ^{131}I 被甲状腺摄取的情况，从而判断甲状腺的功能。甲减患者摄 ^{131}I 率低下。

（四）TRH 兴奋试验

此试验可判定垂体性或下丘脑性甲减，垂体性甲减患者 TSH 无反应；下丘脑性甲减患者 TSH 呈延迟升高。

（五）过氯酸钾排泌碘试验

阳性见于 TPO 缺陷所致的甲减和 Pendred 综合征（以甲状腺肿大、先天性感觉神经性耳聋和碘的有机化障碍为主要特征的常染色体隐性遗传病），现多用候选基因突变分析代替过氯酸钾排泌碘试验。

（六）抗体测定

TPOAb、TgAb 是确定原发性甲减病因的重要指标和诊断自身免疫甲状腺炎（包括桥本甲状腺炎、萎缩性甲状腺炎）的主要指标。一般认为 TPOAb 的意义较为肯定，如果 TPOAb 阳性伴血清 TSH 水平增高，说明甲状腺细胞已经发生损伤。我国学者经过对甲状腺抗体阳性、甲状腺功能正常的个体随访 5 年发现，当初访时 TPOAb>50U/ml 和 TgAb>40U/ml 者，临床甲减和亚临床甲减的发生率显著增加。

（七）一般检查

甲减患者常呈轻、中度贫血，多数呈正细胞正色素性贫血，部分呈小细胞低色素性贫血，少数呈大细胞高色素性贫血。甲状腺性甲减者常伴有高脂血症，表现为血清总胆固醇和三酰甘油水平的升高，也有的患者会出现肌酸激酶的升高。

（八）其他检查

轻、中度贫血，血清总胆固醇、心肌酶谱可以升高，部分病例血清催乳素升高、蝶鞍增大，需要与垂体催乳素瘤相鉴别。

二、诊 断 标 准

（一）临床甲减

1）甲减的症状和体征。

2）实验室检查血清 TSH 增高，FT_4 减低，原发性甲减即可成立。进一步寻找甲减的病因。如果 TPOAb 阳性，可考虑甲减的病因为自身免疫性甲状腺炎。

3）实验室检查血清 TSH 减低或正常，TT_4、FT_4 减低，考虑中枢性甲减。做 TRH 刺激试验证实。进一步寻找垂体和下丘脑病变。

（二）妊娠与甲减

妊娠期间由于受多种因素的影响，TSH 和甲状腺激素的参考范围与普通人群不同。目前尚没有孕期特异性的 TSH 参考范围。一般认为在妊娠早期 TSH 参考范围应该低于非妊娠人群的 30%～50%。目前国际上部分学者提出 2.5mU/L 作为妊娠早期 TSH 正常范围的上限，超过这个上限可以诊断为妊娠期甲减。由于妊娠期 FT_4 波动较大，国际上推荐应用 TT_4 评估孕妇的甲状腺功能。妊娠期间 TT_4 浓度增加，大约为非妊娠时正常值的 1.5 倍。如妊娠期间 TSH 正常（0.3～2.5mU/L），仅 TT_4 低于 100nmol/L（7.8μg/dl），可以诊断为低 T_4 血症；妊娠前已经确诊的甲减，需要调整 $L\text{-}T_4$ 剂量，使血清 TSH 达到正常值范围内，再考虑怀孕。妊娠期间 $L\text{-}T_4$ 替代剂量通常较非妊娠状态时增加 30%～50%。既往无甲减病史，妊娠期间诊断为甲减者，应立即进行 $L\text{-}T_4$ 治疗，目的是使血清 TSH 尽快达到妊娠期特异性正常值范围。国外部分学者提出这个范围应当是 0.3～2.5mU/L。达标的时间越早越好（最好在妊娠 8 周之内）。每 2～4 周测定 1 次 TSH、FT_4、TT_4，根据监测结果，调整 $L\text{-}T_4$ 剂量。TSH 达标以后，每 6～8 周监测 1 次 TSH、FT_4 和 TT_4 水平。对亚临床甲减、低 T_3 血症和 TPOAb 阳性孕妇的前瞻性干预研究正在数个国家进行，目前尚无一致的治疗意见。

（三）亚临床甲减

本病一般不具有特异的临床症状和体征。仅有血清 TSH 水平轻度升高，而血清甲状腺激素（FT_4、FT_3）水平正常，患者无甲减症状或仅有轻微甲减症状。因为本病主要依赖实验室诊断，所以首先要排除其他原因引起的血清 TSH 增高。

1）TSH 测定干扰：被检者存在抗 TSH 自身抗体可以引起血清 TSH 测定值假性增高。

2）低 T_3 综合征的恢复期：血清 TSH 可以增高至 5～20mU/L；机制可能是机体对应激的一种调整。

3）20% 的中枢性甲减患者表现为轻度 TSH 增高（5～10mU/L）。

4）肾功能不全：10.5% 的终末期肾病患者有 TSH 增高，可能与 TSH 清除减慢、过量碘摄入、结合于蛋白的甲状腺激素的丢失有关。

5）糖皮质激素缺乏可以导致轻度 TSH 增高。

6）生理适应：暴露于寒冷环境 9 个月，血清 TSH 升高 30%～50%。

（四）新生儿甲减

诊断标准是：新生儿 1～4 周期间，TSH>7mU/L，TT_4<84nmol/L（6.5μg/dl）。采集标本时间应当在产后 3～5 天内。采血过早，受到新生儿 TSH 脉冲分泌的影响，出现假阳性；筛查过晚则要延误启动治疗的时间，影响治疗效果。治疗原则是早期诊断，足量治疗。甲状腺激素治疗启动得越早越好，必须在产后 4～6 周之内开始。随访研究发现，如果在 45 天内启动治疗，患儿 5～7 岁时的 IQ 与正常儿童相同，延迟治疗将会影响患儿的智力发育。治疗药物选择 L-T_4。L-T_4 起始剂量 10～15μg/（kg•d）。治疗目标是使血清 TT_4 水平尽快达到正常范围，并且维持在新生儿正常值的上 1/3 范围，即 129～206nmol/L（10～16μg/dl）。为保证治疗的确切性，达到目标后要再测定 FT_4，使 FT_4 维持在正常值的上 1/3 范围。血清 TSH 值一般不作为治疗目标值。

因为增高的 TSH 要持续很长时间，这是由于下丘脑-垂体-甲状腺轴的调整需要时间。一过性新生儿甲减治疗一般要维持 2～3 年，根据甲状腺功能的情况停药。发育异常者则需要长期服药。

（五）中枢性甲减

本病是由于垂体 TSH 或者下丘脑 TRH 合成和分泌不足而导致的甲状腺激素合成减少。典型病例的血清 TSH 和甲状腺激素的表现是 TSH 减低、TT_4 减低；但约 20% 的患者基础血清 TSH 浓度也可以正常或者轻度升高（10mU/L）。接受多巴胺治疗时，由于多巴胺抑制垂体产生 TSH，TSH 和 T_4 的产生量可以减少 60% 和 56%；长期 L-T_4 替代治疗的患者，撤除 L-T_4 后垂体 TSH 抑制状态可以持续 6 周。本病常有性腺、肾上腺受累，应该注意询问相关症状，如女性产后无乳及闭经、男性性功能减退、皮肤色素变浅、腋毛和阴毛脱落等。应当同时检查性腺和肾上腺皮质功能。

三、鉴 别 诊 断

（一）先天性巨结肠

出生后即开始便秘、腹胀，常有脐疝，但其面容、精神反应及哭声等均正常，钡灌肠可见结肠痉挛段与扩张段。

（二）唐氏综合征

患儿智能、骨骼及动作发育均迟缓；但有特殊面容，眼距宽，眼外眦上斜、鼻梁低，舌伸出口外。皮肤和毛发正常，无黏液水肿。染色体核型分析可鉴别。

（三）佝偻病

佝偻病患者有动作发育迟缓、生长落后等表现，但智能正常，皮肤正常，无甲减特殊面容，有佝偻病体征，血生化和骨骼 X 线片可以协助诊断。

（四）伴垂体增大、高催乳素血症者

应排除催乳素瘤，甲状腺性甲减伴溢乳甚至垂体增大者，补充甲状腺激素治疗后可恢复正常。

（五）慢性肾炎

有些甲减患者也可有浮肿、蛋白尿、贫血、高血压、高胆固醇血症等类似肾脏病的症状，因此，常被误诊为慢性肾炎。但慢性肾炎患者的甲状腺功能（T_3、T_4、TSH）大多是正常的，或者仅有血清 T_3 降低而 TSH 正常（即低 T_3 综合征），这是机体降低代谢率的一种保护性反应。肾性水肿通常是凹陷性的；而甲减患者的血清 T_3、T_4 降低，TSH 显著升高，甲减患者的水肿是非凹陷性的，患者常常伴有畏寒、怕冷、心动过缓、便秘等低代谢症状。

（六）营养不良性贫血

25%～30%的甲减患者有贫血表现，多见于女性甲减患者，主要与月经量多、经期延长导致失血过多有关；另外，食欲不振、胃酸缺乏也是导致甲减患者贫血的一个重要原因。

（七）低 T_3 综合征

低 T_3 综合征也称为甲状腺功能正常的病态综合征（ESS），指非甲状腺疾病原因引起的血中 T_3 降低的综合征。严重的全身性疾病、创伤和心理疾病等都可导致血甲状腺激素水平的改变，它反映了机体内分泌系统对疾病的适应性反应。主要表现在血清 TT_3、FT_3 水平减低，血清 rT_3 增高，血清 T_4、TSH 水平正常。疾病的严重程度一般与 T_3 降低的程度相关，疾病危重时也可出现 T_4 水平降低。ESS 的病因包括：①5′-脱碘酶的活性被抑制，在外周组织中 T_4 向 T_3 转换减少，所以 T_3 水平降低；②T_4 的内环脱碘酶被激活，T_4 向 rT_3 转换增加，故血清 rT_3 增高。

（八）浆膜腔积液

甲减发生浆膜腔积液的原因是毛细血管通透性增加、淋巴回流缓慢、淋巴细胞分泌高亲水性的黏蛋白和黏多糖，引起腹水、心包积液、胸腔积液和关节腔积液。

（九）特发性浮肿

甲减患者由于体内黏蛋白、黏多糖等黏液性物质代谢障碍，堆积在皮下组织而引起"黏液性水肿"，常常发生在颜面和胫骨前，其最大特点是非凹陷性水肿（即用指端按压不出现凹陷性改变）。临床上，有些浮肿患者，在排除了肾性、心源性或慢性肝病等浮肿常见病因之后，往往被诊断为特发性浮肿，但事实上，其中有些患者的浮肿是由甲减引起的。

（十）垂体瘤

原发性甲减患者，由于血清 T_3、T_4 水平下降，可反馈性刺激垂体内分泌细胞增生肥大，表现为垂体增大，有时被误诊为垂体瘤。一些女性患者由于月经紊乱和泌乳，实验室检查发现

催乳素轻度升高，被误诊为垂体催乳素瘤。还有些甲减患者由于手足肿胀，唇厚舌大，声音嘶哑，手足增大，又有蝶鞍增大，会被误诊为垂体生长激素瘤。通过测定甲状腺功能有助于与原发性垂体瘤相鉴别。

（十一）抑郁症

甲减起病隐匿，进展缓慢，除了有怕冷、少汗、心动过缓、乏力等低代谢表现之外，还有记忆力减退、反应迟钝、嗜睡、少言寡语、情绪低落、烦躁抑郁等精神症状，很容易被误诊为抑郁症或神经症。

（十二）更年期综合征

甲减患者可有月经失调、闭经，同时伴有情绪变化，不少中年妇女以此为主诉去医院就诊时常被误诊为更年期综合征。

（张志婧）

第四节　甲状腺功能减退症的治疗

目前，现代医学治疗本病主要应用甲状腺激素替代性治疗，同时对症处理，治疗的目标是将血清 TSH 和甲状腺激素水平恢复到正常范围内，需要较长时间才能达到体内激素水平的动态平衡，而且达到平衡后部分患者需终身替代治疗，因此长时间服药所导致的多种不良反应不可忽视。

中医治疗甲减则从根本出发——肾阳虚论治，以温肾助阳为基本治则。随着病情的进展，还会出现脾肾阳虚、心肾阳虚以及痰浊内停等病理变化，兼以温补心肾、温肾健脾、温阳益气、化气行水、补益气血、活血通络、温化痰浊等治法。甲减后期，正气大衰，肾阴阳两虚往往是病理变化的最终转归，此时治疗则应遵循"阴中求阳，阳中求阴"的治疗原则，急挽危重之阳气与阴精。

一、西　医　治　疗

甲减的治疗目标：临床甲减症状和体征消失，TSH、TT$_4$、FT$_4$ 值维持在正常范围。L-T$_4$ 是本病的主要替代治疗药物，一般需要终身替代，也有桥本甲状腺炎所致甲减自发缓解的报道。

（一）药物选择

目前用于甲减治疗的药物国内有左甲状腺素钠（L-T$_4$）和甲状腺片，前者应用更多。甲减时 L-T$_4$ 半衰期长达 9~10 天，甲状腺功能正常时，半衰期为 6~7 天，吸收相对缓慢，作用迟缓而持久，口服后 1~2 周才能达到最大疗效，停药后作用可持续 1~3 周。故某些患者甲状腺功能恢复正常即擅自停药，短期复查甲状腺功能仍保持正常也源于该药特殊的药效学特点。平时偶有漏服 1 次不影响治疗效果，建议在漏服发现当天或随后几天内补齐漏服剂量。

（二）治疗剂量

治疗剂量取决于患者的病情、年龄、体重和个体差异。成年患者 $L-T_4$ 替代剂量 $50\sim200\mu g/d$，平均 $125\mu g/d$。按照体重计算的剂量是 $1.6\sim1.8\mu g/(kg\cdot d)$；小儿需要较高的剂量，大约 $2.0\mu g/(kg\cdot d)$；老年患者则需要较低的剂量，大约 $1.0\mu g/(kg\cdot d)$；妊娠时的替代剂量需要增加 $30\%\sim50\%$；甲状腺癌术后的患者需要剂量，大约为 $2.2\mu g/(kg\cdot d)$。T_4 的半衰期为 7 天，所以可以每天早晨服药 1 次。甲状腺片是动物甲状腺的粗制剂，因其所含甲状腺激素含量不稳定和 T_3 含量过高临床已很少使用。

（三）服药方法

起始的剂量和达到完全替代剂量所需时间要根据年龄、体重和心脏状态确定。<50 岁、既往无心脏病史患者可以尽快达到完全替代剂量；≥50 岁患者服用 $L-T_4$ 前要常规检查心脏状态，一般从 $25\sim50\mu g/d$ 开始，每天 1 次口服，每 $1\sim2$ 周增加 $25\mu g$ 直至达到治疗目标。患缺血性心脏病者起始剂量宜小，调整剂量宜慢，防止诱发和加重心脏病。理想的 $L-T_4$ 服药方法是在饭前服用，与其他药物的服用间隔应当在 4 小时以上，因为有些药物和食物会影响 T_4 的吸收和代谢，如肠道吸收不良及氢氧化铝、碳酸钙、食物纤维添加剂等均可影响小肠对 $L-T_4$ 的吸收；苯巴比妥、苯妥英钠、卡马西平、氯喹等药物可以加速 $L-T_4$ 的清除。甲减患者同时服用这些药物时，需要增加 $L-T_4$ 用量。

（四）监测指标

补充甲状腺激素，重新建立下丘脑-垂体-甲状腺轴的平衡一般需要 $4\sim6$ 周的时间，所以治疗初期，每间隔 $4\sim6$ 周测定相关激素指标。然后根据检查结果调整 $L-T_4$ 剂量，直至达到治疗目标。治疗达标后，需要每 $6\sim12$ 个月复查 1 次有关激素指标。

（五）治疗进展

$L-T_4$ 和 $L-T_3$ 联合治疗甲减替代治疗的理想状态是模拟正常人甲状腺组织生理性的 T_4/T_3 比例的分泌特点，从而使血 TSH、FT_4、FT_3 以及 FT_4/FT_3 比例均在正常范围，使体内所有组织甲状腺激素同时达到正常。很显然 $L-T_4$ 单独治疗不能充分保证以上这些目标，但是通过 $L-T_4$ 和 $L-T_3$ 合适剂量比例的联合治疗能够达到上述目标。

生理性的 T_3 在凌晨 3：00 左右（TSH 分泌高峰后大约 90 分钟）有一个分泌高峰，$L-T_3$ 口服后 $2\sim6$ 小时血中浓度达稳定水平，9 小时开始下降，故口服 $L-T_3$ 治疗甲减，应将全天剂量分成 2 次口服，且较大剂量宜睡前应用。$L-T_4$ 单独治疗时服药 4 小时内血 FT_3 水平没变化，但 $L-T_3$ 口服 4 小时后血 FT_3 水平即升高 42%，短时间内血 FT_3 显著升高在敏感患者中能够引发心律失常；加之目前尚无在孕妇中联合使用 $L-T_4$ 和 $L-T_3$ 对胎儿安全性评估的数据，故 $L-T_4$、$L-T_3$ 联合治疗禁用于心律失常患者和妊娠妇女（包括计划妊娠者），亦不推荐在慢性缺血性心脏病的老年患者中使用。二者联合用于实验性治疗，根据检查结果调整药物剂量时建议优先调整 $L-T_3$ 剂量。

（六）特殊类型治疗

1. 亚临床甲减的治疗

近年来受到关注，因为亚临床甲减引起的血脂异常可以促进动脉硬化的发生、发展。部分亚临床甲减可以发展为临床甲减。目前认为在下述情况需要给予 L-T$_4$ 治疗：高脂血症、血清 TSH＞10mU/L。

2. 黏液性水肿昏迷的治疗

1）补充甲状腺激素：L-T$_4$首次静脉注射 300～500μg，以后每日 50～100μg，至患者清醒后改为口服。如无注射剂可给予片剂鼻饲。

2）如果患者在 24 小时无改善，可以给予 T$_3$（碘塞罗宁）10μg，每 4 小时一次，或者 25μg，每 8 小时一次。

3）保温、供氧、保持呼吸道通畅，必要时行气管切开、机械通气等。

4）氢化可的松 200～300mg/d 持续静脉滴注，患者清醒后逐渐减量。

5）根据需要补液，但是入水量不宜过多。

6）控制感染，治疗原发疾病。

二、中　医　治　疗

（一）内治法

1. 辨证论治

甲减病机以阳虚为主，在疾病治疗的过程中易发生病情变化，并影响到各个系统，最终可致阴阳两虚。《金匮要略》中提到虚劳，其论及的脉证影响深远。它的病机有阴虚、阳虚和阴阳俱虚三种，并指出气血亏虚、脾肾阳虚会导致虚劳发生。文中提到的"小便不利"、"少腹弦急，阴头寒，目眩，发落"、"五劳虚极羸瘦"、"脉极虚芤迟"、"脉沉小迟"、"脉浮弱而涩"等相关论述，与临床上甲减出现的各种证候相类似，如畏寒肢冷、腰膝酸软、神疲乏力、面浮肢肿、肌肤甲错、纳呆腹胀、夜尿频多、性欲减退、男子阳痿、女子月经不调、脉沉细等。由上推断甲减在《金匮要略》中可以虚劳病进行辨证论治。

（1）脾肾阳虚证

症状：神疲乏力，记忆力减退，头晕目眩，耳鸣耳聋，腰膝酸软，畏寒肢冷，皮肤干燥脱屑，毛发枯脆易落，纳呆便秘，全身浮肿，男子阳痿，女子月经不调，舌淡胖有齿痕，舌苔白腻，脉沉细或沉迟。

治则：温肾健脾，益气助阳。

方药：附子理中汤合二仙汤加减（《太平惠民和剂局方》上海曙光医院方）。附子 6g，干姜 10g，白术 10g，淫羊藿 10g，仙茅 10g，黄芪 20g，党参 10g，山萸肉 10g，巴戟天 10g，肉豆蔻 10g，砂仁 6g，白芍 10g。

加减：若甲减患者见大便秘结，可加肉苁蓉、首乌、核桃仁以温阳通便；健忘困倦者加黄精、刺五加补肾填精，石菖蒲、远志开窍醒脑；浮肿可加茯苓、泽泻利水消肿；腹胀者加厚朴、山楂行气消胀；甲状腺肿大加三棱、莪术、法半夏、贝母以活血通络，化痰散结。

（2）心肾阳虚证

症状：心悸心慌，胸闷憋痛，神倦嗜卧，形寒肢冷，舌淡，苔白而滑，脉沉迟或结代。

治则：温补心肾，益气通阳。

方药：真武汤合二仙汤加减（《金匮要略》上海曙光医院方）。附子6g，淫羊藿15g，桂枝10g，黄芪15g，人参10g，茯苓15g，白术10g，薤白10g，泽泻10g，麦冬10g，甘草3g。

加减：若胸闷憋痛、舌有瘀斑明显者加丹参活血补血；颈前肿大者加法半夏、瓜蒌化痰散结。声音沙哑者加玄参利咽。

（3）阳气衰竭证

症状：神昏肢厥，四末不温，声低息微，肌肉弛张无力，血压、体温下降，舌淡胖，脉微欲绝。

治则：回阳救逆，益气固脱。

方药：参附汤合桂枝甘草汤加减（《妇人良方》、《伤寒论》）。熟附子10g（先煎），人参10g，干姜10g，桂枝10g，炙甘草12g；水煎，频频灌服。

加减：汗出不止者加山萸肉、龙骨、牡蛎敛汗固脱，配合参麦注射液静脉滴注；本证见于甲减出现黏液性水肿神志昏迷者，必须积极及时抢救。

（4）气血亏虚证

症状：面色萎黄，神疲乏力，少气懒言，反应迟钝，口淡纳呆，大便溏薄，手足欠温，月经量少或闭经，舌质淡，苔薄白，脉细弱无力。

治则：补气养血。

方药：补中益气汤加味。黄芪15g，白术9g，陈皮10g，人参10g，柴胡15g，当归10g，升麻10g，炙甘草10g。

加减：若心血不足偏重者，加远志、熟地、茯神、龙眼肉以补心血；气血亏虚明显者可合八珍汤化裁益气补血。考虑到疾病的传变，临床根据患者具体情况配伍，活血如川芎、丹皮、王不留行；化痰如贝母、陈皮；祛湿如苍术、泽泻、薏苡仁；消瘿如三棱、莪术、夏枯草、牡蛎等。

（5）痰瘀阻络证

症状：面色蜡黄，皮肤甲错，凹陷性浮肿，肢体麻木刺痛，感觉迟钝，表情呆滞，形体肥胖，纳呆泛恶，呕吐清涎，舌质暗红，舌苔白腻，脉涩或滑。

治则：活血通络，温化痰浊。

方药：桃红四物汤合温胆汤加减。柴胡15g，赤芍10g，川芎15g，枳壳10g，桃仁10g，红花10g，郁金15g，茺蔚子10g，生地15g，当归15g，丹参15g，三七5g。

加减：若便溏肢冷甚者，可加补骨脂、淫羊藿以补肾壮阳、温脾止泻；腹胀者，加砂仁、陈皮、厚朴以行气化湿，消积除满；肢麻者，加地龙、鸡血藤以活血通络。

2. 单味中药治疗

（1）仙茅　辛、热、有毒，归肾、肝经，其药用部位是根茎，具有温肾壮阳、祛寒除湿的作用。《海药本草》中提到：仙茅，主风，补暖腰脚，清安五脏，强筋骨，消食，益阳。药理作用研究显示仙茅具有清除氧自由基、增强免疫力、延缓生殖系统老化、抗骨质疏松等作用。甲减为病，常常出现怕冷、记忆力减退、脱发等阳虚的症状，使用仙茅可以温肾助阳、延缓老化、兴奋垂体。

（2）淫羊藿　辛、甘、温，归肝、肾经。作为二仙汤中的另一味中药，同样在甲减治疗中广泛使用，作用同仙茅，又称为"刚草"。李时珍说："淫羊藿味甘气香，性温不寒，能益精气……真阳不足者宜之"。它能够调节下丘脑-垂体-性腺轴或下丘脑-垂体-肾上腺皮质轴等相关内分泌功能，增加兴奋性和促进代谢循环，从而能刺激甲状腺激素的释放，缓解阳虚症状，从整体上调节内分泌系统，这也体现了中医辨治的整体观念。

（3）锁阳　甘、温，归肝、肾、大肠经，具有补肾阳、益精血、润肠通便的功效。锁阳又称为"不老药"，具有丰富的生物活性物质，正向调节下丘脑-垂体-性腺系统，具有清除自由基、抗氧化、耐缺氧、抗应激、抵抗疲劳，保肝护肝和抗骨质疏松等多种药理作用。

（4）菟丝子　甘、温，归肝、肾、脾经，具有滋补肝、脾、肾的作用。现代药理学研究显示其功效与归经有相关性，分析发现菟丝子能够发挥其作用是性味与归经共同作用的结果。甲减患者长期甲状腺激素分泌不足导致皮肤干燥，疲劳乏力，后期则有脾肾阳虚的临床表现，出现痴呆、记忆力减退等衰老状态。《神农本草经》曰："久服轻身延年。"又因其入肾经，使肾主生长发育和藏精的生理功能增强，可起到延缓衰老、增强免疫力和具有性激素样作用的效果。因其入肝经，可保护肝脏，防止肝损害的发生；其入脾经，脾气健运，痰无所生，保持糖脂代谢的正常。

（5）茯苓　甘、淡、平，归心、肺、脾、肾经，是多孔菌科真菌茯苓的干燥菌核，具有利水渗湿、健脾宁心的作用，是利水消肿的要药。其中茯苓多糖具有增强免疫功能和护肝的多种作用，对于此病出现水肿的症状及若出现肝损害时，茯苓均能够起到缓解作用。《世补斋医书》中："茯苓一味……痰之本，水也，茯苓可以行水。痰之动，湿也，茯苓又可以行湿。"

（6）车前子　甘、微寒，归肝、肾、肺、小肠经，药用部位是干燥成熟种子。具有利尿通淋、渗湿止泻、明目的作用。本品的利尿作用显著，有助于缓解甲减水肿症状。相似的药物还有泽泻、猪苓、玉米须等，可根据临床具体情况选用作用效果最好的利尿药。

3. 中成药治疗

（1）金匮肾气丸　主要成分为地黄、山药、酒萸肉、茯苓、丹皮、泽泻、桂枝、附子（炙）、牛膝（去头）、盐车前子。功效：温补肾阳、化气利水，适用于肾阳不足所致的虚劳。用法：口服，一次1丸，一日2次。

（2）右归丸　主要成分为熟地、炮附片、肉桂、山药、山茱萸、菟丝子、鹿角胶、枸杞子、当归、盐杜仲。功效：温补肾阳、填精止遗，适用于肾阳不足、命门火衰所致的虚劳。用法：口服，一次9g，一日3次。

（3）斑龙丸　主要成分为柏子仁、茯神、菟丝子、熟地、鹿角胶、补骨脂。功效：补肾壮阳、填精益髓，适用于真阳不足所致的虚劳。用法：口服，一次1丸，一日3次。

（二）外治法

1. 针灸治疗

临床中发现针灸也可以治疗甲减，其发挥作用的可能机制是：将针灸疗法直接作用于甲状腺局部，类似于"阿是穴"的原理，修复少量损伤的甲状腺组织，改善甲状腺分泌功能；或者依靠于神经系统（下丘脑-垂体-甲状腺轴）间接调节内分泌系统；或作用于免疫系统，间接增强机体的免疫力而治疗甲减。例如，选取阴陵泉、三阴交、关元、神阙可以利水消肿；灸大椎、命门可以温补阳气，强身健体；血海、三阴交乃治疗妇科病要穴，可以健脾调冲任；曲泉、曲池可以疏通经络，化瘀止痛；百会、四神聪、太溪可以健脑通窍；内关、神门可以宁心安神、补益心气；曲泽、膻中、肝俞可疏肝解郁；次髎、环跳可以益精固肾，提高生殖系统功能；天枢、上巨虚、大肠俞可以行气导滞，通腑调便。合谷、太冲、阳陵泉、曲池可以疏通经络，化瘀止痛；百会、四神聪、太溪可以健脑通窍。

2. 穴位注射治疗甲减

穴位注射治疗甲减可予黄芪注射液 2ml，加 0.1g 利多卡因 0.2ml。取穴：人迎、大椎、肾俞、脾俞、太溪、足三里、关元、曲池等。随症加减：肾阳虚甚加命门、气海以温补肾阳；浮肿少尿加阴陵泉、三阴交以养心安神；甲状腺肿大加气舍、水突、阿是穴以散结通络消瘿。

（林文简）

第五节　养生指导与康复

一、一般护理

注意加强营养，应动静结合，做适当锻炼，注意保暖，避免受凉。合理安排工作和休息时间，保证每天睡眠充足，适当运动，如打太极拳、散步等。适当调节不良情绪，积极向上的心情有利于疾病的康复。正确认识疾病，坚持遵医嘱服药，不要随意增减服药剂量。如有不适，及时就医。如并发严重急性感染，有重症精神症状，胸腔积液、腹水及心包积液，顽固性心绞痛，心力衰竭，黏液性水肿性昏迷者，应立即就医。定期门诊复查甲状腺功能等，以便及时调整治疗。

二、饮食指导

甲减会出现一系列代谢减慢的症状，如嗜睡、怕冷、疲乏等，体内的营养物质代谢也会变慢。除了补充适量的甲状腺激素外，甲减患者饮食需注意以下六个点。

（一）多吃蛋白质、钙和维生素含量高的食物

充足的蛋白质，能改善甲状腺功能。每人每天蛋白质摄入量应为每千克体重 1～1.2g。蛋白质补充可选用蛋类、乳类，各种肉类、鱼类，各种豆制品如黄豆等。每天摄入 400mg 的钙。一般均衡饮食的话，每天从食物中就可以补充到这个量的钙，但建议绝经后女性和老年患者再额外补充 600mg 的钙，可通过服用含钙的制剂如碳酸钙补充。

甲减患者容易出现维生素 A 缺乏，应保证每天的蔬菜及新鲜水果的摄入，以补充充足的维生素。多吃含铁、维生素 B_{12} 丰富的食物。甲减患者相比正常人，更容易出现贫血，因此要积极预防贫血的发生，多吃富含铁质、维生素 B_{12} 的食物，比如动物肝（血脂过高的可通过其他途径补充铁）、瘦肉、猪血等。如果已经出现贫血，还要服用纠正贫血的药物。

（二）注意食用高碘食物

碘是合成甲状腺激素的重要原料。但并不是所有的甲减都是碘缺乏引起的，所以也就不建议得了甲减就补碘。如果甲减是由于单纯缺碘引起的，如地方性甲状腺肿引起的甲减，则可适当补碘，但记得需在医生指导下补充。对多数地区和人群来说在生长发育期、妊娠期、哺乳期均应适量补充碘盐，使摄入量达到或超过 $200\mu g/d$，以减少由于碘缺乏而造成的甲减；如果甲减是由桥本甲状腺炎引起的，则要求低碘饮食，限制海带、紫菜及各种海产品。另外，对于原发性甲减患者可进行尿碘测定，通过尿碘检查，也可以知道身体是否缺碘，针对其碘营养状况给予合理的饮食指导。

（三）腌制食品含盐高，要少吃

甲减患者由于黏液性水肿常常手足肿胀、身体发胖，而盐分摄入过多会加重水肿。虽说甲减患者不像肾病患者那么严格要求限制食盐的摄入，但也要少吃偏咸的食品，如各种腌制食品。

（四）少吃致甲状腺肿的食物

少食用卷心菜、白菜、油菜等蔬菜，以及木薯和核桃等。因为这些食物含有的成分可引起甲状腺肿，甲状腺肿将进一步影响甲状腺素的合成，故甲减患者需避免食用上述食物。

（五）高胆固醇、高脂肪的食物要限量

甲减常伴高脂血症，故富含胆固醇的食物应避免食用，如奶油、动物脑及内脏等。食用油每天不要超过 20g，花生米、核桃仁、杏仁、芝麻酱、火腿、五花肉、乳酪等要少吃。

（六）其他注意事项

保证足够的膳食纤维，甲状腺激素有促进胃肠蠕动的作用，甲减患者因甲状腺素不足而易出现腹胀、便秘。因此建议多摄入富含膳食纤维的食物，如全麦粉、糙米、燕麦、豆类、薯类、蔬果等。由于甲减患者胃肠功能减弱，容易出现消化不良、腹胀等问题，烹调方式宜选用清蒸、炖煮，少油炸。

三、心　理　指　导

心理的暗示作用很强大，每一个患者都应保持良好的心情和心态，这样对病情康复有积极的治疗作用，养生同样注重精神状态的保健。所以，要战胜甲状腺疾病，首先需要做到的就是避免不良情绪，保持良好的心态。甲状腺疾病患者可以给予自己心理暗示，让自己怀着愉悦的心情开始每一天。

四、运 动 指 导

运动指导是治疗甲减的重要部分。经常锻炼和做瑜伽有助于消耗热量,从而防止体重增加。它可以提高新陈代谢速度,并且是一种良好的情绪促进剂,因为在运动过程中,身体会释放内啡肽,改善情绪。

甲减往往伴随免疫力降低,建议避免清晨或晚上天气较凉时运动,并且在运动时做好保暖措施,预防感冒。运动强度不宜过大,运动时间不宜过长,建议每周至少隔天有一次 20 分钟以上的运动,最好每周能累计运动 5 次。常见适合甲减患者的运动如下。

(一)瑜伽练习

每天瑜伽练习,身体也会得到非常好的调理,在练习瑜伽过程中,可以消耗体内多余的脂肪,有助于减肥塑体,美化身体的线条,同时大量出汗可以排除体内的毒素和湿气,通过练习,也可以促进身体的血液循环以及新陈代谢,使人有种气血畅通,精神焕发,平静、舒适的感受,因此,瑜伽十分适合甲减患者练习。

(二)散步和打太极拳

散步和太极拳有利于增强甲减患者的抵抗力和产热量,活动关节,有利于气血经脉通畅,升提阳气防寒保暖,还可以帮助甲减患者缓解手胀、晨起手指关节僵硬等症状。

总之,适宜的运动不仅可以促进甲减的康复,还可以帮助人们有效地预防其他疾病的发生。但甲减患者运动不应过于激烈,要根据医生的指导做些适量的运动。

五、小　　结

甲减需长期服药,一定嘱患者坚持服药,遵从医嘱,除西药治疗外,还可适当配合中药进行身体的调理,增强自身的体质状况,改变不良的生活习惯,避免高强度的工作、劳累紧张、熬夜等,规律的生活习惯等对甲状腺疾病的康复很有必要。

(郎　宁)

第四章

甲状腺结节

第一节 疾病认识

甲状腺结节是甲状腺细胞异常增生后在甲状腺组织中出现的团块。美国甲状腺学会将甲状腺结节定义为甲状腺上一种离散型的病变，借助影像学检查，可观察到结节与正常甲状腺组织结构不同，存在相对的边界。发病时，甲状腺结节可以是一个，也可以是多个，结节的质地可能是实性的，也可能是囊性的，通过超声、CT、磁共振成像和正电子发射计算机断层成像可以判断其大小和类型。甲状腺结节是一种常见的甲状腺疾病，很多甲状腺疾病都可表现为结节，如甲状腺退行性变、甲状腺炎等。

甲状腺结节归属于中医学"瘿瘤"、"瘿瘕"、"积聚"等范畴，中医中药治疗瘿瘤的历史源远流长。早在战国时期已有关于瘿的记载，如《吕氏春秋》所载"轻水所，多秃与瘿人"。说明当时已观察到瘿的发病与地理环境有关。晋代葛洪《肘后备急方》首先谈及海藻及昆布治疗瘿病。唐代孙思邈《备急千金要方》中论述了瘿瘤等病的针灸取穴治疗，书中记载了许多特效方药，如海藻、昆布等治疗瘿瘤。明代陈实功《外科正宗》里提出瘿病主要由气、痰、瘀壅结而成，"夫人生瘿瘤之症，非阴阳正气结肿，乃五脏瘀血、浊气、痰滞而成"。

一、流行病学特征

（一）患病率

甲状腺结节非常多见，19%～68%的普通人群超声可测及甲状腺结节，其中大多数为不具有临床意义的良性结节。在中国，通过超声检查发现甲状腺结节的患病率为20%～35%，根据年龄、性别、受辐射史、家族史和其他因素的不同，甲状腺结节患者7%～15%为甲状腺癌。

（二）患病率与性别和年龄的关系

在性别分布层面，甲状腺结节的患病率女性明显高于男性，因为女性甲状腺的体积小于男性，女性会因为经历不同阶段的生理过程，对内分泌激素的需求增加。当碘缺乏时，容易影响内分泌激素，所以导致女性的甲状腺结节发生率高于男性。甲状腺单发结节的发病率在不同年龄组之间是没有关联的，但多发结节的发病率会随着年龄的增长而升高。

（三）我国甲状腺结节的地域特点

在地区分布层面，我国甲状腺结节患病率呈现城市地区高于农村地区，沿海地区高于内陆地区，高原地区高于平原地区的特点。患病率最高的省份为河北省（42.0%），患病率最低的省份为新疆维吾尔自治区（14.0%）。甲状腺结节发病率最高的 3 个省份位于我国东北及华北地区，即河北、北京、辽宁。

二、临 床 表 现

（一）症状

多数甲状腺结节患者无临床症状，一般通过甲状腺彩超检查发现。若伴有甲亢，患者常有食欲亢进、体重下降、腹泻、急躁易怒、自觉心慌心悸及手抖等甲状腺毒症；如伴甲减，患者常出现畏寒、乏力、反应迟钝、便秘及关节痛等表现；如甲状腺结节增大会压迫周围组织如气管、食管及神经引起呼吸困难、声音嘶哑、吞咽不适及饮水呛咳等临床表现，这类患者易出现声音嘶哑、吞咽困难或交感神经受压，引起霍纳综合征；若侵犯颈丛，可出现耳、枕、肩等处疼痛等症状；若伴颈部淋巴结转移，可触诊颈部淋巴结肿大。亚急性甲状腺炎引起的结节则主要表现为甲状腺局部肿痛及发热，以单一结节为主，结节质地坚硬，触痛明显，疼痛可向颌下、耳后放射。

（二）体征

甲状腺结节触诊是重要的检查手段，但其检出率较低。触及具有单发或多个散在的、质地柔软或坚韧、表面光滑、形态规则、与周围组织无粘连、可随吞咽上下移动、无压痛等表现的结节多为良性。恶性结节多具质地硬、形态紊乱、活动度差、压痛明显或可及周围肿大的淋巴结等表现。

（三）甲状腺结节的分类

1）从病因上可分为甲状腺瘤、甲状腺囊肿、结节性甲状腺肿、甲状腺癌。

2）从性质上可分为良性、恶性。良性甲状腺结节以结节性甲状腺肿和甲状腺腺瘤居多，大多较为安全，一般可以观察，腺瘤手术可根治；恶性甲状腺结节以分化型甲状腺癌居多，需要手术治疗，晚期病变更需要积极进行综合治疗，防止癌肿向远处转移。

3）从形态上可分为实性、囊性。实性结节内部为组织增生，是腺瘤和癌变的主要类型；囊性结节内部为液体，有些会发生囊内出血，造成患者局部疼痛。

4）从结节对放射性核素摄取能力上可分为冷结节、温结节、热结节。

冷结节是指用放射性元素做甲状腺扫描时，结节所在位置的放射性比附近正常甲状腺组织明显降低或接近无放射性，多见于甲状腺癌，但甲状腺囊肿、腺瘤、出血、纤维化、钙化、甲状腺炎等都可以见到冷结节。若结节所在位置吸收 ^{131}I 率接近或相同于正常的甲状腺组织，则称为温结节，它是一种良性的甲状腺腺瘤。若结节所在位置吸收 ^{131}I 率高于正常的甲状腺组织，则称为热结节，它是功能自主性甲状腺结节，几乎多为良性。

5）从数量上可分为单发结节、多发结节。

（郎　宁）

第二节　发病机制及病因病机

一、发病机制

甲状腺结节的发病机制目前尚不完全清楚，大多数观点认为在内部和外部多种复杂因素的影响下，通过作用于下丘脑–垂体–甲状腺轴负反馈调节，使得促甲状腺激素增加、甲状腺免疫球蛋白自身免疫的参与、遗传因素的作用、细胞因子和生长因子的作用等，使甲状腺滤泡增大，局部间质和周围血管增生，随着长时间的反复刺激，导致甲状腺细胞异常生长，最终形成甲状腺结节。

目前，已发现本病发生与体内多种刺激因子有关，例如，促甲状腺免疫球蛋白、转换生长因子 P 和生长抑素能影响甲状腺滤泡生长，类胰岛素生长因子、白介素-1、成纤维细胞生长因子能影响甲状腺细胞生长等。当这些刺激因子作用于甲状腺后会引起其滤泡上皮细胞增生，出现新的滤泡，随着滤泡数目逐渐增加，甲状腺体积也增加，产生甲状腺肿，进一步形成甲状腺结节。若滤泡结构、大小、功能状态等不一致，最后形成了肿大的甲状腺内多个不均一的结节。

甲状腺结节的发病与碘营养充足与否有关，因为碘缺乏会使甲状腺的激素水平下降，通过下丘脑-垂体-甲状腺轴调控，TSH 水平上升，刺激甲状腺滤泡增生而导致甲状腺体积增大。

在自身免疫方面及遗传因素研究中，自身免疫在甲状腺结节的发病率中存在某种程度的相关性。目前放射性接触史、吸烟、体重指数，与甲状腺结节均有相关性。长期的医疗 CT 照射或者长期暴露在放射当中的人群，会有分化型甲状腺癌的危险，因电离辐射就是形成结节或肿瘤的主要危险因素。而吸烟可加速甲状腺激素转化，使外周脱碘酶活性抑制，垂体受到直接性刺激等，而致血中 TSH 浓度增加，促使甲状腺结节增生。体重方面，有研究表示甲状腺结节的发生可能与脂肪组织分泌中的瘦素有一定关联，肥胖导致机体瘦素抵抗增强，加速血清中瘦素浓度升高，瘦素不但可调节 TRH 的基因表现，还可使体内促甲状腺激素浓度增加，使甲状腺结节增生和转变。

二、病因病机

瘿病的病因多种多样，主要是由长期忿郁恼怒或忧思郁虑，或饮食及水土失宜、禀赋体质、六淫之邪，也包括放射及手术损伤、疾病并发或继发、药毒损伤等所致。

（一）七情郁结因素

长期情志不畅，忿郁恼怒，或忧恚气结，使肝失疏泄而气机不畅，又使脾失健运，津液不布凝聚成痰，气滞痰凝，壅结颈前，即所谓"动气增患"，可导致瘿病。《诸病源候论》中有"瘿者，由忧恚气结所生"的记载。《济生方》载："夫瘿瘤者，多由喜怒不节，忧思过度，而成斯疾焉。"由此可见我国古代医家很早就认识到精神情感对人体生理功能和病理变化有着十分重要的影响。

（二）饮食及水土失宜

饮食失调，或居高山地区，水土失宜，饮食中含碘不足。一则影响脾胃功能，脾失健运，不能运化水湿，聚而成痰；二则影响气血的正常运行，痰气瘀结颈前发为瘿病。正如《诸病源候论》所说："诸山黑土中出泉流者，不可久居，常食令人作瘿病。动气增患。"《名医类案》曰："汝州人多病颈瘿，其地饶风沙，沙入井中，饮其水生瘿。"以上论述说明瘿病的发生与饮食、水土地域有关。现代医学也证实了碘在甲状腺疾病的发生发展过程中的作用与机制。

（三）禀赋体质因素

母有瘿病，其子女亦常可患瘿病，《柳州医话》载："而禀乎母气者尤多。"这既提示瘿病有一定的遗传性，也说明先天禀赋不足，天癸虚弱，或经胎产乳期间肝血不足，肾气亏损，冲任失调，子女易患瘿病。同时女性及年老者易患瘿病，可能与素体阴虚，津液亏少，易于结痰化火有关，故瘿病的发生与体质密切相关。

瘿病往往由多种因素所诱发，其主要病变在肝、脾，与心有关。肝郁则气滞，脾伤则气结，气滞则湿阻，脾虚则生痰，痰气交阻，血行不畅，形成瘀血，使瘿瘤肿大或有结节。瘿病以实证较多，久病可由实证变为虚证，致使阴津亏耗，阴虚火旺，病变及心，故中医认为气、痰、瘀三者壅结颈前是瘿病的主要病机。

（许志妍）

第三节　甲状腺结节的诊断

一、实验室检查及其他相关检查

（一）血清学检查

甲状腺功能异常不能排除甲状腺癌，但其可能性较小，有甲亢表现或 TSH 降低，均提示自主性功能性甲状腺腺瘤、甲状腺结节或毒性多结节性甲状腺肿。甲状腺髓样癌患者中血清降钙素水平升高，但在 C 细胞增殖早期需要用五肽促胃液素和钙刺激。

（二）甲状腺激素检查

TSH 由垂体分泌，是下丘脑-垂体-甲状腺轴的中间环节，受下丘脑分泌的 TRH 调控，亦受甲状腺激素负反馈调节。TSH 可以直接刺激甲状腺组织异常增生，与甲状腺癌的发生与否及恶性程度有相关性，随着 TSH 水平的提高，甲状腺恶性结节发生率亦随之升高。T_3、T_4 是甲状腺吸收碘元素在滤泡细胞中合成并储存在甲状腺细胞中的，细胞中溶酶体使得 T_3、T_4 裂解为 FT_3、FT_4 释放入血从而发挥甲状腺激素的生物学效应。T_3、T_4 及 FT_3、FT_4 可以反映甲状腺的功能。

（三）超声诊断

超声检查是简单、无创、快速、准确的临床检查手段，其工作原理是利用体内各种组织对超声反射及吸收程度不同来鉴别组织是否正常。超声检查不仅可以确定有无甲状腺结节，还可以通过各种图像表现对结节性质做出判断。

对甲状腺结节性质鉴别诊断常使用的是 Kwak 等制定的 5 级法 TI-RADS 分级系统。使用该系统分级方法可对甲状腺结节患者进行规范分层管理，提高临床效率，降低治疗成本。TI-RADS 分类标准中恶性超声征象有实性结节；低回声或极低回声；不规则边界；微钙化；纵横比＞1；血流信号丰富、紊乱。

据此，可确定甲状腺结节的分级：

1 级：正常甲状腺，恶性风险 0%。

2 级：良性病变，恶性风险 0%。

3 级：无上述 5 项恶性特征，恶性风险 1.7%。

4a 级：具有上述 1 项恶性特征，恶性风险 3.3%。

4b 级：具有上述 2 项恶性特征，恶性风险 9.2%。

4c 级：具有上述 3 项或 4 项恶性特征，恶性风险 44%～72.4%。

5 级：具有上述 5 项恶性特征，恶性风险 87.5%。

（四）细针穿刺细胞学检查

甲状腺结节超声引导下细针穿刺活检（US-FNAB）是医师在超声引导下使用细针对甲状腺结节中可疑恶性组织进行穿刺从而获取尽可能多的组织，再通过细胞学检查对甲状腺结节的性质做出判断。目前针刺细胞活检（FNAB）是术前对甲状腺结节性质判断的金标准。

FNAB 适应证：甲状腺结节直径＞1cm，超声检查报告 TI-RADS 分类为 4 级及以上，可行穿刺活检；结节直径≤1cm 者不行常规性穿刺检查，但具有如超声检查报告 4 级及以上，颈部有异常增大的淋巴组织，血清降钙素异常升高，伴有恶性结节危险因素等恶性结节风险者可行细针穿刺检查。

二、诊 断 标 准

本病诊断标准参照中华医学会 2008 年发布的《中国甲状腺疾病诊治指南》、《现代乳腺甲状腺外科学》中关于甲状腺结节的诊断标准制定。具体如下：

体格检查：视诊甲状腺呈一侧或双侧肿大，肿大处可随吞咽上下移动，较大处可出现压迫气管，颈部牵扯感或者呼吸困难等，或触诊检查甲状腺处有肿大结节及具体结节数目、大小、质地、活动度、有无压痛、有无颈部淋巴结肿大等。

影像学检查：甲状腺超声结果显示囊肿、混合性结节或实质性结节三种性质结果，并指出结节是单个或多个，是否伴甲状腺体积肿大。

实验室检查：甲状腺激素（如 T_3、T_4、FT_3、FT_4、TSH 等）水平在正常范围内。

必要时行甲状腺核素扫描、FNAB、MRI 等检查来除外甲状腺其他疾病，特别是甲状腺恶性病变，甲状腺穿刺细胞病理学检查可作为诊断的金标准。

三、鉴 别 诊 断

（一）单纯性甲状腺肿

单纯性甲状腺肿为引起结节性甲状腺肿的最常见病因。病史一般较长，往往在不知不觉中渐渐长大，体检时偶然发现。单纯性甲状腺肿又称非毒性甲状腺肿，表现为甲状腺呈弥漫性或多结节性肿大，甲状腺体积、重量渐进性增加，甲状腺激素分泌相对不足等，一般无明显其他症状，严重者可有压迫感，产生呼吸不畅、吞咽困难、胸胁胀闷等症状。

（二）甲状腺腺瘤

甲状腺腺瘤呈单个或多个，一般呈圆形或椭圆形，质地大多比周围甲状腺组织硬，无压痛，有完好的包膜，与其他器官组织并无关联，可与甲状腺肿同时并存或单独出现。而且其生长并不迅速，发生恶变的概率较小，其主要包括滤泡状和乳头状以及变异型的甲状腺腺瘤。

（三）甲状腺囊肿

囊肿内含血液或清澈液体、与周围甲状腺组织分界清楚，可相当坚硬，B 超常有助于诊断，临床上除甲状腺肿大和结节外，大多无功能方面改变。若是患者甲状腺囊内的压强不高，甲状腺囊肿的质地会比较柔软，若液体较多，就会呈现出较坚韧的质地。在临床诊疗中，甲状腺囊肿疾病通常没有特殊症状，除非患者的囊肿较大或者囊肿内部有出血现象。

（王竹筠）

第四节　甲状腺结节的治疗

甲状腺结节的治疗主要有随访观察、药物治疗、手术治疗、激光光凝治疗、放射性碘治疗以及高频超声消融治疗等方式。甲状腺结节的治疗当根据结节的性质而定具体的治疗方法，不同性质结节的治法不可同一而论。良性结节多采取保守治疗，绝大多数甲状腺良性结节患者不需要治疗，每 6~12 个月随诊观察，少数患者可行相关治疗。对于恶性或者症状明显影响生活者考虑手术治疗。

中医认为瘿瘤的辨证首先要明确标本，即抓阴虚为本，气、火、痰、瘀为标这个基本病机；其次，要辨病情轻重、病程长短、脏腑偏重。养阴清热、解郁化痰是治疗本病的基本治则。中医采用异病同治的方法治疗甲状腺结节，以疏肝解郁、化痰散结、活血化瘀为主要治疗方法。

一、西 医 治 疗

（一）随访观察

定期随访是甲状腺结节非手术治疗最重要的部分。临床对甲状腺功能正常、体积较小、无临床症状的甲状腺结节，超声检查提示良性特征或细针穿刺细胞学检查呈良性表现者均可采取定期随访观察。在此期间内若结节明显生长或出现其他临床特征提示有恶性倾向时，应早期进行手术治疗。美国甲状腺学会指南提出良性甲状腺结节长期随访的方案，应每6～18个月对甲状腺结节进行临床、血清促甲状腺素和超声检查的评估，至少持续3～5年。

（二）药物治疗

治疗本病主要药物为左甲状腺素。

短期小剂量左甲状腺素抑制疗法对甲状腺结节良性疾病的疗效显著，在安全保证下，能明显缩小甲状腺结节直径，患者易于接受。研究表明，左甲状腺素对甲状腺良性结节的治疗效果显著。一项关于左甲状腺素抑制疗法治疗68例甲状腺良性结节患者的研究结果表明，左甲状腺素能有效缩小患者结节，与不使用左甲状腺素的对照组对比存在显著性差异（$P<0.05$），而对照组患者则随着时间和病情的进展，其甲状腺体积会继续增大，病情会逐渐加重。

虽然甲状腺激素可以抑制结节增长并预防新结节的产生，但是长期使用甲状腺激素对心血管、肌肉、骨骼、甲状腺自身免疫调节功能、凝血功能等均有一定的影响，而且所谓低剂量的控制，每个医生经验不同，每个患者反应亦不同，故在使用甲状腺激素治疗过程中应密切对相关指数进行监测，防止发生自身免疫性甲亢或其他相关继发疾病。

（三）手术治疗

1. 手术治疗的原则

完全切除甲状腺病变部位，并尽可能减少结节复发机会。

2: 甲状腺良性结节的手术指征

结节导致的局部压迫症状，胸骨后甲状腺肿，结节恶变或临床高度怀疑恶变，结节进行性长大伴有甲状腺癌高危因素，患者有强烈手术愿望等。所有手术都存在一定风险，如果病变结节处于危险位置，或手术切除范围过大，易发生术后甲减症状，需要患者终身服用甲状腺激素替代治疗，终身服药对于患者产生不良心理影响，如有服用剂量不适，还会造成一定副作用。术后还可能引起术后炎性应激反应。因此，从手术角度的优化治疗需要考虑多种因素，才能获得最佳的治疗效果。

3. 术式选择

（1）囊肿剥离术　仅适用于单纯性甲状腺囊肿，包膜完整，边界清楚，无粘连。这种囊肿属于良性，无须切除周围甲状腺组织，术后不会复发。

（2）甲状腺叶部分切除术　位于甲状腺表面，病理证实的良性小结节可施行局部楔形切除，优点是快捷、安全，但要慎用，防止残留其他病变。

（3）甲状腺叶次全切除术　为了不过多游离、切除甲状腺，减少误切甲状旁腺和损伤喉返神经的机会，对于良性结节或较小的性质未定结节和结节性甲状腺肿施行一侧或两侧的甲状腺次全切除术。但有残留病变、术后复发的风险，再次手术难度增加。损伤喉返神经和甲状旁腺的机会更大。

（4）一侧腺叶切除术　位于一侧甲状腺内的结节，在确诊前按肿瘤学观点最好做腺叶切除，标本立即做冷冻切片，如为良性，手术结束。如为恶性，加做峡部切除或对侧次全切除。术中探查颈静脉周围和中央组织有无肿大淋巴结，若无，可不做颈淋巴结清扫，如发现肿大淋巴结，应切除后做快速病理检查，证实为转移者，可做中央区颈淋巴结清扫或改良颈淋巴结清扫。若病期较晚，颈淋巴结受侵范围广泛者，则应做传统颈淋巴结清扫。腺叶切除的优点是不会遗漏隐性癌灶，特别是多个结节一并切除，避免了术后病理发现癌性结节后再次手术。但单发的小结节，病理证实为良性病变时，若切除了过多的甲状腺组织可能造成甲状腺功能低下。

（5）全甲状腺切除术　甲状腺结节如已证实为恶性且累及两叶，全甲状腺切除是唯一的合理选择，颈淋巴清扫原则如前所述。对于双侧结节性甲状腺肿，有人建议对术前 B 超提示结节直径＞3cm，或两侧腺叶各有 2 个以上结节或术中发现结节主要位于腺体后方，或术中大体观察残留的甲状腺组织不健康，有水肿和质地脆弱者最好行全切术。可彻底防止复发和隐匿的癌灶残留，但手术创伤大，并发症发生率高，术后需长期服用甲状腺素替代。

总之，应根据结节大小、性质、范围、患者情况、技术条件等选择合理的治疗方案。既要考虑到病变的根治，也要考虑到尽可能地保护甲状腺功能，防止无谓地组织切除。

（四）其他治疗

1. 激光光凝治疗

近年来激光光凝成为新的治疗方法，该方法即在超声引导下激光光凝单个甲状腺结节，使甲状腺结节缩小，改善颈部压迫症状。该方法的优点是治疗程度可以人为控制。

2. 射频消融治疗

射频消融治疗是一种值得进一步研究和应用的新疗法。研究显示，超声引导下的射频消融术对良性甲状腺占位性病变治疗十分有效。Lim 等对 126 例良性甲状腺结节中应用射频消融治疗的 111 例患者进行了 3 年以上的随访观察，在治疗前和随访期间对结节的体积及症状评分进行评估，并且对并发症和疗效的相关因素进行了评价，发现甲状腺结节体积下降明显，体积平均减少。射频消融术可以作为一种非手术治疗方法对患者良性甲状腺结节进行治疗。

3. 经皮微波消融术

经皮微波消融术是一种在超声引导下将消融电极片置于甲状腺靶组织内，使局部产生微波能量，产生热能后将局部靶组织凝固以致坏死，从而使坏死的局部靶组织慢慢吸收，以达到治疗的目的。观察微波消融治疗 48 例甲状腺良性结节的短期、中期疗效与 48 例手术治疗良性甲状腺结节患者对比，结果表明，观察组患者手术用时、术中出血与住院时间均少于常规组，提示微波消融治疗具有术中出血少、手术时间短、术后易恢复的优势。

4. 放射性 ^{131}I 治疗

放射性 ^{131}I 治疗自主性高功能甲状腺结节的效果很好，而且还具有价廉、方便和危险性小等优点。对于严重骨髓抑制，不能耐受抗甲状腺药物的毒性结节性甲状腺肿，如无 ^{131}I 治疗的禁忌证，可以先用 ^{131}I 控制甲状腺功能亢进后再手术；若能排除合并恶性结节，也可以随访观察，无须手术治疗。^{131}I 治疗的优势是可以明显缩小甲状腺结节、减轻压迫，但不能彻底消除结节，也可能导致甲状腺功能减退，需要长期服用甲状腺激素治疗。

二、中 医 治 疗

（一）内治法

1. 辨证论治

（1）肝郁气滞证

症状：发病与精神因素有关，常感颈胀、胸闷、喜太息，颈前正中对称肿大，苔薄白，脉弦滑。

治法：疏肝理气，化痰散结。

方药：四海舒郁丸加减。昆布 60g，海带 60g，海藻 60g，海螵蛸 60g，青木香 15g，海蛤壳 9g，青陈皮 9g。

加减：若肝气不疏明显而见胸闷、胁痛者，加柴胡、枳壳、香附、延胡索、川楝子；咽部不适，声音嘶哑者，加牛蒡子、木蝴蝶、射干。

（2）肝火旺盛证

症状：颈前喉结两旁轻度或中度肿大，一般柔软光滑，烦热，容易出汗，性情急躁易怒，眼球突出，手指颤抖，面部烘热，口苦，舌质红，苔薄黄，脉弦数。

治法：清肝泻火，消瘿散结。

方药：栀子清肝汤加减。柴胡 15g，栀子 15g，丹皮 15g，当归 15g，白芍 15g，牛蒡子 15g，川芎 15g，茯苓 10g，石膏 15g，黄连 10g，黄芩 10g，甘草 10g。

加减：若肝火旺盛，烦躁易怒，脉弦数者，可加龙胆草、黄芩、青黛、夏枯草；手指颤抖者，加石决明、钩藤、白蒺藜、天麻；兼见胃热内盛而见多食易饥者，加生石膏、知母；火郁伤阴，阴虚火旺而见烦热，多汗，消瘦乏力，舌红少苔，脉细数等症者，可用二冬汤合消瘰丸。

（3）痰结血瘀证

症状：颈前喉旁结块，按之较硬或有结节，经久不消，伴胸闷、纳呆，舌暗或紫，苔白腻，脉弦或涩。

治法：理气活血，化痰消瘿。

方药：海藻玉壶汤加减。海藻 15g，昆布 15g，海带 20g，青皮 10g，半夏 12g，浙贝母 8g，连翘 10g，当归 10g，独活 10g，川芎 6g，陈皮 6g，甘草 6g。

加减：若胸闷不舒加郁金、香附、枳壳；纳差、便溏者，加白术、茯苓、山药；结块较硬或有结节者，可酌加黄药子、三棱、莪术、露蜂房、僵蚕、穿山甲等；若结块坚硬且不可移者，可酌加土贝母、莪术、山慈菇、天葵子、半枝莲等。

（4）心肝阴虚证

症状：颈前喉结两旁结块或大或小，质软，病起较缓，心悸不宁，心烦少寐，易出汗，手指颤动，眼干，目眩，倦怠乏力，舌质红，苔少或无苔，舌体颤动，脉弦细数。

治法：滋阴降火，柔肝散结。

方药：天王补心丹加减。生地120g，玄参15g，麦冬30g，天冬30g，人参15g，茯苓15g，当归30g，丹参15g，酸枣仁30g，柏子仁30g，五味子30g，远志15g，桔梗15g。

加减：若虚风内动，手指及舌体颤抖者，加钩藤、白蒺藜、鳖甲、白芍；脾胃运化失调致大便稀溏、便次增加者，加白术、薏苡仁、山药、麦芽；肾阴亏虚而见耳鸣、腰膝酸软者，酌加龟甲、桑寄生、牛膝、女贞子；病久正气耗伤，精血不足，而见消瘦乏力，妇女月经量少或经闭，男子阳痿者，可酌加黄芪、太子参、山茱萸、熟地、枸杞子、制首乌等。

2. 单味中药治疗

（1）夏枯草　性寒，味辛、苦。归肝、胆经。具有清火、明目、散结、消肿的功效，对结节具有很好的调治作用。夏枯草中的有效成分夏枯草苷、熊果酸、齐墩果酸、芸香苷、金丝桃苷等活性物质，可以激活凋亡促进因子，致使细胞凋亡，起到消肿散结的功效。

（2）山慈菇　性凉，味甘，微辛。归肝、脾经。具有清热解毒、化痰散结的功效。山慈菇对痈肿疔毒、瘰疬结核，内服、外敷，均可应用。研究发现，山慈菇对甲状腺癌细胞的增殖具有抑制作用，但关于山慈菇调控甲状腺癌细胞增殖及凋亡的机制尚不完全清楚。

（3）香附　性平，味辛、微苦、微甘。归肝、三焦经。具有行气解郁、调经止痛的功效。香附中所提取的挥发油经体外研究已被证实，其具有高效的抗肿瘤作用，对结节也有显著的效果。且其最大的抑杀率能够高达99%以上，并指出香附中所提取的挥发油有望研发为有自主知识产权的抗肿瘤新药，说明其抗肿瘤效果极其显著。

（4）黄药子　性平，味苦。归肝、心经。具有清热、凉血、解毒、消瘿的功效。研究表明，黄药子对0.1%硫氰酸钾造成的轻度甲状腺肿有对抗作用；对缺碘食物引起的甲状腺肿有一定的治疗作用，其表现为肿大的甲状腺重量减轻、腺组织和血清蛋白结合碘增加。

（5）玄参　性微寒，味甘、苦、咸。归肺、胃、肾经。具有凉血滋阴、泻火解毒的功效。研究表明，玄参有抑制甲状腺癌SW579细胞增殖的作用，不同浓度的玄参与凋亡相关基因BCL-2及C-myc表达有量效关系，玄参抑制甲状腺癌细胞的增殖可能与下调BCL-2及C-myc表达有关。

（6）浙贝母　性寒，味苦。归肺、心经。具有清热散结、化痰止咳的功效。浙贝母治疗甲状腺结节还有镇痛的作用。药理研究表明，浙贝母的总生物碱在体内具有明显的抗肿瘤活性和低毒性，能够显著抑制肿瘤血管和结节的生成，并通过激活caspase-3诱导肿瘤细胞凋亡。

（7）昆布　性寒，味咸。归肝、胃、肾经。具有软坚散结、消痰、利水的功效。昆布中碘含量较高，碘是人体生长发育所必需的微量元素，也是合成人体甲状腺激素所不可缺少的重要原料。正常成人每日至少需要从食品中摄取碘100~150μg，才能保证生命活动需要。

（8）牡蛎　性微寒，味咸。归肝、胆、肾经。具有重镇安神，潜阳补阴，软坚散结，收敛固涩的功效。牡蛎中的锌物质非常丰富，能够有效地满足人体的锌元素，而健康的甲状腺也是离不开锌元素的，所以适当食用一些牡蛎能够起到保护甲状腺的作用。近几年来对牡蛎的药理作用的研究显示，其有抗氧化、抗肿瘤、降血糖、调节免疫系统等作用。

3. 中成药治疗

（1）平消胶囊　主要成分为由郁金、仙鹤草、五灵脂、白矾、硝石、干漆（制）、麸炒枳壳、马钱子粉。功效：活血化瘀，散结消肿，解毒止痛。适用于毒瘀内结所致的甲状腺结节患者。用法：口服。一次 4~8 粒，一日 3 次。

（2）小金丸　主要成分为草乌、五灵脂、乳香、没药、当归、地龙。功效：散结消肿，化瘀止痛。适用于痰气凝滞所致的瘰疬、瘿瘤。用法：打碎后口服，一次 1.2~3g，一日 2 次；小儿酌减。

（3）内消瘰疬丸　主要成分为夏枯草、玄参、当归、海藻、浙贝母、天花粉、薄荷、地黄、玄明粉。功效：化痰、软坚、散结。适用于瘰疬痰核或肿或痛。用法：口服。浓缩丸：一次 8 丸，一日 3 次。水丸：一次 9g，一日 1~2 次。

（二）外治法

1. 针灸治疗

（1）体针　用左手的拇指和食指固定好患者的甲状腺结节，用针灸的针刺进甲状腺结节周围的皮下，要注意针尖必须保持向内倾斜，刺入甲状腺结节的底部，而针数应该在 6~8 针，需要根据结节的大小来判断。等到全部完成后，就找结节的正中间的肌肤处，小心地把一根针一直刺到结节的最基底部，小心喉返神经，防止被刺伤。

（2）扬刺法　准确地找到人迎、水突、气舍和瘿瘤顶部这些穴位的位置，然后在这些穴位的中心处都分别用一枚针垂直刺入，而瘿瘤的周围处也需要刺入一枚针，应成 45°倾斜，当到达瘿瘤中心就可以。刺完之后，只需保持 20 分钟。一个疗程为 10 次，每 3 日进行一次。

（3）常用的穴位

1）天突：所谓"腧穴所在，主治所及"，天突位于颈项部，选取天突可以疏泄病变局部的气体，促进气血运行，实现消肿散结的功效。且天突为特定穴，任脉、阴维脉在此交汇，任脉入咽喉，阴维脉调节诸阴经气，针刺天突可通泄局部、利经络所行之处的气血，有宣肺止咳、降逆止呕、化痰散结的功效，是治疗瘿病的要穴，再配以阿是穴加强疏通气血、消肿散结的作用。

2）阴陵泉：是足太阴脾经之合穴，合，顾名思义即会合之意，即指脾经气血物质会合场所。经脉所过，主治所及，脾经循行过咽部，针刺该穴可以疏导经络气血，有健脾化湿、通经活络的效果。

3）三阴交：该穴为"足三阴经"的交会穴，足太阴脾经入咽喉，疏导咽部气血，故可消除局部痰瘀。《针灸大成》里还表明治疗时取三阴交可以疏肝理气、消肿散结。

4）足三里：为足阳明胃经的合穴，经气在此充盛并合入脏腑。阳明经"循喉咙，入缺盆"，长于疏通循行部位的气血，因此能加强缩小颈部肿块的作用。足三里可配伍丰隆起到通经散结、化痰消瘿的作用。

5）丰隆：丰，丰满；隆，隆盛。该穴为胃经的络穴，从此别走脾经，且该处肌肉丰满隆盛，所以称为丰隆。该穴为治痰经典要穴，可配伍足三里通经散结、化痰消瘿。阳明经"循喉咙，入缺盆"，长于疏通循行部位的气血，因此能加强缩小颈部肿块的作用。

6）太冲：太，大；冲，重要位置。穴在足背，脉气盛大。肝在志为怒，若肝气郁结，则在情志上即表达出了怒的特性。太冲既是肝经的输穴，又是该经的原穴，能够疏调肝气、改善情绪。且肝经"循喉咙之后"，针刺太冲可通调颈部气血，达到疏肝理气、消肿散结的作用。

2. 耳穴压丸

需要使用探棒准确找到神门穴、脾穴、肝穴、甲状腺穴、颈穴、内分泌穴和胃穴的敏感点，然后取适量王不留行子用胶布贴于穴位敏感点。一个疗程为 10 次，需要患者每天揉按 4 次，4 天后换另外一边继续进行，如此循环下去。

3. 外敷法

中药外敷治疗瘿病在古籍中并无特殊记载，但《圣济总录》言："治外者，由外以通内，膏熨蒸浴粉之类，借以气达者是也。"研究表明，化学、物理性透皮给药技术可促进药物的透皮输送。透皮给药系统主要是采用皮肤外敷的给药方式，通过皮肤毛细血管对药物吸收，继而使其进入体内发挥药物效果。常见的药物组成有三棱、浙贝母、夏枯草、昆布、青皮、枳实、红花、川芎。患者每天贴 1 次，每次贴 8 小时，晚上睡觉之前贴，隔天起床后取下。

（于　洋）

第五节　养生指导与康复

甲状腺结节患者可以通过减轻压力，调节情绪和精神状态，保持平稳的心情。日常饮食多吃消肿散结的食物，加强体育锻炼，增强身体免疫力。积极采取多种途径的综合康复护理治疗是当前防治本病的最佳选择，具体实施如下：

一、一 般 护 理

甲状腺结节患者应注意监测心率、脉搏、体温、血压、呼吸等基本生命体征，并定期进行血清学检查，了解内分泌指标波动情况。因患者对疾病本身不了解，容易出现恐惧、焦虑、抑郁等状态，故除了患者本身要学会调整心态，必要时还可向医护人员咨询以缓解心理压力和对疾病的恐惧。

甲状腺结节的患者要注意起居有常，即指人们要妥善处理好生活的各个方面，遵循生活规律，养成按时作息的良好习惯。衣着上，应注意保持衣领部宽松，防止衣物过紧；起居环境上，注意居住环境卫生整洁，避免滋生细菌；外出活动时，要坚持佩戴口罩，防止交叉感染诱发甲状腺结节。增强身体免疫力，良好的生活习惯，规律的生活方式，可以使甲状腺疾病患者保持身心健康和良好的工作态度，更好地克服疾病。

二、饮 食 指 导

（一）少吃辛辣刺激性食物

如果已经患有结节，辛辣刺激的食物要忌口，因为它不但会刺激甲状腺，还有可能致甲状腺肿大，不利于结节的恢复，也会给甲状腺产生很大的负担。忌食辛辣刺激之品，这样才有利于甲状腺结节慢慢恢复。

（二）少吃油腻食物

甲状腺结节患者平时应少吃油腻食物，因为油腻食物会影响体内血液循环，使血液黏稠度增加，刺激甲状腺，不利于甲状腺结节的恢复，还可能会给甲状腺结节的增长提供有利的条件，所以油腻的食物最好少吃。

（三）适量食用海藻类食物

海藻类食物含有大量的碘元素，碘是一种十分重要的甲状腺调节因子，能够影响甲状腺细胞的生长和分化功能。研究表明，同一来源的甲状腺细胞对碘的反应程度并不一致，说明甲状腺细胞对碘的抑制效应存在较大的个体差异性，这是甲状腺细胞本身的特性所决定的。因此，甲状腺结节患者要适量食用海藻类食物。

（四）适宜食物

1. 芋头

芋头在日常生活中是一种非常常见的食材，芋头是一种天然散结食物，能够补中益气，消肿止痛。患有甲状腺结节者在日常生活中适当食用芋头，能够帮助疏散结节。

2. 土豆

土豆对于缓解消化不良、习惯性便秘具有非常好的效果，还有助于活血化瘀，消肿止痛，能够抑制甲状腺结节的增长。

3. 马齿苋

马齿苋是一种药用价值非常高的中药材，具有消炎杀菌、利水消肿等作用。马齿苋有利于缓解甲状腺结节的病痛。

4. 油菜

油菜营养价值也非常高，含有很多的维生素以及各种微量元素，有助于润肠通便，养肝排毒，散血消肿，对于患有甲状腺结节的人来说，吃油菜有助于缓解甲状腺结节的症状。

5. 雪里红

雪里红是一种具有很强的解毒消肿功效的食材，能够促进血液循环以活血化瘀，可缓解甲状腺结节的病痛。

6. 李子

甲状腺结节患者可适当吃李子，李子具有很好的活血解毒、利水消肿、清热生津的效果，有助于减缓甲状腺结节对周围组织的压迫。

7. 无花果干

无花果干具有很好的健脾开胃功效，也具有解毒消肿作用，感觉颈部不适者可适当吃点无花果干，无花果干能够消肿止痛，缓解病症。

8. 丝瓜

丝瓜具有很强的活血通络功效，可解毒消肿，能够抑制甲状腺结节的增长。

9. 冬瓜

冬瓜能够帮助消炎散结，尤其可以多喝点冬瓜汤，因为冬瓜中含有的水分比较充足，能够促进身体水分的循环，帮助利尿消肿，排出身体多余的水分。冬瓜中的纤维素含量比较丰富，能够促进肠道的蠕动，且有助于改善体内环境，稳定内分泌功能。

三、心 理 指 导

古人云："七情所伤，气郁为先。木郁为五郁之首，气郁乃六郁之始，肝郁为诸郁之主。"心情不好，工作太累，就会影响人体气机"肝升于左，肺藏于右"的规律运动，出现气郁。气郁导致肝气郁结、心气郁结、脾气郁结，郁结导致气血津液散布失调，湿痰瘀血结滞不散，停滞在甲状腺，就会表现出结节。及时消除各种不良情绪和心理压力，减轻其焦虑抑郁情绪，放松心情、保持愉悦，学会身心减压，可以预防内分泌紊乱，有助于预防本病，提高患者对疾病的认识程度，增强患者战胜疾病的信心和主观能动性，保持乐观向上的良好心态，积极投入与配合完成各项康复治疗活动，以提高康复治疗效果。

四、运 动 指 导

运动要根据患者的个人情况来进行，比如患者病情严重时可以适当减少运动。在运动的过程中要注意观察，观察身体是否有疲劳感或者病情是否对身体造成影响，如果没有就可以进行运动，若是有则要停止运动。在运动前期，患者要调整好心理状态，不要有太多悲观、抑郁和恐惧的心理，要放平心态进行运动，才能起到更好的作用。同时，在运动过程中也需要注意方式。

（一）瑜伽

瑜伽较轻缓，各种姿势能够按摩身体内部器官，促进血液循环，使腺体分泌平衡，强化神经；还可以有效调节患者情绪，使人处于平和、喜悦的状态，排除体内的废气，改善紧张和疲劳状态。

（二）散步

散步能够增强抵抗力，促进身体产热，放松紧张的肌肉和关节，既能松弛紧张的肌肉，也能调节大脑神经；还可以增强机体抵抗力和产热量，散步的时间可以自己选择，但最好是固定时间，比如饭后或紧张劳动过后。

（三）太极拳

太极拳是一种非常轻缓的运动，以柔为主，没有剧烈的动作，比较适合甲状腺患者，适合平心静气，舒缓压力，放松全身。

（四）八段锦

八段锦可以调整阴阳、和畅气血、疏通经络、培益真气，不仅可以强身健体，还可以改善并调节身体的循环系统、消化系统、呼吸系统等，延年益寿。

五、推拿康复指导

人体十二经脉具有运行全身气血、联络脏腑肢节、沟通上下内外、调节各部分平衡的作用。甲状腺结节发病的关键是气血津液不通，因此，通过拍打疏通脏腑经络可以有效防治甲状腺结节。例如，拍打上肢内侧可以振奋心经、肺经、心包经，拍打上肢外侧可以振奋大小肠经和三焦经；拍打下肢内侧可以振奋肝经、脾经、肾经，拍打下肢外侧可以振奋胃经、胆经、膀胱经。经过从上到下拍打，五脏六腑经脉通畅后，气调、痰消、瘀散则可以有效防治甲状腺结节。

此外，还可以按摩风池穴、天容穴、人迎穴、天突穴、丰隆穴、合谷穴等。将大拇指的指腹置于穴位处，按顺时针方向或者逆时针方向按摩穴位处，每次按摩100～200下，按摩时手指要有力度，每天按摩两次。主治颈项强痛、眩晕。

六、其他疗法

（一）甲状腺结节热敷法

药物准备：粗盐（颗粒盐）800g装一个布袋。茴香、花椒、艾叶各30g共研粉装另一个布袋。

做法：先把药袋放置患处，把盐袋放在塑料盒中放在微波炉里热3分钟，压在药袋之上热敷患处。

（二）甲状腺结节泡脚法

药物准备：柴胡6g，炒栀子6g，丹皮6g，香附6g，当归6g，川芎6g，白芍9g，茯苓20g，郁金6g，远志6g。如果有肝火，可加牛蒡子6g，夏枯草6g。

做法：熬水，药汁兑入温水泡脚，每天泡两次，每次泡20分钟左右，水淹过脚踝即可。

（三）代用茶

甲状腺结节是临床上一种比较常见的甲状腺疾病，有甲状腺结节的患者，可以通过经常饮用茶水以提高机体的免疫力，能够起到辅助治疗甲状腺结节的作用，常用的茶有夏枯草茶、蒲公英茶、普洱茶及金银花茶等。茶叶有茶多酚，可对抗肿瘤，提高机体免疫能力，可以起到辅助作用，减轻甲状腺结节相关症状。

七、小　　结

甲状腺结节患病率近年来有明显的升高趋势，给人们的生活和身心健康带来了严重影响，而其影响因素复杂多样，病理机制也未有统一明确的认识，随着疾病呈现出一些新的流行病学特征，已成为国内外学者日益重视的问题。由于甲状腺结节早期症状不明显，有很多患者并没有被及时检出，导致甲状腺结节的查出率很低，对人们的身心健康是一种潜在的危险，只有深入认识到引起甲状腺结节的危险因素，在广大人群中进行甲状腺结节的筛查，才能更好地开展预防和治疗。适量的碘盐摄入、规律的生活作息等可能减少甲状腺结节发生的概率，平时要注意劳逸结合，保证充足的休息时间，要根据自己的具体情况来选择适合自己的运动方式，保持积极乐观的生活态度。

（陈　静）

第五章

糖 尿 病

第一节　疾 病 认 识

糖尿病是一组因胰岛素绝对或相对分泌不足和（或）胰岛素利用障碍引起的碳水化合物、蛋白质、脂肪代谢紊乱性疾病，以高血糖为主要标志。

糖尿病的典型临床表现为"三多一少"，即多饮、多尿、多食和体重下降，以及血糖高、尿液中含有葡萄糖等，病程久可引起多系统损害，导致眼、肾、神经、心脏、血管等组织器官的慢性进行性病变，功能减退及衰竭，病情严重或应激时可引起急性代谢紊乱。糖尿病是导致心脑血管疾病、截肢、失明、肾衰竭、心力衰竭甚至死亡的重要原因。

根据其多饮、多尿、多食、体重下降的临床表现，归属于中医学"消渴病"范畴，其并发症可归属于中医学"虚劳"、"胸痹"、"中风"等范畴。

一、流行病学特征

糖尿病已成为一个全球性的严重公共卫生问题，在中国，糖尿病流行形势尤为严峻。在经济高速发展和工业化进程加速、生活方式的改变和老龄化等多种因素驱动下，我国糖尿病患病率呈逐年递增趋势。2017 年国际糖尿病联盟发布的第 8 版《全球糖尿病地图》数据显示，目前全球共有 4.25 亿成人（20～79 岁）糖尿病患者，估计患病率为 8.8%；而中国成人糖尿病患者数量高达 1.14 亿，位居世界第一，占全球成人糖尿病患者总数的 1/4 以上，且这一数据仍在继续增长，预计到 2045 年将增至 1.2 亿。中国糖尿病不仅患者数量惊人，且患病率也高于全球水平。我国糖尿病流行具有以下特点：一是以 2 型糖尿病为主，1 型糖尿病和其他类型糖尿病少见，男性高于女性；二是各民族糖尿病患病率存在较大差异；三是我国经济发达地区的糖尿病患病率高于中等发达地区和不发达地区；四是未诊断的糖尿病比例较高；五是肥胖和超重人群糖尿病患病率显著增加。

二、糖尿病的分型

采用世界卫生组织（1999 年）的糖尿病病因学分型体系，根据病因学证据将糖尿病分为 4 种类型，即 1 型糖尿病（T1DM）、2 型糖尿病（T2DM）、特殊类型糖尿病和妊娠糖尿病（GDM）。

（一）1 型糖尿病

T1DM 因胰岛β细胞被破坏，导致胰岛素绝对缺乏，包括免疫介导型 T1DM 和特发性 T1DM。

（二）2 型糖尿病

T2DM 指从以胰岛素抵抗为主伴胰岛素进行性分泌不足，到以胰岛素进行性分泌不足为主伴胰岛素抵抗。

（三）特殊类型糖尿病

特殊类型糖尿病指在不同水平上（从环境因素到遗传因素或两者间相互作用）病因学相对明确的一类高血糖状态。

1. 胰岛β细胞功能单基因缺陷

葡萄糖激酶（GCK）基因突变［青少年的成人起病型糖尿病（MODY2）］；肝细胞核因子-1α（HNF-1α）基因突变（MODY3）；肝细胞核因子-4α（HNF-4α）基因突变（MODY1）；肝细胞核因子-1β（HNF-1β）基因突变（MODY5）；线粒体 DNA 3243［突变母系遗传的糖尿病和耳聋（MIDD）］；钾离子通道 KCNJ11 基因突变［永久性新生儿糖尿病（PNDM）］；钾离子通道 KCNJ11 基因突变［发育迟缓癫痫和新生儿糖尿病（DEND）］；染色体 6q24 印迹异常［暂时性新生儿糖尿病（TNDM）］；ATP 结合盒转运体亚家族 C 成员 8（ABCC8）基因突变（MODY）；胰岛素（INS）基因突变（PNDM）；WFS1 基因突变（Wolfram 综合征）；FOXP3 基因突变（IPEX 综合征）；EIF2AK3 基因突变（Wolcott-Rallison 综合征）。

2. 胰岛素作用单基因缺陷

胰岛素受体基因突变（A 型胰岛素抵抗、矮妖精貌综合征、Rabson-Mendenhall 综合征）；PPARG 基因突变或 LMNA 基因突变（家族性部分脂肪营养不良）；AGPAT2 基因突变或 BSCL2 基因突变（先天性全身脂肪营养不良）。

3. 胰源性糖尿病

纤维钙化性胰腺病、胰腺炎、创伤/胰腺切除术、胰腺肿瘤等。

4. 内分泌疾病

皮质醇增多症、肢端肥大症、嗜铬细胞瘤、胰高血糖素瘤、甲亢、生长抑素瘤、原发性醛固酮增多症等。

5. 药物或化学品所致糖尿病

糖皮质激素、某些抗肿瘤药、免疫检查点抑制剂、α干扰素等。

6. 感染

先天性风疹、巨细胞病毒感染、腺病毒感染、流行性腮腺炎病毒感染等。

7. 不常见的免疫介导性糖尿病

僵人综合征、胰岛素自身免疫综合征等。

8. 其他与糖尿病相关的遗传综合征

唐氏综合征、弗里德赖希共济失调、亨廷顿病、克兰费尔特综合征、劳-穆-比综合征、强直性肌营养不良、卟啉病、普拉德-威利综合征、特纳综合征等。

（四）妊娠糖尿病

妊娠糖尿病指妊娠期间发生的不同程度的糖代谢异常（不包括妊娠前已诊断或已患糖尿病者，此类型称为糖尿病合并妊娠）。全球 20 岁以上孕妇糖尿病患病率为 15.8%，每年超过 2000 万孕妇患此病。我国各地区患病率有差异，平均为 17.5%。

三、临 床 表 现

（一）临床症状

糖尿病的典型表现为"三多一少"，即口渴多饮、多食易饥、尿频量多、形体消瘦，可有皮肤瘙痒、视物模糊。血糖升高之后因渗透性利尿引起多尿，继而口渴多饮；外周组织对葡萄糖利用障碍，脂肪分解增多，蛋白质代谢负平衡，渐见乏力、消瘦，儿童生长发育受阻；血糖升高较快时使眼房水、晶体渗透压改变而引起屈光改变致视物模糊。有的患者"三多"症状不显著，多因体检或因其他疾病就诊时发现，多中年后发病。

（二）并发症或伴发病

此处内容见第六章（糖尿病并发症）。

（三）常见类型糖尿病的临床特点

1. 1 型糖尿病

（1）免疫介导性 T1DM（1A 型）　诊断时临床表现变化很大，可以是轻度非特异性症状、典型三多一少症状或昏迷。多数青少年患者起病较急，症状较明显；如未及时诊断治疗，可出现糖尿病酮症酸中毒。多数 T1DM 患者起病初期都需要胰岛素治疗，使代谢恢复正常，此后可能持续数周至数月需要的胰岛素剂量很小，即所谓"蜜月期"，这是因为胰岛β细胞功能得到了部分恢复。某些成年患者起病缓慢，早期临床表现不明显，经历一段或长或短的不需要胰岛素治疗的阶段，称为成人隐匿性自身免疫性糖尿病（LADA）。多数 1A 型患者血浆基础胰岛素水平低于正常，葡萄糖刺激后胰岛素分泌曲线低平。胰岛β细胞自身抗体检查可呈阳性。

（2）特发性 T1DM（1B 型）　此型通常急性起病，胰岛β细胞功能明显减退甚至衰竭，临床上表现为糖尿病酮症甚至酸中毒，但病程中胰岛β细胞功能可以好转以至于一段时期无须继续胰岛素治疗。胰岛β细胞自身抗体检查阴性。病因未明，其临床表型的差异反映出病因和发病机制的异质性。诊断时需排除单基因突变糖尿病。

2. 2 型糖尿病

T2DM 为一组异质性疾病。可发生在任何年龄，但多见于成人，常在 40 岁以后起病；多数起病隐匿，症状相对较轻，半数以上无任何症状；不少患者因慢性并发症、伴发病或仅于健康检查时发现。常有家族史。很少自发性发生糖尿病酮症酸中毒，但在应激、严重感染、中断治疗等诱因下也可发生。临床上与肥胖症、血脂异常、高血压等疾病常同时或先后发生。由于诊断时患者所处的疾病病程不同，其胰岛β细胞功能表现差异较大，有些早期患者进食后胰岛素分泌高峰延迟，餐后 3～5 小时血浆胰岛素水平不适当地升高，引起反应性低血糖，可成为这些患者的首发临床表现。

3. 某些特殊类型糖尿病

（1）青年人中的成年发病型糖尿病（MODY） 是一组高度异质性的单基因遗传病。目前已确定至少有 13 个亚型。主要临床特征：①有三代或以上家族发病史，且符合常染色体显性遗传规律；②发病年龄小于 25 岁；③无酮症倾向，确诊后至少 2 年内不需用胰岛素治疗。

（2）线粒体基因突变糖尿病 主要临床特征：①母系遗传；②发病早，胰岛β细胞功能逐渐减退，自身抗体阴性；③身材多消瘦；④常伴神经性耳聋或其他神经肌肉表现。

（3）糖皮质激素所致糖尿病 部分患者应用糖皮质激素后可诱发或加重糖尿病，常常与剂量和使用时间相关。多数患者停用后糖代谢可恢复正常。无论以往是否有糖尿病，使用糖皮质激素时均应监测血糖，及时调整降糖方案，首选胰岛素控制高血糖。

4. 妊娠糖尿病

妊娠糖尿病是妇女在妊娠期首次发生或发现的不同程度的糖耐量及代谢异常，通常是在妊娠中期、末期出现，一般只有轻度无症状性血糖增高。妊娠糖尿病对孕妇和胎儿都有不良影响，如影响孩子的体重指数（BMI），并且该病妇女易发生妊娠高血压综合征、羊水过多、酮症酸中毒等并发症。妊娠糖尿病妇女分娩后血糖一般可恢复正常，但未来发生 T2DM 的风险显著增加，故妊娠糖尿病患者应在产后 4～12 周筛查糖尿病，并长期追踪观察。

（何艺博）

第二节 发病机制及病因病机

一、发病机制

糖尿病的病因和发病机制十分复杂，至今尚未完全阐明。遗传因素及环境因素共同参与其发病。胰岛素由胰岛β细胞合成和分泌，经血液循环到达体内各组织器官的靶细胞，与特异受体结合并引发细胞内物质代谢效应，在这过程中任何一个环节发生异常均可导致糖尿病。无论其病因如何，糖尿病都会经历几个阶段：患者已存在糖尿病相关的病理生理改变（如自身免疫抗体阳性、胰岛素抵抗、胰岛β细胞功能缺陷）相当长时间，但糖耐量仍正常；随着病情的进展首先出现糖调节受损（IGR），包括空腹血糖受损（IFG）和糖耐量减退（IGT），IGR 代表了正常葡萄糖稳态和糖尿病高血糖之间的中间代谢状态；最后进展至糖尿病。

（一）1 型糖尿病

T1DM 即胰岛素依赖型糖尿病（IDDM），是一种 T 细胞介导的，使机体选择性攻击胰岛β细胞，1 型糖尿病是胰岛β细胞破坏引起胰岛素绝对缺乏、免疫系统损害的自身免疫性疾病。T1DM 占糖尿病的比率不足 10%，并在青少年中发病居多，遗传因素和免疫失衡以及环境的激发在其发病过程中都具有重要的作用。遗传因素在 IDDM 发病机制中具有重要作用，IDDM 患者一级亲属的平均患病率明显高于普通人群，单卵双生子 IDDM 的一致率最高可达 70%。T1DM 的免疫机制——免疫耐受被打破是发生自身免疫的基本原因。机体内存在可识别胰岛自身抗原分子的特异性 T 细胞，经由外源病毒等因素激发或自体识别障碍使受体激活，特异性 T 细胞便可攻击其相应的靶位，导致胰岛发生自身免疫。

某些外界因素（如病毒感染、化学毒物和饮食等）作用于有遗传易感性的个体，激活 T 细胞介导的一系列自身免疫反应，引起选择性胰岛β细胞破坏和功能衰竭，体内胰岛素分泌不足进行性加重，最终导致糖尿病。近年来证实，随着儿童青少年超重和肥胖发病率的升高，部分 T1DM 者也存在胰岛素抵抗，后者在 T1DM 的发病和（或）加速病情恶化中也起一定作用。T1DM 的发病环节和临床表现具有高度异质性。

TIDM 的发生发展经历以下阶段：①个体具有遗传易感性，临床无任何异常。②某些触发事件如病毒感染引起少量胰岛β细胞破坏并启动长期、慢性的自身免疫过程；此过程呈持续性或间歇性，其间伴随胰岛β细胞的再生。③出现免疫异常，可检测出各种胰岛细胞抗体。④胰岛β细胞数目开始减少，仍能维持糖耐量正常。⑤胰岛β细胞持续损伤达到一定程度时（儿童青少年起病者通常只残存 10%～20%胰岛β细胞，成年起病者，起病时残存的胰岛β细胞可达 40%），胰岛素分泌不足，出现糖耐量降低或临床糖尿病，需用外源胰岛素治疗。⑥胰岛β细胞几乎完全消失，需依赖外源胰岛素维持生命。但 T1DM 的自然病程在不同个体发展不同，儿童青少年起病者往往进展较快，而成年起病者进展较慢，有时与 MODY 或 T2DM 在临床上难以鉴别。

（二）2 型糖尿病

T2DM 又称非胰岛素依赖型糖尿病（NIDDM），占糖尿病的比率超过 90%，并在成人中居多，其重要机制是胰岛素抵抗和胰岛β细胞功能缺陷，除此之外还包括胰岛α细胞功能异常、肠促胰岛素分泌缺陷及肠道菌群失调等。

1. 胰岛素抵抗和胰岛β细胞功能缺陷

胰岛β细胞功能缺陷导致不同程度的胰岛素缺乏和组织（特别是骨骼肌和肝脏）的胰岛素抵抗是 T2DM 发病的两个主要环节。不同患者其胰岛素抵抗和胰岛素分泌缺陷在发病中的重要性不同，同一患者在疾病进程中两者的相对重要性也可能发生变化。存在胰岛素抵抗时，如果胰岛β细胞能代偿性增加胰岛素分泌，则可维持血糖正常；当胰岛β细胞功能无法代偿时，就会发生 T2DM。

（1）胰岛素抵抗　胰岛素的降糖机制包括抑制肝脏葡萄糖产生、刺激内脏组织（如肝脏）对葡萄糖的摄取以及促进外周组织（骨骼肌、脂肪）对葡萄糖的利用。胰岛素抵抗指胰岛素作用的靶器官（主要是肝脏、肌肉和脂肪组织）对胰岛素作用的敏感性降低。

胰岛素抵抗是 T2DM 的特性，现认为可能是多数 T2DM 发病的始发因素，但胰岛素抵抗的发生机制至今尚未阐明。目前主要有脂质超载和炎症两种论点：脂肪细胞增大致血液循环中游离脂肪酸（FFA）及其代谢产物水平增高以及在非脂肪细胞（主要是肌细胞、肝细胞、胰岛β细胞）内沉积，从而抑制胰岛素信号转导；增大的脂肪细胞吸引巨噬细胞分泌炎症性信号分子（如 TNF-α、抵抗素、IL-6 等），通过 Jun 氨基端激酶（JNK）阻断骨骼肌内的胰岛素信号转导；两者相互交叉，互有补充。

（2）胰岛β细胞功能缺陷　胰岛β细胞对胰岛素抵抗的失代偿是导致 T2DM 发病的最后共同机制。从糖耐量正常到 IGT 再到 T2DM 的进程中，胰岛β细胞功能呈进行性减退。胰岛β细胞功能缺陷主要表现为：

1）胰岛素分泌量的缺陷：T2DM 早期空腹胰岛素水平正常或升高，葡萄糖刺激后胰岛素分泌代偿性增多；随着疾病的进展，胰岛素最大分泌水平降低。

2）胰岛素分泌模式异常：①口服葡萄糖耐量试验中早时相胰岛素分泌延迟、减弱或消失；疾病早期第二时相（或晚时相）胰岛素分泌呈代偿性升高及峰值后移。病情进一步发展则对葡萄糖和非葡萄糖刺激反应均减退。②胰岛素脉冲式分泌缺陷，胰岛素快速分泌减弱及昼夜节律紊乱。

3）胰岛素分泌的缺陷：胰岛素原/胰岛素的比例增加。目前造成胰岛β细胞缺陷的病因和易感因素，以及导致胰岛β细胞损害的启动因素和加重机制仍不明确。可能涉及多因素，且可能主要是由基因决定的。在糖尿病发病过程中，线粒体功能异常、三羧酸循环碳的提供和消耗异常、AMPK/丙二酰辅酶 A、TC/FFA 循环、胰岛β细胞合成和分泌胰岛素的生物学过程的障碍、子宫内或生命早期的内分泌激素改变和营养不良等引起的胰岛β细胞数量减少等都可能是胰岛β细胞缺陷的先天因素；糖脂毒性、氧化应激、内质网应激等则可能是胰岛β细胞缺陷的始动因素；而糖脂毒性、氧化应激、内质网应激、胰岛炎症、糖基化终末产物在胰岛堆积、胰岛脂肪和（或）淀粉样物质沉积等导致胰岛β细胞对葡萄糖的敏感性下降，胰岛β细胞低分化（或转分化）和（或）过度凋亡等，使胰岛β细胞的结构和功能进一步恶化。

2. 胰岛α细胞功能异常和肠促胰岛素分泌缺陷

胰岛α细胞功能异常和胰高血糖素样肽-1（GLP-1）分泌缺陷在 T2DM 发病中起重要作用。正常情况下，进餐后血糖升高刺激早时相胰岛素分泌和胰高血糖素样肽-1 分泌，抑制胰岛α细胞分泌胰高血糖素，从而使肝糖输出减少，防止出现餐后高血糖。T2DM 患者由于胰岛β细胞数量明显减少，α/β细胞比例显著增加；同时胰岛α细胞对葡萄糖的敏感性下降，从而导致胰高血糖素分泌增多，肝糖输出增加。

GLP-1 由肠道 L 细胞分泌，主要生物作用包括刺激胰岛β细胞葡萄糖介导的胰岛素合成和分泌、抑制胰高血糖素分泌。其他生物学效应包括延缓胃内容物排空、抑制食欲及摄食，促进胰岛β细胞增殖和减少凋亡，改善血管内皮功能和保护心脏功能等。GLP-1 在体内迅速被 DPP-Ⅳ降解而失去生物活性，其血浆半衰期不足 2 分钟。已证实，T2DM 患者糖负荷后 GLP-1 的释放曲线低于正常个体；提高 T2DM 患者 GLP-1 水平后，可观察到葡萄糖依赖性促胰岛素分泌和抑制胰高血糖素分泌，并可恢复胰岛α细胞对葡萄糖的敏感性。

3. 肠道菌群失调

近年来，相关研究表明 T2DM 患者肠道菌群结构及功能与健康人不同，肠道菌群可能通过于预宿主营养及能量的吸收利用、影响体重质量和胆汁酸代谢、促进脂肪的合成及储存、影响慢性低度炎症反应等机制参与 T2DM 的发生发展。

4. 其他致病机制

研究表明，T2DM 患者体内的胰岛素无法从血管内渗透出来是导致患者血糖升高的原因，维生素 D 水平低与更高程度的 IR 及 T2DM 的风险有关联，淀粉蛋白纤维在胰腺中的沉积最终也会导致 T2DM 的发生，昼夜节律的破坏可损害身体制造胰岛素的能力，并潜在地为糖尿病疾病创造条件。

5. T2DM 的自然史

T2DM 早期存在胰岛素抵抗而胰岛β细胞可代偿性增加胰岛素分泌时，血糖维持正常；当胰岛β细胞无法分泌足够的胰岛素以代偿胰岛素抵抗时，则会进展为 IGR 和糖尿病。IGR 不需胰岛素治疗的阶段较长，部分患者可仅通过生活方式干预使血糖得到控制，多数患者需在此基础上使用口服降糖药使血糖控制达标；随着胰岛β细胞分泌胰岛素功能的下降，患者需要应用胰岛素控制高血糖，而不依赖外源胰岛素维持生命；但随着病情的进展，相当一部分患者需要用胰岛素控制血糖及维持生命。

二、病 因 病 机

随着时代的进步，对消渴病病因病机的认识也不断地深入，历代都继承了《内经》关于膏粱厚味是消渴病发病原因的学术思想，并有所发挥。金代刘完素《三消论》谓："消渴者……或耗乱精神，过违其度，或因大病，阴气损而血液衰虚，阳气悍而燥热郁其之所成也。"药物引发消渴病的认识是近几十年的事，而早在隋唐时期中国就有乱服金石丸散药物引起消渴病的记载。血瘀为消渴病的病理产物，能与津、气互为因果，而为消渴病的病因之一。因脾胃运纳失职，食积停滞中焦，日久转为痰湿，痰湿中阻，气机受阻，脾之升清受阻，有形之痰与无形之痰遍布内外体肤，致痰瘀互结，缠绵难愈。消渴病因有五种，体质因素、饮食因素、情志因素、房劳不节、湿热与痰浊血瘀，分述如下：

（一）饮食不节

《素问·经脉别论》曰："食气入胃，浊气归心，淫精于脉。脉气流经，经气归于肺，肺朝百脉，输精于皮毛。毛脉合精，行气于府。府精神明，留于四脏，气归于权衡。"《素问·奇病论》曰："此肥美所发也，此人必数食甘美而多肥也，肥者令人内热，甘者令人中满，故其气上溢，转为消渴。"长期过食肥甘或醇酒厚味，蕴生内热，热则阴伤，发为消渴。而《素问·经脉别论》亦曰："饮入于胃，游溢精气，上输于脾。脾气散精，上归于肺，通调水道，下输膀胱。水精四布，五经并行，合于四时五脏阴阳，揆度以为常也。"饮食入胃由中焦腐熟，并由中焦水化精微物质，传输始于脾，而后散精，故食饮精气，由脾之始动，得其滋养升降之宜，故四时五脏皆合于阴阳揆度以为常也。

（二）禀赋不足

《灵枢·五变》曰："夫同时得病，或病此，或病彼，意者天之为人生风乎？何其异也？"又曰：

"人之善病消瘅者，何以候之？少俞答曰：五脏皆柔弱者，善病消瘅。"消为肌肉消烁，瘅为内有郁热，因此《灵枢·五变》又云："热则消肌肤，故为消瘅。"尤其体质阴虚者，易生内热，肌肉因热而消。文中明确指出，消瘅的发生与体质有关，并提示善病消瘅者，以其心刚强，五脏与肌肉柔弱，心刚强则多怒，五脏柔弱则易伤。《灵枢·本脏》曰，"五脏者，固有大小、高下、坚脆、端正、偏倾"，"肺脆，则苦病消瘅易伤"，"肝脆，则善病消瘅易伤"，"脾脆，则善病消瘅易伤"，"肾脆，则苦病消瘅易伤"。所谓肾为先天之本，五脏中又以肾脏虚弱与消渴病关系密切。认为消渴病及其并发症与其体质因素有关，肺肝脾肾，任一脏脆弱，消渴病皆易从无到有，逐渐发展。

（三）情志忧郁

《内经》强调消瘅发生不仅与体质有关，而且与人之性格特点、情绪波动密切相关。心情忧郁过度，或者有难言之隐，都属于导致消渴病发病的不良情绪。五志过极，精神刺激，或长期郁怒，思虑过度，导致气机郁结，气血逆乱。日久而化火，火盛伤阴，继而上烁肺津则烦而引渴，或而中灼胃液则消谷善饥，甚而下耗肾阴则关门不固，小便频数，精微下泄，故情志因素也是消渴病重要病因之一。

（四）劳逸内伤

适度的运动和休息有助于精微物质转运和输布，疏通气血，增强体力，防止肥胖，从而可预防消渴病的发生。《素问·上古天真论》曰："起居有常，不妄劳作，故能形与神俱。"若劳倦过度，以妄为常，过劳耗气，脾气损伤。脾虚不能运化，水谷精微无以濡养脏腑，生化乏源，气血亏虚，诱发消渴病。

综上所述，消渴病的基本病机为阴津亏损，燥热偏胜，以阴虚为本，燥热为标，两者互为因果，燥热愈甚则阴愈虚，阴愈虚则燥热愈甚。病变的脏腑主要在肺、胃、肾，而以肾为关键。三者之中，虽可有所偏重，但往往又互相影响。肺主治节，为水之上源，如肺燥阴虚，津液失于输布，则胃失濡润，肾失滋养；胃热偏盛，则上灼肺津，下耗肾水；肾阴不足，阴虚火旺，上炎肺胃，终致肺燥、胃热、肾虚三焦同病，多饮、多食、多尿三者并见。

（何艺博）

第三节　糖尿病的诊断

一、实验室检查及其他相关检查

（一）尿液检查

1. 尿糖测定

尿糖阳性是诊断糖尿病的重要线索，但尿糖阳性只是提示血糖值超过肾糖阈（约

10mmol/L），因而尿糖阴性不能排除糖尿病可能；并发肾脏病变时，肾糖阈升高，虽然血糖升高，但尿糖阴性；肾糖阈降低时，虽然血糖正常，尿糖可阳性。

2. 尿蛋白

一般无糖尿病肾病者尿蛋白阴性或偶有微量白蛋白。

3. 尿酮体

尿酮体见于糖尿病酮症或酮症酸中毒，也可因进食过少发生饥饿性酮症。

4. 其他

糖尿病患者尿路感染时行常规尿检或尿液镜检可见大量白细胞。

（二）血糖测定和口服葡萄糖耐量试验（OGTT）

血糖升高是诊断糖尿病的主要依据，也是判断糖尿病病情和控制情况的主要指标。血糖值反映的是瞬间血糖状态，常用葡萄糖氧化酶法测定。抽静脉血或取毛细血管血，可用血浆、血清或全血。如血细胞比容正常，血浆、血清血糖数值可比全血血糖升高 15%。诊断糖尿病时必须用静脉血浆测定血糖，治疗过程中随访血糖控制情况可用便携式血糖计测定末梢血糖。

当血糖高于正常范围而又未达到糖尿病诊断标准时，须进行 OGTT。OGTT 应在清晨空腹进行，无摄入任何热量 8 小时后，成人口服 75g 无水葡萄糖，将其溶于 250～300ml 水中，5～10 分钟内饮完，测定空腹及服糖后 0.5、1、2、3 小时的静脉血浆葡萄糖；儿童服糖量按 1.75g/kg 计算，总量不超过 75g。试验前膳食中连续糖类摄入受限、长期卧床或极少活动、应激情况、应用药物（如噻嗪类利尿剂、β 受体阻滞剂、糖皮质激素等）、吸烟等可影响 OGTT 结果的准确性。

（三）糖化血红蛋白和糖化血浆白蛋白测定

糖化血红蛋白是葡萄糖或其他糖与血红蛋白的氨基发生非酶催化反应（一种不可逆的蛋白糖化反应）的产物，其量与血糖浓度呈正相关。糖化血红蛋白有 a、b、c 三种，以 HbA1c 最为主要。正常人 HbA1c 占血红蛋白总量的 3%～6%，不同实验室之间其参考值有一定差异。血糖控制不良者 HbA1c 升高，并与血糖升高的程度和持续时间相关。由于红细胞在血液循环中的寿命约为 120 天，因此 HbA1c 反映患者 8～12 周平均血糖水平。需要注意 HbA1c 受检测方法、是否有贫血和血红蛋白异常疾病、红细胞转换速度、年龄等诸多因素的影响。另外，HbA1c 不能反映瞬时血糖水平及血糖波动情况，也不能确定是否发生过低血糖。

血浆蛋白（主要为白蛋白）同样也可与葡萄糖发生非酶催化的糖化反应而形成果糖胺（FA），其形成的量也与血糖浓度和持续时间有关，正常值为 1.7～2.8mmol/L。白蛋白在血中半衰期为 19 天，故 FA 反映患者 2～3 周内平均血糖水平，为糖尿病患者近期病情监测的指标。

（四）胰岛素释放试验

正常人空腹基础血浆胰岛素为 35～145pmol/L（5～20mU/L），口服 75g 无水葡萄糖（或 100g 标准面粉制作的馒头）后，血浆胰岛素在 30～60 分钟上升至高峰，峰值为基础值的 5～10 倍，3～4 小时恢复到基础水平。本试验反映基础血浆胰岛素和葡萄糖介导的胰岛素释放功能。胰岛素测定受血清中胰岛素抗体和外源性胰岛素干扰。

（五）C 肽释放试验

此试验方法同胰岛素释放试验。正常人空腹基础值不小于 400pmol/L，高峰时间为餐后30～60 分钟，峰值为基础值的 5～6 倍。此试验反映基础血浆胰岛素和葡萄糖介导的胰岛素释放功能。C 肽测定不受血清中的胰岛素抗体和外源性胰岛素影响。

（六）其他检测胰岛β细胞功能的方法

如葡萄糖刺激的胰岛素释放试验和高糖钳夹试验可了解胰岛素释放第一时相；胰高血糖素-C肽刺激试验和精氨酸刺激试验可了解非葡萄糖介导的胰岛素分泌功能等。可根据患者的具体情况和检查目的而选用。

（七）糖尿病相关自身抗体测定

临床常用的自身抗体主要包括谷氨酸脱羧酶抗体（GADAb）、胰岛细胞抗体（ICA）、胰岛素自身抗体（IAA）、酪氨酸磷酸酶样蛋白抗体（IA-2）。糖尿病相关抗体的测定有助于分型和鉴别诊断，但不能作为诊断标准。

二、诊 断 标 准

（一）诊断依据

1）糖代谢状态分类：依据静脉血浆葡萄糖而不是毛细血管血糖测定结果诊断糖尿病。糖代谢状态分类标准见表 5-1。

表 5-1　糖代谢状态分类（世界卫生组织 1999 年）

糖代谢状态	静脉血浆葡萄糖（mmoL/L）	
	空腹血糖	糖负荷 2 小时血糖
正常血糖	<6.1	<7.8
空腹血糖受损	≥6.1，<7.0	<7.8
糖耐量异常	<7.0	≥7.8，<11.1
糖尿病	≥7.0	≥11.1

注：空腹血糖受损和糖耐量异常统称为糖调节受损，也称糖尿病前期；空腹血糖正常参考范围下限通常为 3.9mmoL/L

2）糖尿病诊断标准见表 5-2。

表 5-2　糖尿病诊断标准（《中国 2 型糖尿病防治指南（2020 年版）》）

诊断标准	静脉血浆葡萄糖或 HbA1c
典型糖尿病症状	
加上随机血糖	≥11.1mmoL/L
或加上空腹血糖	≥7.0mmoL/L
或加上 OGTT 2 小时血糖	≥11.1mmoL/L
或加上 HbA1c	≥6.5%
无糖尿病典型症状者，需改日复查确认	

注：OGTT 为口服葡萄糖耐量试验；HbA1c 为糖化血红蛋白。典型糖尿病症状包括烦渴多饮、多尿、多食、不明原因体重下降；随机血糖值不考虑上次用餐时间，一天中任意时间的血糖不能用来诊断空腹血糖受损或糖耐量异常；空腹状态指至少 8 小时没有进食热量

（二）分型诊断

1.1 型糖尿病和 2 型糖尿病

1 型糖尿病指存在任何自身免疫机制参与证据的糖尿病：HLA 基因——DQA、DQB、DQR 位点的某些等位基因或其组成的单倍体型频率增高或者减少；体液中存在针对胰岛β细胞的单株抗体；易伴随其他自身免疫病，如 Graves 病、桥本甲状腺炎及 Addison 病；多发生于青少年，可发生于任何年龄；很少肥胖，但肥胖并不能排除本病的可能性；本型因免疫介导使胰岛β细胞破坏而发病。起病缓急不一，儿童多较急，成人多缓起（成人隐匿性自身免疫糖尿病，LADA）。

2 型糖尿病起病缓，以胰岛素抵抗为主伴胰岛素相对缺乏，或以胰岛素分泌受损为主伴胰岛素抵抗，糖尿病自身抗体阴性。多在 40 岁以后发病。

（1）1 型糖尿病与 2 型糖尿病的鉴别　见表 5-3。

表 5-3　1 型糖尿病和 2 型糖尿病鉴别要点

鉴别点		1 型糖尿病	2 型糖尿病
临床特点	发病年龄	多<30 岁	多>40 岁
	起病体重	正常或消瘦	超重或肥胖
	起病情况	急，症状典型	缓慢，症状不典型
	急性代谢紊乱并发症	易发生酮症酸中毒	酮症倾向小
实验室分型辅助检查	胰岛素/C 肽	低下或缺乏	早期正常或升高，释放峰值延迟
	抗体（ICA、GAD、ICA512）	阳性	阴性

（2）迟发型 1 型糖尿病　LADA 属于迟发型 1 型糖尿病，诊断标准如下：

1）≥30 岁起病。

2）有一种以上的胰岛自身抗体（＋）。

3）诊断糖尿病后至少 6 个月无须胰岛素治疗临床特点。

4）起病缓慢，早期通常多无自觉症状；可伴肥胖，也存在胰岛素抵抗。

5）急性并发症如酮症酸中毒的发生率早期都很低。

6）ICA、GAD 抗体阳性。

7）胰岛β细胞功能减退比 2 型快，最终需胰岛素替代治疗。

（3）特发性 1 型糖尿病　此类型病因未明，且没有胰岛β细胞自身免疫损伤的证据。临床表现差异很大，目前已知有 3 种不同类型，病程中多不需用胰岛素控制血糖。诊断流程下：

1）酮症起病。

2）糖尿病自身抗体检测：ICA、GAD、ICA512。

3）对阴性者进行排除。

4）与 2 型糖尿病鉴别：特发性 1 型糖尿病病程较短，一般无糖尿病慢性并发症，如出现慢性并发症可能为 2 型糖尿病。

5）确认特发性 1 型糖尿病并分型：携带 HLA 基因-DQ 基因型——自身免疫倾向的特发性 1 型糖尿病；不携带 HLA 基因-DQ 基因型——非典型特发性 1 型糖尿病；非肥胖者——非典型特发性 1 型糖尿病。

2. 妊娠期合并糖尿病及妊娠糖尿病

（1）妊娠期合并糖尿病　指在孕前已确诊或在妊娠期首次被诊断者，首次产前检查时，血糖升高达到以下任何一项：

1）空腹血浆葡萄糖≥7.0mmol/L。

2）75gOGTT 试验，2 小时血糖≥11.1mmol/L。

3）伴有典型的高血糖症状或高血糖危象，同时随机血糖≥11.1mmol/L，HbA1c≥6.5%。

（2）妊娠糖尿病（GDM）　指妊娠 24~28 周行 75gOGTT，筛查有无妊娠糖尿病；达到或超过下列至少一项指标：

1）FPG≥5.1mmol/L。

2）1hPG≥10mmol/L 和（或）2hPG≥8.5mmol/L。

3. 成年发病型糖尿病（MODY）

MODY 属于常染色体显性遗传。目前，国际上已发现了 14 种 MODY 类型。通用的 MODY 诊断标准有以下三点：

1）家系内至少三代直系亲属内均有糖尿病患者，且其传递符合常染色体显性遗传规律。

2）家系内至少有一个糖尿病患者的诊断年龄在 25 岁或以前。

3）糖尿病确诊后至少在两年内无须使用胰岛素控制血糖。

三、鉴别诊断

糖尿病的鉴别诊断非常重要，它主要排除其他原因引起的三多症状、尿糖阳性和各种继发性糖尿病。

（一）尿崩症

尿崩症是由于下丘脑-神经垂体受损，抗利尿激素分泌减少或缺乏，以致肾脏肾小管和集合管对水分重吸收能力降低而大量排尿所致。按病因分为原发性和继发性两类，原发性是指原因不明者，继发性以肿瘤、炎症、颅脑外伤等多见。尿崩症的主要临床特征为多尿相继引起多饮和烦渴，每日尿量和饮水量多在 5L 以上，甚至可高达 10L。尿比重低，多为 1.000~1.004，尿中无其他病理成分。

（二）精神性多尿

精神性多尿病因不完全明确，多有精神紧张因素，可能与调节泌尿和饮水的神经失调有关。本病多见于成年人，女性多见，多有精神不正常或神经症。患者先出现饮水量增多，后出现尿量增加，尿量增加又刺激下丘脑口渴中枢，形成恶性循环，多饮、多尿较轻，逐日波动大，呈间歇性。本病多尿是由于多饮所致，尿量每日 2~5L 不等，一般在解除精神因素后病情多自行缓解。

（三）慢性肾衰竭

许多慢性肾炎和肾盂肾炎等肾脏疾病也可出现多尿，夜尿多是慢性肾衰竭的早期表现，尿比重低，患者有蛋白尿、血尿、高血压、水肿等表现，B超显示双肾体积缩小，实验室检查示血肌酐等指标升高。

（四）甲亢

甲亢时甲状腺激素分泌增多，糖、脂肪及蛋白质三大物质代谢加速，机体过度消耗能量；另外，肠吸收和肠蠕动加快，易产生饥饿感，这些因素均可导致多食。女性多见，临床主要表现为神经系统症状（易激动、神经过敏、细颤）、高代谢症候群（怕热多汗、心慌、多食）、甲状腺肿、突眼等，与糖尿病多食易鉴别。

（五）胰岛素瘤

胰岛素瘤即胰岛B细胞瘤，90%以上为良性瘤，可分泌大量胰岛素或类胰岛素样物质，使血糖下降，动静脉血中葡萄糖浓度差缩小，摄食中枢受刺激而引起饥饿、多食，久之则患者发生肥胖。由于本病易发生低血糖，患者常有神经精神症状，如饥饿、心慌、出虚汗、头晕、记忆力下降、反应迟钝等。

（六）皮质醇增多症

皮质醇增多症可引起多食，机制目前尚不清楚，本病女性多见，以20～40岁居多，临床主要表现为满月脸、向心性肥胖、高血压、多血质、骨质疏松、紫纹等，有典型症状和外貌，易与糖尿病相鉴别。

（七）嗜铬细胞瘤

多食并不是本病的突出表现，临床主要表现为高血压、头痛、多汗、心悸及代谢紊乱症候群，多食可能与儿茶酚胺激素水平升高等因素刺激摄食中枢兴奋有关。

（八）生长激素分泌过多

巨人症和肢端肥大症均可出现多食，这些疾病均可继发糖尿病，临床以面貌粗陋、手足肥大、皮肤粗厚、头痛、眩晕等为主要表现，有典型的临床症状。

（九）肾性糖尿

肾性糖尿指由于先天缺陷导致肾小管再吸收糖的能力降低，肾糖阈低下，所以在正常血糖范围内出现尿糖。

（何艺博）

第四节　糖尿病的治疗

糖尿病治疗的近期目标是通过控制高血糖和相关代谢紊乱来消除糖尿病症状和防止出现急性并发症，糖尿病治疗的远期目标是预防和（或）延缓慢性并发症的发生及发展，提高患者生活质量、降低病死率和延长寿命。2 型糖尿病的防治包括三级预防：一级预防目标是控制 2 型糖尿病的危险因素，预防 2 型糖尿病的发生；二级预防目标是早发现、早诊断和早治疗；在已诊断的患者中预防糖尿病并发症的发生；三级预防目标是延缓已发生的糖尿病并发症的进展，降低致残率和死亡率，并改善患者的生存质量。中医辨证论治在糖尿病的治疗中能起到降糖调脂、控制并发症、改善临床症状、提高生存质量的作用。中西医有机结合、合理应用能显著提高临床疗效。

一、西 医 治 疗

（一）糖尿病综合控制目标

T2DM 患者常合并代谢综合征的一个或多个组分，如高血压、血脂异常、肥胖等，使 T2DM 并发症的发生风险、进展速度及危害显著增加。因此，科学、合理的 T2DM 治疗策略应该是综合性的，包括血糖、血压、血脂和体重的控制（表 5-4），并在有适应证时给予抗血小板治疗。血糖、血压、血脂和体重的控制应以改善生活方式为基础，并根据患者的具体情况给予合理的药物治疗。糖尿病管理应遵循早期和长期、积极而理性、综合治疗和全面达标、治疗措施个体化等原则。国际糖尿病联盟提出糖尿病综合管理五个要点（"五驾马车"）：糖尿病教育、医学营养治疗、运动治疗、血糖监测和药物治疗。

（二）糖尿病健康教育

糖尿病健康教育是重要的基础管理措施，也是决定糖尿病管理成败的关键。健康教育包括糖尿病防治专业人员的培训，医务人员的继续医学教育，患者及其家属和公众的卫生保健教育。每位糖尿病患者均应接受全面的糖尿病教育，充分认识糖尿病并掌握自我管理技能。

表 5-4　T2DM 综合控制目标《中国 2 型糖尿病防治指南（2020 年版）》

测量指标	目标值
毛细血管血糖	
空腹	4.4～7.0mmol/L
非空腹	<10.0mmol/L
糖化血红蛋白	<7.0%
血压	<130/80mmHg
总胆固醇	<4.5mmol/L
高密度脂蛋白胆固醇	
男性	>1.0mmol/L
女性	>1.3mmol/L
三酰甘油	<1.7mmol/L
低密度脂蛋白胆固醇	
未合并动脉粥样硬化性心血管疾病	<2.6mmol/L
合并动脉粥样硬化性心血管疾病	<1.8mmol/L
体重指数	<24.0kg/m^2

（三）医学营养治疗

医学营养治疗（MNT）是糖尿病基础管理措施，是综合管理的重要组成部分。推荐所有糖尿病患者接受由营养师制定的个体化医学营养治疗。对医学营养治疗的依从性是决定患者能否达到理想代谢控制的关键影响因素。其主要目标是：帮助患者制订营养计划和形成良好的饮食习惯、纠正代谢紊乱、达到良好的代谢控制、减少动脉粥样硬化性心血管疾病（ASCVD）的危险因素、提供最佳营养以改善患者健康状况、增加胰岛素敏感性和减缓胰岛β细胞功能障碍的进展。总的原则是确定合理的总能量摄入，合理均衡地分配各种营养物质，恢复并维持理想体重。

1. 总热量的确定

合理控制总能量摄入，体重低于理想体重者、儿童、孕妇、哺乳期妇女、伴有消耗性疾病者，能量摄入可适当增加 10%～20%；肥胖者酌减，使体重逐渐恢复至理想体重的±5%左右。患者每天总能量根据年龄、身高、体重、劳动强度而定。理想体重的估算公式为：理想体重（kg）=身高（cm）-105。成人正常体重者完全卧床时每日每千克理想体重给予能量 15～20kcal，休息状态下给予能量 25～30kcal，轻体力劳动给予能量 30～35kcal，中度体力劳动给予能量 35～40kcal，重体力劳动给予能量 40kcal 以上。

2. 合理分配三大营养素

每日碳水化合物供给量应占总热量的 50%～60%，成年患者每日主食摄入量为 250～400g，肥胖者酌情可控制在 200～250g。不同种类碳水化合物引起血糖增高的速度和程度有很大不同，可用食物血糖指数（GI）来衡量。GI 指进食恒量的食物（含 50g 碳水化合物）后 2～3 小时内的血糖曲线下面积相比空腹时的增幅除以进食 50g 葡萄糖后的相应增幅，是反映食物引起血糖应答特性的生理学指标。小于 55% 为低 GI 食物，55%～70% 为中 GI 食物，大于 70% 为高 GI 食物。糖尿病患者应选择低 GI 食物，以利于控制血糖和控制体重。

每日蛋白质摄入量应占总热量的 15%～20%，成年患者每日每千克理想体重蛋白质摄入量为 0.8～1.2g；孕妇、哺乳期妇女、营养不良或伴消耗性疾病者增至 1.5～2.0g；伴有糖尿病肾病而肾功能正常者应限制至 0.8g；肾小球滤过率降低者，需降至 0.6～0.7g。蛋白质应至少有 1/2 来自动物蛋白质，以保证必需氨基酸的供给。

每日脂肪摄入量占总热量的 25%～30%，其中饱和脂肪酸摄入量小于总能量的 10%，胆固醇摄入量＜300mg/d。

富含膳食纤维的食品可延缓食物吸收，降低餐后血糖高峰，有利于改善糖脂代谢紊乱，并增加饱腹感。建议我国成人膳食纤维的摄入量为 25～30g/d。每日摄入食盐应限制在 6g 以下。戒烟限酒。

3. 合理餐次分配

确定每日饮食总热量和糖类、蛋白质、脂肪的组成比例后，按每克糖类、蛋白质产热 4kcal，每克脂肪产热 9kcal，将热量换算为食品后制订食谱，并根据个体生活习惯、病情，配合药物治疗需要进行安排。可按每日三餐分配为 1/5、2/5、2/5 或 1/3、1/3、1/3 等模式。规律饮食、定时定量，注意进餐顺序。随访：以上仅是原则估算，在治疗过程中随访调整十分重要。

4. 运动治疗

运动锻炼在糖尿病的管理中占重要地位。规律的运动可增加胰岛素敏感性，改善体成分及生活质量，有助于控制血糖及体重、减少心血管危险因素，而且对糖尿病高危人群一级预防效果显著。根据年龄、性别、体力、病情、有无并发症以及既往运动情况等，在医师指导下开展适宜的运动，循序渐进，并长期坚持。久坐时应每隔30分钟进行一次短暂的身体活动，建议每周150分钟中等强度运动。运动前、后要监测血糖。运动量大或激烈运动时应建议患者调整食物及药物，以免发生低血糖。1型糖尿病患者为避免血糖波动过大，体育锻炼宜在餐后进行。血糖<14～16mmol/L、近期频繁发作低血糖或者血糖波动较大、有糖尿病急性并发症和严重心、脑、眼、肾等慢性并发症者暂不适宜运动。

5. 病情监测

病情监测包括血糖监测、其他脑血管疾病（CVD）危险因素和并发症的监测。血糖监测基本指标包括空腹血糖、餐后血糖和糖化血红蛋白（HbAlc）。建议患者进行自我血糖监测（SMBG）以指导调整治疗方案。持续血糖监测（CGM）可作为无症状低血糖者和（或）频发低血糖者SMBG的补充。HbAlc用于评价长期血糖控制情况，也是临床指导调整治疗方案的重要依据之一，患者初诊时都应行常规检查，开始治疗时每3个月监测1次，血糖达标后每年也应至少监测2次。也可用糖化血清白蛋白来评价近2～3周的血糖控制情况，对于糖尿病前期和糖尿病的人群，评估并治疗其他心血管疾病危险因素有重要意义。患者每次就诊时均应测量血压；每年至少1次全面了解血脂以及心、肾、神经、眼底等情况，尽早给予相应处理。

（四）药物治疗

糖尿病的药物治疗包括口服降糖药物和注射制剂两大类。在饮食和运动不能使血糖控制达标时要及时应用降糖药物治疗。

1. 口服降糖药物

高血糖的药物治疗多基于导致人类血糖升高的两个主要病理生理改变即胰岛素抵抗和胰岛素分泌受损。根据作用效果的不同，口服降糖药可分为促胰岛素分泌剂（磺脲类、格列奈类、二肽基肽酶-4抑制剂）和非促胰岛素分泌剂（双胍类、噻唑烷二酮类、α-葡萄糖苷酶抑制剂、钠-葡萄糖共转运蛋白2抑制剂）。磺脲类和格列奈类直接刺激胰岛素分泌；二肽基肽酶-4抑制剂通过减少体内胰高血糖素样肽-1的分解而增加胰高血糖素样肽-1浓度，从而促进胰岛素分泌；双胍类的主要药理作用为减少肝脏葡萄糖的输出；噻唑烷二酮类药物的主要药理作用为改善胰岛素抵抗；α-葡萄糖苷酶抑制剂的主要药理作用为延缓碳水化合物在肠道内的消化吸收。糖尿病的医学营养治疗和运动治疗是控制2型糖尿病高血糖的基本措施。在饮食控制和运动不能使血糖控制达标时应及时采用包括口服药治疗在内的药物治疗。

（1）双胍类药物　目前临床上使用的双胍类药物主要是二甲双胍。双胍类药物主要药理作用是减少肝脏葡萄糖的输出和改善外周胰岛素抵抗而降低血糖。二甲双胍是2型糖尿病患者的一线用药和联合用药中的基础用药。单独使用二甲双胍类药物不导致低血糖，但二甲双胍与胰岛素或促胰岛素分泌剂联合使用时可增加低血糖发生的风险。二甲双胍的主要不良反应为胃肠道反应。从小剂量开始并逐渐加量是减少其不良反应的有效方法。双胍类药物罕见的严重不良反应是诱发乳酸酸中毒。双胍类药物禁用于肾功能不全［血肌酐水平：男性＞132.6μmol/L（1.5mg/dl），女性＞123.8μmol/L（1.4mg/dl）或肾小球滤过率＜45ml/min］、肝功能不全、严重感染、缺氧或接受大手术的患者。正在服用二甲双胍者，肾小球滤过率为45～59ml/min时无须停用，可适当减量继续使用。在造影检查使用碘化造影剂时，应暂时停用二甲双胍，在检查完至少48小时且复查肾功能无恶化后可继续服用。长期服用二甲双胍可引起维生素 B_{12} 水平下降。长期使用二甲双胍者应每年测定1次血清维生素 B_{12} 水平，如缺乏应适当补充维生素 B_{12}。

（2）磺脲类药物　属于促胰岛素分泌剂，主要药理作用是通过刺激胰岛β细胞分泌胰岛素，增加体内的胰岛素水平而降低血糖。临床试验显示，磺脲类药物可使 HbA1c 降低1%～1.5%，是控制2型糖尿病患者高血糖的主要用药。目前在我国上市的磺脲类药物主要为格列本脲、格列美脲、格列齐特、格列吡嗪和格列喹酮。磺脲类药物如果使用不当可能导致低血糖和体重增加。有肾功能轻度不全的患者，宜选择格列喹酮。患者依从性差时，建议每天服用1次磺脲类药物。消渴丸是含有格列本脲和多种中药成分的固定剂量合剂。

（3）噻唑烷二酮类（TZD）药物　主要通过增加靶细胞对胰岛素的敏感性而降低血糖。目前在我国上市的噻唑烷二酮类药物主要有马来酸罗格列酮和盐酸吡格列酮。临床试验显示，噻唑烷二酮类药物可使 HbA1c 下降0.7%～1.0%。噻唑烷二酮类药物单独使用时不导致低血糖，但与胰岛素或促胰岛素分泌剂联合使用时可增加低血糖发生的风险。体重增加和水肿是噻唑烷二酮类药物的常见不良反应，这种不良反应在与胰岛素联合使用时更加明显。噻唑烷二酮类药物还可增加骨折和心力衰竭风险。有心力衰竭［美国纽约心脏学会（NYHA）心功能分级Ⅱ级以上］、活动性肝病或转氨酶升高超过正常上限2.5倍及严重骨质疏松和骨折病史的患者应禁用本类药物。

因罗格列酮的安全性问题尚存争议，其使用在我国受到较严格的限制。只能在无法使用其他降糖药物或使用其他降糖药物无法达到血糖控制目标时，才可考虑使用罗格列酮及其复方制剂。对于已经使用罗格列酮及其复方制剂者，应评估其心血管疾病风险，在权衡用药利弊后决定是否继续用药。

（4）格列奈类药物　为非磺脲类的促胰岛素分泌剂，在我国上市的有瑞格列奈、那格列奈和米格列奈。本类药物主要通过刺激胰岛素的早期分泌而降低餐后血糖，具有吸收快、起效快和作用时间短的特点，可使 HbA1c 降低0.5%～1.5%。此类药物需在餐前即刻服用，可单独使用或与其他降糖药物联合应用（磺脲类药物除外）。格列奈类药物的常见不良反应是低血糖和体重增加，但低血糖的风险和程度较磺脲类药物轻。格列奈类药物可以在肾功能不全的患者中使用。

（5）α-葡萄糖苷酶抑制剂　通过抑制碳水化合物在小肠上部的吸收而降低餐后血糖，适用于以碳水化合物为主要食物成分的餐后血糖升高的患者。国内上市的α-葡萄糖苷酶抑制剂有阿卡波糖、伏格列波糖和米格列醇。α-葡萄糖苷酶抑制剂可使 HbA1c 下降0.5%，不增加体重，并且有使体重下降的趋势，可与磺脲类、双胍类、噻唑烷二酮类药物或胰岛素合用。α-葡萄糖苷酶抑制剂的常见不良反应为胃肠道反应，如腹胀、排气等。服药时从小剂量开始逐渐加量是减少不良反应的有效方法。单独服用本类药物通常不会发生低血糖；合用α-葡萄糖苷酶抑制剂的患者如果出现低血糖，治疗时需使用葡萄糖或蜂蜜，而食用蔗糖或淀粉类食物纠正低血糖的效果较差。

（6）二肽基肽酶-4 抑制剂（DPP-4i） 通过抑制二肽基肽酶-4 而减少 GLP-1 的失活，增加体内 GLP-1 的水平。GLP-1 以葡萄糖浓度依赖的方式增强胰岛素分泌，抑制胰高血糖素分泌。目前在我国上市的 DPP-4i 为西格列汀、沙格列汀和维格列汀等。包括我国 2 型糖尿病患者在内的临床试验显示，西格列汀可使 HbA1c 降低 0.4%～0.9%。单独使用 DPP-4i 不增加低血糖发生的风险，也不增加体重；肾功能不全的患者使用时，应注意按照药物说明书来减少剂量。肝、肾功能不全的患者使用利格列汀时不需要调整剂量。

（7）钠-葡萄糖共转运蛋白 2 抑制剂（SGLT2i） 是近年来受到高度重视的新型口服降糖药物，可抑制肾脏对葡萄糖的重吸收，降低肾糖阈，从而促进尿糖的排出，目前我国上市的 SGLT2i 有达格列净、恩格列净、卡格列净和艾托格列净。SGLT2i 单药治疗能降低 HbA1c 0.5%～1.2%，并且具有一定的减重和降压作用。常见的不良反应为泌尿系统感染和生殖系统感染及与血容量不足相关的不良反应，罕见不良反应包括糖尿病酮症酸中毒（DKA）。SGLT2i 在一系列大型心血管结局及肾脏结局的研究中显示了心血管及肾脏获益。

2. 注射制剂

（1）胰岛素

1）胰岛素的适应证：胰岛素治疗适用于以下几种情况：①1 型糖尿病的替代治疗；②糖尿病酮症酸中毒（DKA）、高渗性昏迷和乳酸酸中毒伴高血糖；③2 型糖尿病口服降糖药物治疗无效；④妊娠糖尿病；⑤糖尿病合并严重并发症；⑥全胰腺切除引起的继发性糖尿病；⑦因并发症需外科治疗的围手术期。

2）胰岛素的类型：根据胰岛素来源不同，可分为动物胰岛素、人胰岛素和人胰岛素类似物；根据胰岛素作用时间，可分为速效胰岛素、中效胰岛素、长效胰岛素和预混胰岛素。

3）胰岛素的起始治疗中基础胰岛素的应用：基础胰岛素包括中效胰岛素和长效胰岛素类似物。当仅使用基础胰岛素治疗时，不必停用胰岛素促分泌剂。使用方法：继续口服降糖药治疗，联合中效胰岛素或长效胰岛素类似物睡前注射。起始剂量为 0.1～0.3U/（kg·d）。根据患者空腹血糖水平调整胰岛素用量，通常每 3～5 天调整 1 次，根据血糖的水平每次调整 1～4U 直至空腹血糖达标。如 3 个月后空腹血糖控制理想但 HbA1c 不达标，应考虑调整胰岛素治疗方案。

4）起始治疗中预混胰岛素的使用：①预混胰岛素包括预混人胰岛素和预混胰岛素类似物。根据患者的血糖水平，可选择每日 1～2 次的注射方案。当使用每日 2 次注射方案时，应停用促胰岛素分泌剂。②每日 1 次预混胰岛素。起始的胰岛素剂量一般为 0.2U/（kg·d），晚餐前注射。根据空腹血糖水平调整胰岛素用量，通常每 3～5 天调整 1 次，根据血糖水平每次调整 1～4U 直至空腹血糖达标。③每日 2 次预混胰岛素。起始的胰岛素剂量一般为 0.2～0.4U/（kg·d），按 1：1 的比例分配到早餐前和晚餐前。根据空腹血糖和晚餐前血糖分别调整早餐前和晚餐前的胰岛素用量，每 3～5 天调整 1 次，根据血糖水平每次调整的剂量为 1～4U，直到血糖达标。④1 型糖尿病在蜜月期阶段，可短期使用预混胰岛素每日 2～3 次注射。预混胰岛素不宜用于 1 型糖尿病的长期血糖控制。

5）胰岛素的多次皮下注射：在上述胰岛素起始治疗的基础上，经过充分的剂量调整，如患者血糖仍未达标或出现反复低血糖，需进一步优化治疗方案。可采用餐时＋基础胰岛素或每日 3 次预混胰岛素类似物进行胰岛素强化治疗。使用方法如下：①餐时＋基础胰岛素：根据睡前和三餐前血糖的水平分别调整睡前和三餐前的胰岛素用量，每 3～5 天调整 1 次，根据血糖水平每次调整的剂量为 1～4U，直到血糖达标。开始使用餐时＋基础胰岛素方案时，可在基础胰岛素的基础上采用仅在一餐前（如主餐）加用餐时胰岛素的方案。之后根据血糖的控制情况决定是否在其他餐前加用餐时胰岛素。②每日 2～3 次预混胰岛素（预混人胰岛素每日 2 次，预混胰岛素类似物每日 2～3 次）：根据睡前和三餐前血糖水平进行胰岛素剂量调整，每 3～5 天调整 1 次，直到血糖达标。研究显示，在 T2DM 患者采用餐时+基础胰岛素（4 次/日）或每日 3 次预混胰岛素类似物进行治疗时，二者在 HbA1c 降幅、低血糖发生率、胰岛素总剂量和对体重的影响方面无明显差别。

6）持续皮下胰岛素输注（CSII）：是胰岛素强化治疗的一种形式，需要使用胰岛素泵来实施治疗。经 CSII 给入的胰岛素在体内的药代动力学特征更接近生理性胰岛素分泌模式。与多次皮下注射胰岛素的强化胰岛素治疗方法相比，CSII 治疗可减少低血糖发生的风险。在胰岛素泵中只能使用短效胰岛素或速效胰岛素类似物。CSII 的主要适用人群有 1 型糖尿病患者、计划怀孕和已怀孕的糖尿病妇女或需要胰岛素治疗的妊娠糖尿病患者、需要胰岛素强化治疗的 2 型糖尿病患者。

7）短期胰岛素强化治疗：T1DM 患者一般需要多次皮下注射胰岛素或 CSII，即需要长期的胰岛素强化治疗。对于 HbA1c＞9.0%或空腹血糖≥11.1mmol 伴明显高血糖症状的新诊断 T2DM 患者，可实施短期胰岛素强化治疗，治疗时间在 2 周至 3 个月为宜，治疗目标为空腹血糖 4.4～7.0mmol/L，非空腹血糖＜10.0mmol/L，可暂时不以 HbA1c 达标作为治疗目标。

短期胰岛素强化治疗方案可以采用多次皮下注射胰岛素、每日 2～3 次预混胰岛素或 CSII。如果采用的是多次皮下注射胰岛素方案，血糖监测方案需每周至少 3 天，每天 3～4 个时间点。根据中餐前、晚餐前和睡前血糖水平分别调整早、中、晚餐前的胰岛素用量，根据空腹血糖水平调整睡前基础胰岛素用量，每 3～5 天调整 1 次，每次调整的胰岛素剂量为 1～4U，直到血糖达标。如果采用的是每日 2～3 次预混胰岛素，血糖监测方案需每周至少 3 天，每天 3～4 个时间点。根据睡前和餐前血糖水平进行胰岛素剂量调整，每 3～5 天调整 1 次，根据血糖水平每次调整的剂量为 1～4U，直到血糖达标。如果采用的是 CSII，血糖监测方案需每周至少 3 天，每天 5～7 个时间点。根据血糖水平调整剂量直至血糖达标。胰岛素强化治疗时应同时对患者进行医学营养及运动治疗，并加强对糖尿病患者的教育。

8）使用胰岛素的注意事项：采用胰岛素强化治疗后，有时早晨空腹血糖仍然较高，可能有以下原因：①夜间胰岛素分泌不足；②"黎明现象"，指夜间血糖控制良好，也无低血糖发生，仅于黎明一段时间出现高血糖，其机制可能为皮质醇、生长激素等胰岛素拮抗激素分泌增多；③Somogyi 现象，即在夜间曾有低血糖，在睡眠中未被察觉，但导致体内升血糖的激素分泌增加，继而发生低血糖后的反跳性高血糖。夜间多次（0、2、4、8 时）测定血糖，有助于鉴别早晨高血糖的原因。

9）胰岛素抗药性与不良反应：胰岛素制剂含有少量杂质，对人体有抗原性和致敏性，能使机体产生抗胰岛素抗体。极少数患者可表现为胰岛素抗药性，即在无酮症酸中毒也无拮抗胰岛素因素存在的情况下，每日胰岛素需要量超过 100U 或 200U。此时应改用人胰岛素制剂，或加大胰岛素剂量，并考虑应用糖皮质激素及口服降糖药联合治疗。

主要不良反应是低血糖，与剂量过大和饮食不当有关，多见于 1 型糖尿病患者，尤其是接受强化胰岛素治疗者。其他不良反应有过敏反应、胰岛素性水肿、屈光不正、注射部位脂肪营养不良。

（2）胰高血糖素样肽-1（GLP-1）受体激动剂　通过激动 GLP-1 受体而发挥降低血糖的作用。GLP-1 受体激动剂以葡萄糖浓度依赖的方式增强胰岛素分泌、抑制胰高血糖素分泌，并能延缓胃排空，通过中枢性的食欲抑制来减少进食量。目前国内上市的 GLP-1 受体激动剂为艾塞那肽和利拉鲁肽等，均需皮下注射。包括我国 2 型糖尿病患者在内的临床试验显示，艾塞那肽可使 HbA1c 降低 0.8%，利拉鲁肽的疗效和格列美脲相当。GLP-1 受体激动剂可单独使用或与其他口服降糖药联合使用。GLP-1 受体激动剂有显著的降体重作用，单独使用时无明显导致低血糖的风险。GLP-1 受体激动剂常见的胃肠道不良反应（如恶心、呕吐等）多为轻到中度，主要见于初始治疗时，不良反应可随治疗时间的延长而逐渐减轻。有胰腺炎病史的患者禁用艾塞那肽。

（五）手术治疗

1. 手术治疗的适应证

经生活方式干预和各种药物治疗难以控制的 2 型糖尿病（HbA1c＞7.0%）或伴发疾病且符合以下条件的 2 型糖尿病患者，可考虑手术治疗。具体如下：

1）年龄在 18～60 岁，一般状况较好。

2）BMI≥32.5kg/m²，有或无合并症的 2 型糖尿病，可行手术治疗。

3）慎选适应证：27.5kg/m²≤BMI＜32.5kg/m² 且有 2 型糖尿病，尤其存在其他心血管风险因素时，可慎重选择手术治疗。

4）暂不推荐：25.0kg/m²≤BMI＜27.5kg/m²，如果合并 2 型糖尿病，并有向心性肥胖（腰围男性≥90cm，女性≥85cm），且至少有额外的下述 2 条代谢综合征组分：高三酰甘油、高低密度脂蛋白胆固醇、高血压。

5）手术应在患者知情同意情况下，严格按研究方案进行。

2. 手术治疗的禁忌证

1）滥用药物、酒精成瘾、有难以控制的精神疾病患者，以及对代谢手术的风险、益处、预期后果缺乏理解能力的患者。

2）1 型糖尿病的患者。

3）胰岛β细胞功能已明显衰竭的 2 型糖尿病患者。

4）外科手术禁忌者。

5）BMI＜25kg/m²。

6）GDM 及其他特殊类型的糖尿病。

3. 手术的种类

手术治疗包括胰腺移植、胰岛细胞移植或胰岛干细胞移植、胃旁路术、可调节胃束带术等。

（1）胰腺移植　多用于治疗 1 型糖尿病患者，单独胰腺移植可解除对胰岛素的依赖，改善生活质量。1 型糖尿病患者合并糖尿病肾病肾功能不全可进行胰肾联合移植，但只限于在技术精良、经验丰富的中心进行，而且长期免疫抑制剂治疗会带来一定毒副作用。

（2）胰岛细胞移植或胰岛干细胞移植　可用于 1 型糖尿病或 2 型糖尿病胰岛细胞分泌功能衰竭者，目前有较多临床中心开展了该手术，初步临床试验显示可喜的结果，但是该手术的远期疗效尚需进一步的临床试验进行验证，其费用昂贵也在一定程度上限制了应用范围。

（3）胃旁路术　目前适用于药物治疗难以控制并且肥胖程度高的 2 型糖尿病患者，能显著减轻患者体重，改善糖代谢，但是其确切疗效尚需进一步临床试验予以验证。

（4）可调节胃束带术　属限制性手术，将环形束带固定于胃体上部形成近端胃小囊，并将出口直径限制在 12mm，在束带近胃壁侧装有环形水囊，并与置于腹部皮下的注水装置相连。术后通过注水或放水调节出口内径。早期饮食教育至关重要，防止胃小囊扩张。术后两年 2 型糖尿病缓解率为 60%。此种术式再手术率和复发率较高，目前临床上已很少使用。

二、中 医 治 疗

（一）内治法

1. 辨证论治

（1）无症状期

症状：一般没有突出的临床症状，食欲旺盛，而耐劳程度减退，实验室检查一般血糖偏高，但常无尿糖。应激情况下血糖可明显升高，出现尿糖，舌暗红，少苔，脉细数。

治法：滋养肾阴。

方药：麦味地黄汤加减。生地 24g，山茱萸 12g，山药 12g，茯苓 9g（去皮），丹皮 9g，泽泻 9g，五味子 6g，麦冬 6g。

加减：阴虚肝旺者，上方合四逆散加黄芩、山栀子、菊花等清肝调肝；阴虚阳亢、头晕目眩者，加生石决明、苦丁茶清肝潜阳。

（2）阴虚燥热证

1）上消：肺热津伤证

症状：口渴多饮，口舌干燥，尿频量多，烦热多汗，舌边尖红，苔薄黄，脉洪数。

治法：清热润肺，生津止渴。

方药：消渴方加减。天花粉 30g，黄连 6g，生地汁、藕汁、牛乳各适量。

加减：可加葛根、麦冬以加强生津止渴作用；若脉虚数，烦渴不止，小便频数，可用二冬汤加减。

2）中消：胃热炽盛证

症状：多食易饥，口渴，尿多，形体消瘦，大便干燥，苔黄，脉滑实有力。

治法：清胃泻火，养阴增液。

方药：玉女煎加减。石膏 15g，熟地 20g，麦冬 9g，知母 10g，牛膝 6g。

加减：如大便秘结不通，可加用增液承气汤润肠通便。

3）下消：肾阴亏虚证

症状：尿频量多，混浊如脂膏，或味甜，腰膝酸软，乏力，头晕耳鸣，口干唇燥，皮肤干燥，瘙痒，舌红苔少，脉细数。

治法：滋阴固肾。

方药：六味地黄丸加减。熟地 15g，山萸肉 12g，山药 12g，丹皮 10g，泽泻 10g，茯苓 10g。

加减：阴虚火旺而烦躁，五心烦热，盗汗者，可加知母、黄柏滋阴泻火；尿量多而混浊者，加益智仁、桑螵蛸等益肾固缩；气阴两虚而伴疲倦，气短乏力，舌质淡红者，可加党参、黄芪、黄精益气。若烦渴，头痛，用生脉散加天门冬、鳖甲、龟板等育阴潜阳；如见神昏、肢厥、脉微细等阴竭阳亡危象，可合参附龙牡汤益气敛阴，回阳救脱。

（3）气阴亏虚证

症状：口渴引饮，能食与便溏并见，或饮食减少，精神不振，四肢乏力，体瘦，舌质淡红，苔白而干，脉弱。

治法：益气健脾，生津止渴。

方药：七味白术散加减。人参 6g，茯苓 12g，炒白术 12g，甘草 3g，藿香叶 12g，木香 6g，葛根 15g。

加减：肺有燥热，加地骨皮、知母、黄芩清肺；口渴明显，加天花粉、生地养阴生津；汗多，加五味子、山萸肉收敛止汗生津。必要时可合生脉散益气生津止渴。

（4）阴阳两虚证

症状：小便频数，混浊如膏，甚至饮一溲一，面容憔悴，耳轮干枯，腰膝酸软，四肢欠温，畏寒肢冷，阳痿或月经不调，舌淡苔白而干，脉沉细无力。

治法：滋阴温阳，补肾固涩。

方药：金匮肾气丸加减。地黄 15g，山萸肉 30g，山药 30g，丹皮 30g，泽泻 30g，茯苓 10g，牛膝 15g，肉桂 15g，附子 15g，车前子 30g。

加减：阳痿加巴戟天、淫羊藿、肉苁蓉；阳虚畏寒者，可酌加鹿茸粉 0.5g 冲服，以启动元阳，助全身阳气之生化。

（5）痰瘀互结证

症状："三多一少"症状不明显，形体肥胖，胸脘腹胀，肌肉酸胀，四肢沉重或刺痛，舌暗或有瘀斑，苔厚腻，脉滑。

治法：活血化瘀祛痰。

方药：平胃散合桃红四物汤加减。苍术 15g，厚朴 10g，陈皮 10g，甘草 10g，桃仁 10g，红花 10g，当归 10g，生地 15g，川芎 15g，枳壳 10g，赤芍 15g，桔梗 10g，炙甘草 6g。

加减：瘀阻经络加地龙、全蝎；瘀阻血脉加水蛭。口渴甚者，可加黄芪益气养血，葛根生津止渴，偏气滞者，加瓜蒌行气导滞。

2. 单味中药治疗

（1）黄芪　味甘，性微温；归脾、肺经。具有补气固表、托毒排脓、利尿、生肌的功效，适用于气阴两虚型消渴病患者。研究表明从黄芪根中分离出的一种多糖（APS-G）具有双向调节血糖的作用，可使葡萄糖负荷后的小鼠血糖水平显著下降；并能对抗肾上腺素引起的小鼠血糖升高反应，对苯乙双胍所致小鼠实验性低血糖有明显的拮抗作用；对胰岛素性低血糖无明显影响。

（2）山药　味甘，性平；归脾、肺、肾经。具有补脾养胃、生津益肺、补肾涩精的功效，适用于脾肾两虚、虚热型消渴病患者。山药的主要有效成分薯蓣皂苷是一种多糖，其降糖机制主要有 7 个环节：①促进胰岛素分泌；②拮抗升糖激素；③促进外周组织和靶器官对糖的利用；④促进糖原合成或抑制糖原分解；⑤增加胰岛素受体或提高其亲和力，提高对胰岛素的敏感性；⑥防止脂质过氧化；⑦改善微循环。

（3）黄精　味甘，性平；归脾、肺、肾经。具有补气养阴、健脾、润肺、益肾的功效，适用于阴虚型消渴病患者。药理研究表明，黄精多糖具有很好的降血糖作用。

（4）黄连　味苦，性寒；归心、脾、胃、肝、胆、大肠经。具有清热燥湿、泻火解毒的功效，适用于以中消为主、口渴明显者。研究表明，黄连素能促进胰岛素分泌、增加胰岛素的敏感性；还能促进外周组织对葡萄糖的吸收利用，有良好的降糖作用。

（5）麦冬　味甘、微苦，性微寒；归胃、肺、心经。具有养阴润肺、益胃生津、清心除烦的功效，适用于阴虚燥热型的内热消渴患者。研究发现麦冬多糖对正常小鼠血糖无明显影响；但能降低自发性高血糖小鼠血糖及升高血清胰岛素水平，并能降低链脲佐菌素（STZ）诱发高血糖大鼠的血糖及糖化血红蛋白水平，推迟大鼠口服蔗糖后血糖升高时间、降低血糖峰值。

3. 中成药治疗

（1）消渴丸　主要成分为葛根、地黄、黄芪、天花粉、玉米须、南五味子、山药、格列本脲。功效：滋肾养阴，益气生津，适用于气阴两虚所致的消渴。用法：饭前口服，一次 5～10 丸，一日 2～3 次。

（2）玉兰降糖胶囊　主要成分为蓝花参、玉竹、牛蒡子、桑叶、半枝莲、青葙子、黄芩。功效：生津止渴，适用于阴虚内热所致的消渴。用法：饭前口服，一次 3～5 粒，一日 3 次。

（3）芪药消渴胶囊　主要成分为西洋参、黄芪、山药、生地、山茱萸、枸杞子、麦冬、知母、天花粉、五味子、五倍子、葛根。功效：益气养阴，健脾补肾，适用于气阴不足、脾肾两虚证的消渴。用法：口服，一次 6 粒，一日 3 次。

（二）外治法

1. 针灸治疗

针刺疗法对糖尿病有一定的治疗作用。常用处方如下：

（1）上消（肺热津伤）

主穴：肺俞、脾俞、胰俞、尺泽、曲池、廉泉、承浆、足三里、三阴交。

配穴：烦渴、口干加金津、玉液。

针刺方法：以缓慢捻转，中度刺激平补平泻法，每日或隔日一次，每次留针 15～20 分钟，10 次为一个疗程，疗程间隔 3～5 日。

（2）中消（胃热炽盛）

主穴：脾俞、胃俞、胰俞、足三里、三阴交、内庭、中脘、阴陵泉、曲池、合谷。

配穴：大便秘结加天枢、支沟。

针刺方法：以缓慢捻转，中度刺激平补平泻法，每日或隔日一次，每次留针 15～20 分钟，10 次为一个疗程，疗程间隔 3～5 日。

（3）下消（肾阴亏虚）

主穴：肾俞、关元、三阴交、太溪。

配穴：视物模糊加太冲、光明。

针刺方法：以缓慢捻转，中度刺激平补平泻法，每日或隔日一次，每次留针 15～20 分钟，10 次为一个疗程，疗程间隔 3～5 日。

（4）阴阳两虚

主穴：气海、关元、肾俞、命门、三阴交、太溪、复溜。

配穴：血瘀者加太冲、血海、三阴交。

针刺方法：以缓慢捻转，中度刺激平补平泻法，每日或隔日一次，每次留针 15～20 分钟，10 次为一个疗程，疗程间隔 3～5 日。

2. 按摩疗法

对于肥胖或超重的糖尿病患者，可适当结合按摩疗法。患者可按摩腹部中脘、水分、气海、关元、天枢、水道等。点穴减肥常取合谷、内关、足三里、三阴交。也可以采用摩、揪、揉、按、捏、拿、合、分、轻拍等手法，推拿面颈部、胸背部、臀部、四肢等部位。

（何艺博）

第五节　养生指导与康复

糖尿病目前尚无根治的方法，但研究已经证实强化血糖控制能延迟或延缓慢性并发症的发生和进展。改善糖尿病患者的生存质量，使之能和正常人一样参与社会活动和社会劳动，保持正常人的心理状态。纠正糖代谢紊乱，控制高血糖，使血糖降到正常或接近正常水平，纠正脂代谢紊乱及其他代谢异常，保证儿童、青少年患者的正常生长发育。防止各种急、慢性并发症的发生发展，减少患者的致残率和病死率。保证育龄期妇女的正常妊娠、分娩和生育。通过糖尿病的卫生宣传教育，使患者掌握糖尿病的防治知识、自我保健能力和必要的自我监测技能。

一、一般护理

糖尿病的康复护理是一个综合过程，包括心理护理、健康教育、预防并发症等。糖尿病教育越来越受到医学界的重视。健康教育人员在开展教育时，应根据患者自身的文化素质、有无并发症、对疾病的认知程度、健康教育的需求程度等有针对性地开展工作，采用各种不同的教育方式，将糖尿病的相关知识传送给患者和家属，使患者能够结合自己的实际情况，制定个体化的糖尿病治疗方案，并在医生的指导下执行；根据检测结果，调整饮食、运动、药物等治疗方案，加强患者对疾病的认知程度，提高患者的依从性，从而减少和延缓并发症的发生，降低医疗费用，减轻社会负担，提高糖尿病患者的生存质量。

（一）卫生宣教

告知糖尿病患者及其家属什么是糖尿病、糖尿病对人体健康有哪些危害、合理及时治疗糖尿病有哪些重要意义、糖尿病康复治疗的内容及意义等，使患者通过自己和家属的共同努力，改变自己不健康的生活习惯，并通过自身行为的改变来控制危险因素和疾病的进一步发展。

（二）选择适宜的食物

食物选择要以豆类、五谷、新鲜蔬菜为主，尽量不吃含糖高的食品、富含胆固醇的食物及动物脂肪，不宜饮酒，学会自我监测及自救方法。

（三）预防感染

注意个人卫生，生活规律，预防各种感染。

（四）定期检查

了解糖尿病治疗的控制要求；定期随访，及时调整用药的剂量；每年定期身体检查，尽早防治慢性并发症。

二、饮食指导

饮食指导的目的是控制总热量的摄入，减轻胰岛细胞的负担，控制血糖的升高，以减轻症状并延缓并发症的发生发展；维持合理的体重，保证儿童患者得到正常生长发育所需营养、妊娠和哺乳期妇女保持充足营养的需求，使患者身心处于最佳状态。应严格要求饮食的管理，必须做到定时定量，按照用药情况、生活习惯、病情的控制情况及活动量调整饮食量。

2型糖尿病伴肥胖患者，治疗的重点是控制热量的摄入，减轻体重；1型糖尿病患者及使用胰岛素或口服降糖药物的2型糖尿病患者在进行运动治疗的同时要注意防止低血糖的出现。严格限制各种糖果、水果、糖类点心及糖类饮品的食用。对有并发症的患者饮食上要特别加以指导，以减轻相应脏器的功能损害。如果同时合并尿蛋白，则饮食指导原则以低优质蛋白、低钠为主；对合并高脂血症患者的饮食指导原则以低胆固醇饮食为主等。

个体差异：制定饮食处方前，应先对患者个人的经济条件、饮食习惯、个体差异等进行调查，定期根据尿糖、血糖变化以及工作能力和体重来进行调整。具体应用应该在辨体质、辨病、辨证的基础上合理选用。

饮食坚持做到控制总量、结构合理，以素食为主，其他为辅，营养均衡，进餐时先喝汤、吃青菜，快饱时再吃些主食、肉类。在平衡膳食的基础上，根据患者体质的寒热虚实选择相应的食物：火热者选用清凉类食物，如苦瓜、蒲公英、苦菜、苦杏仁等；虚寒者选用温补类食物，如生姜、干姜、肉桂、花椒做调味品炖羊肉、牛肉等；阴虚者选用养阴类食物，如黄瓜、西葫芦、丝瓜、百合、生菜等；大便干结者选黑芝麻、菠菜、胡萝卜汁、白萝卜汁；胃脘满闷者选凉拌苏叶、荷叶、陈皮丝；小便频数者选核桃肉、山药、莲子；肥胖者采用低热量、粗纤维的减肥食谱，常吃粗粮杂粮等有利于减肥的食物。针对糖尿病不同的并发症常需要不同的饮食调摄，如糖尿病神经源性膀胱患者晚餐后减少水分摄入量，睡前排空膀胱；合并皮肤瘙痒症、手足癣者应控制烟酒、浓茶，少吃辛辣、海鲜发物等刺激性食物；合并脂代谢紊乱者可用菊花、决明子、枸杞子、山楂等药物泡水代茶饮。

三、心理指导

重视心理康复。糖尿病患者心理障碍发生率相对较高，不良的心理状况会对疾病的发展和转归造成不良影响，甚至会严重影响疾病控制及治疗情况。研究表明，糖尿病患者长期处于负面情绪状态，不仅会降低患者的依从性，同时会使神经内分泌系统紊乱，导致体内血糖升高，在一定程度上加速并发症发生。所以糖尿病患者在药物治疗的基础上，还应密切关注患者的心理状态，对存在明显焦虑、抑郁情绪患者进行针对性干预，通过正确引导、准确信息传递等，将患者不良情绪转移至其他情景或事物中，同时增强患者对治疗团队的信任度，有效调节其因疾病诱发的各种不良情绪。

四、运动指导

中等强度运动是糖尿病患者适宜的运动强度，可根据运动中靶心率确定，也可根据运动试验确定，常取运动试验中最高心率的 70%～80% 作为靶心率。运动量：运动量=运动时间×运动强度，体重正常的患者，运动所消耗的热量应与其摄入的热量保持平衡，但对肥胖和超重的人要求运动消耗的热量大于摄入的热量。

五、用药指导

糖尿病患者需终身用药，使血糖保持在合理、平稳波动范围内，避免血糖异常波动导致急慢性并发症发生，加重病情。告知患者需遵从医嘱，按时按量进行药物治疗，切忌依据自觉症状随意增减剂量或更换药物，避免血糖波动。部分患者因服药程序烦琐、对自身病情及药物治疗的相关知识知晓度低，用药依从性较差，导致不良反应发生率较高，进一步影响治疗效果，所以，加强对糖尿病患者治疗期间用药指导，提升患者的用药依从性，对糖尿病的治疗意义重大。

（一）个性化指导

临床医生根据患者的临床情况和与患者及家属沟通的结果，初步评估患者病情，了解患者及其家属对糖尿病相关知识掌握水平和对用药知识了解程度，了解患者的心理状态、文化程度、认知能力、性格爱好等，建立个性化档案，便于个性化用药指导。

（二）获取患者的信任与配合

在用药前，先告知患者血糖升高的危害，并指出降糖药物对稳定血糖、保障治疗效果具有优势，减轻患者抵触情绪。再将具体用药指导告知患者，充分保障患者知情权，获取患者的信任与配合，提高患者依从性，保障用药指导效果，以期药物治疗发挥最大功效。

（三）用药教育

根据患者的认知程度，除常规告知药物用法用量外，对其再采取个性化用药教育。针对文化程度较低者，采取口头宣教，言简意赅告知糖尿病与药物治疗相关知识，使其对自身疾病与治疗方案有大致了解。同时可列举反面案例，如某位患者不谨遵医嘱服药导致血糖过高，并出现严重并发症。提升患者重视度，规范患者用药行为，提升用药依从性，避免私自停药或减少剂量等事件发生，稳定血糖水平。针对文化程度较高者，除采取口头宣教外，还可为其发放糖尿病防治健康宣教图册，使患者提升自我管理能力的同时，稳定血糖水平。

1. 用药时间指导

依据患者病情与所用药物剂型对其进行用药方式指导。如针对口服降糖药物治疗糖尿病的患者，需依据患者所服药物种类对其进行个性化用药指导。服用磺脲类、非磺脲类药物的患者，告知餐前 30 分钟服用达到降糖效果；服用双胍类药物的患者，可餐中或餐后服用控制血糖；服用格列酮类药物的患者，提醒其餐前、餐后服用均可达到降糖效果，保障患者按时服药。

2. 老年糖尿病患者用药指导

老年患者代谢率较低，其治疗药物剂量应为一般成年人剂量的 1/3，同时，因老年患者精神状态较差，使用降糖药物时需加强血糖监测，鼓励患者出现不适即刻告知医师，便于对症处理，避免因出现低血糖而导致脑血管、心肌梗死等并发症的发生。此外，因老年患者记忆力较差，极易出现漏服、错服或不按时服药等情况，可告知其在床头显眼位置粘贴每天需服用药物的用法用量、注意事项或通过手机闹钟定时提醒服药，最大程度地督促患者每日按时按量服药，达到降低血糖效果。

3. 用药注意事项指导

针对使用胰岛素治疗的患者，应告知其切忌高温天气将胰岛素置入冰箱冷冻室保存，防止胰岛素失效；针对多种降糖药物联合口服治疗患者，提前将药物可能存在的不良反应告知患者，如双胍类药物主要不良反应有口中金属味、腹部不适、畏食、恶心、腹泻等，偶有过敏反应；磺脲类药物主要不良反应是低血糖反应，同时有不同程度的胃肠道反应、皮肤瘙痒、胆汁淤积性黄疸、再生障碍性贫血、血小板减少、肝功能损害、白细胞减少等；避免医疗纠纷。

4. 药效监测

定期随访，了解患者用药情况及用药期间出现的问题，对其进行指导，及时调整用药方案。同时传授患者自评不合理用药技巧，如告知患者连续 3 天服药后，自我监测血糖未见降低，表明用药方案存在不合理。向患者介绍常见不良反应症状，传授如何有效控制不良反应，如低血糖为胰岛素使用者常见不良反应，叮嘱该类患者需随身携带糖果。皮疹、腹泻亦为治疗期间常见不良反应，叮嘱患者发现异常时应尽快就医，便于尽早调整治疗方案，减少与用药目的无关的不良反应，提升用药安全性。

六、小 结

糖尿病现阶段无法完全治愈，需终身治疗。经糖尿病教育、饮食、运动及适当的用药指导，血糖可控制在正常范围内，并能预防和延缓并发症的发生发展。糖尿病并发的心脑血管疾病以及糖尿病肾病出现的肾衰竭等是患者死亡的主要原因。重症感染、视网膜病变、神经病变也是糖尿病患者致死、致残的重要因素。近年来因酮症酸中毒而致死者明显减少。

（何艺博）

第六章

糖尿病并发症

糖尿病并发症是指在糖尿病的基础上所发生的疾病,长期的高血糖状态会损害患者的微血管、大血管及神经,危及心、脑、肾、周围神经、眼睛、足部等。糖尿病并发症的出现不仅会严重影响患者的生活质量,也会使致死率和致残率大大增加。糖尿病的三级预防目标强调,要延缓已发生的糖尿病并发症的进展,降低致残率和死亡率,并改善患者的生存质量。

糖尿病并发症分为急性并发症和慢性并发症,急性并发症主要包括低血糖、糖尿病酮症酸中毒、高渗性非酮症糖尿病昏迷、糖尿病乳酸酸中毒;慢性并发症主要包括微血管并发症(糖尿病视网膜病变、糖尿病肾病)、大血管并发症(心血管病变、脑血管病变)、糖尿病神经病变(周围神经病变、自主神经病变)、糖尿病足。

第一节　低血糖症

低血糖症是一组由多种病因引起的血浆(或血清)葡萄糖水平降低,并足以引起相应症状和体征的临床综合征,而当血浆葡萄糖浓度升高后,症状和体征也随之消退。患者常以交感神经兴奋和(或)神经精神及行为异常为主要特点,血糖浓度更低时可出现癫痫样发作、昏迷和死亡。

低血糖症可以发生于非糖尿病患者,也可以发生于糖尿病患者。对于糖尿病患者发生的低血糖症往往是伴随降低血糖的治疗而发生,其首要任务是调整治疗方案以尽量减少或消除低血糖的发生。对于非糖尿病发生的低血糖,首要任务是做出精确的病因诊断,在病因明确的基础上做出正确的治疗方案。本章节重点介绍糖尿病患者的低血糖症。

一、临床表现

低血糖的临床表现与血糖水平以及血糖的下降速度有关,可表现为交感神经兴奋(如心悸、焦虑、出汗、头晕、手抖、饥饿感等)和中枢神经症状(如神志改变、认知障碍、抽搐、昏迷等)。老年患者发生低血糖时常可表现为行为异常或其他非典型症状。有些患者发生低血糖时可无明显的临床症状,称为无症状性低血糖,也称为无感知性低血糖或无意识性低血糖。有些患者屡发低血糖后,可表现为无先兆症状的低血糖昏迷。

二、低血糖发生的诱因

低血糖可由多种原因诱发，如未按时进食，或进食过少；呕吐、腹泻；酒精摄入；运动增加；自主神经功能障碍；肝、肾功能不全；胰岛素及促胰岛素分泌剂的应用；血糖控制目标过严、夜间低血糖等。糖尿病患者应定时、定量进餐；避免酗酒和空腹饮酒；适量运动；及时调整降糖方案；常规随身备用碳水化合物类食品等。

可引起低血糖的药物：胰岛素、磺脲类促胰岛素分泌剂和非磺脲类促胰岛素分泌剂均可引起低血糖。二甲双胍、α-葡萄糖苷酶抑制剂、噻唑烷二酮类、二肽基肽酶 4 抑制剂（DPP-4i）、胰高血糖素样肽-1 受体激动剂（GLP-1RA）和钠-葡萄糖共转运蛋白 2 抑制剂（SGLT2i）不增加低血糖风险，这些药物单用一般不诱发低血糖，但和胰岛素及促胰岛素分泌剂联合治疗时则可引起低血糖。故使用这些药物应从小剂量开始，逐渐增加剂量，并做好血糖监测。对于使用可能导致低血糖药物的患者，应考虑可能出现的无症状性低血糖，需筛查评估无症状性低血糖的风险。

自我血糖监测（SMBG）和持续葡萄糖监测（CGM）是评估疗效和早期识别低血糖的重要工具。夜间低血糖常因难以发现而得不到及时处理，此类患者需加强 SMBG 和 CGM。

三、诊　断　标　准

（一）诊断

对非糖尿病患者来说，低血糖症的诊断标准为血糖＜2.8mmol/L，而接受药物治疗的糖尿病患者只要血糖水平≤3.9mmol/L 就属于低血糖范畴。糖尿病患者常伴有自主神经功能障碍，影响机体对低血糖的反馈调节能力，增加了发生严重低血糖的风险，同时低血糖也可能诱发或加重患者自主神经功能障碍，形成恶性循环。

（二）分级

1 级低血糖：血糖＜3.9mmol/L 且≥3.0mmol/L。

2 级低血糖：血糖＜3.0mmol/L。

3 级低血糖：需要他人帮助治疗的严重事件，伴有意识和（或）躯体改变但没有特定血糖界限。

四、低血糖的治疗

糖尿病患者血糖低于 3.9mmol/L，即需要补充葡萄糖或含糖食物。严重的低血糖需要根据患者的意识和血糖情况给予相应的治疗和监护（图 6-1）。

低血糖是糖尿病患者长期维持正常血糖水平的制约因素，严重低血糖发作会给患者带来巨大危害。认知功能较低的患者，尤其需要加强防范低血糖。患者如果有未察觉的低血糖，或出现过至少 1 次严重 3 级低血糖或不明原因的 2 级低血糖，建议重新评估血糖控制目标并调整治疗方案，降低未来发生低血糖的风险。低血糖健康教育是预防和治疗低血糖的重要措施，应该对患者进行充分的低血糖教育，特别是接受胰岛素或促胰岛素分泌剂治疗的患者。

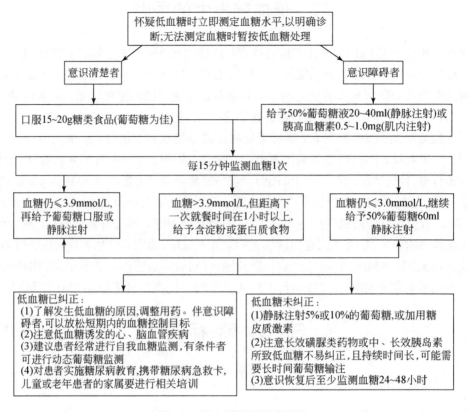

图 6-1　低血糖的诊治流程图

（程明瑜　罗　莎）

第二节　糖尿病酮症酸中毒

　　糖尿病酮症酸中毒（DKA）为最常见的糖尿病急症。以高血糖、酮症和酸中毒为主要表现，是胰岛素不足和拮抗胰岛素激素过多共同作用所致的严重代谢紊乱综合征。酮体包括β-羟丁酸、乙酰乙酸和丙酮。糖尿病加重时，胰岛素缺乏致三大代谢紊乱，不仅血糖明显升高，而且脂肪分解增加，脂肪酸在肝脏经β氧化产生大量乙酰辅酶 A，由于糖代谢紊乱，草酰乙酸不足，乙酰辅酶 A 不能进入三羧酸循环氧化供能而缩合成酮体；同时由于蛋白合成减少，分解增加，血中生糖、生酮氨基酸均增加，使血糖、血酮进一步升高。

一、临床表现

　　DKA 在发生发展过程中分为以下几个阶段：早期血酮升高称为酮血症，尿酮排出增多称为酮尿症，统称为酮症；酮体中β-羟丁酸和乙酰乙酸为酸性代谢产物，消耗体内储备碱，初期血 pH 正常，属代偿性酮症酸中毒，晚期血 pH 下降，为失代偿性酮症酸中毒；病情进一步发展，出现神志障碍，称为糖尿病酮症酸中毒昏迷。具体临床表现如下：

1. 糖尿病症状加重

烦渴、尿量增多，疲倦乏力等，但无明显多食。

2. 消化系统症状

食欲不振、恶心、呕吐，饮水后也可出现呕吐。

3. 呼吸系统症状

酸中毒时呼吸深而快，呈酸中毒大呼吸。动脉血 pH 值低于 7.0 时，由于呼吸中枢麻痹和肌无力，呼吸渐浅而缓慢。呼出气体中可能有丙酮味（烂苹果味）。

4. 脱水

脱水量超过体重 5% 时，尿量减少，皮肤黏膜干燥，眼球下陷等。如脱水量达到体重 15% 以上，由于血容量减少，出现循环衰竭、心率增快、血压下降、四肢厥冷，即使合并感染，体温也多无明显升高。

5. 神志状态

有明显个体差异，早期感头晕、头疼、精神萎靡。渐出现嗜睡、烦躁、迟钝、腱反射消失，直至昏迷，经常出现病理反射。

6. 其他

广泛剧烈腹痛，腹肌紧张，偶有反跳痛，常被误诊为急腹症。可因脱水而出现屈光不正。

二、发病机制

DKA 可因感染、应激反应、饮食不合理、精神刺激、胰岛素严重不足、妊娠、免疫力低下及应用糖皮质激素等因素诱发。DKA 发病的基本环节是由于胰岛素缺乏及升糖激素的增加，导致糖代谢紊乱。血糖增高，不能正常利用，从而出现脂肪分解增加、血酮体增多和继发代谢性酸中毒与水、电解质平衡紊乱等一系列改变。升糖激素包括胰高血糖素、肾上腺素、生长激素和糖皮质激素，其中，胰高血糖素的作用最强。胰高血糖素分泌过多是引起 DKA 发病的主要因素。由于胰岛素及升糖激素分泌双重障碍，患者体内葡萄糖转运载体功能降低，糖原合成与糖的利用率下降，糖原分解及糖异生加强，血糖显著增高。同时，由于脂质代谢紊乱，游离脂肪酸水平增加，给酮体的产生提供了大量前体，最终形成了酮症酸中毒。DKA 时，机体发生的病理生理变化主要表现在以下几个方面：

（一）高血糖

DKA 患者的血糖多呈中等程度升高，常为 16.7～33.3mmol/L（300～600mg/dl），有时可高达 55.5mmol/L（1000mg/dl）以上。造成患者高血糖的原因包括胰岛素分泌能力下降，机体对胰岛素敏感性降低，升糖激素的分泌增多，以及脱水、血液浓缩等因素。高血糖对机体的影响包括以下两个方面：一是影响细胞外液渗透区，一般血糖每升高 5.6mmol/L（100mg/dl），血浆渗透压相应升高 5.5mmol/L（5.5mOsm/kg），细胞外液高渗引起细胞内液向细胞外移动，细胞脱水，而细胞脱水将会导致相应器官的功能障碍；二是引起渗透性利尿，多余的糖由肾脏排出的同时，也带走水分和电解质，进一步导致水盐代谢紊乱。

（二）酮症和（或）酸中毒

1. 酮体的组成和代谢

酮体是脂肪β氧化不全的产物，包括β-羟丁酸、乙酰乙酸和丙酮 3 种组分，其中乙酰乙酸为强有机酸，能与酮体粉发生显色反应；β-羟丁酸为乙酰乙酸还原产物，亦为强有机酸，在酮体中含量最大，约占酮体总量的 70%；丙酮则为乙酰乙酸脱羧产物，量在三者中最少，呈中性，无肾阈，可从呼吸道排出。正常人血酮体不超过 10mg/dl，酮症酸中毒时可升高 50～100 倍，尿酮阳性［脂肪酸β氧化的产物乙酰辅酶 A（乙酸 CoA），既是酮体的前身产物，又是酮体消除的必然途径，乙酰 CoA 是通过与糖代谢的产物草酰乙酸结合形成柠檬酸，然后进入三羧酸循环而被利用的，如无充足的糖代谢产物草酰乙酸，酮体的消除即出现障碍］。

2. 脂肪分解增加

DKA 患者脂肪酸分解的主要原因是胰岛素严重缺乏不能抑制脂肪分解，致糖利用障碍，机体代偿性脂肪动员增加；以及 DKA 时生长激素、皮质醇和胰高血糖素等促进脂肪分解的激素增加等。

3. 高酮血症

DKA 患者如上述脂肪分解增加，产生大量的游离脂肪酸和三酰甘油，大量游离脂肪酸在肝内经β氧化及与 CoA 和 ATP 偶联形成乙酰 CoA，大量乙酰 CoA 使肝内产生的酮体增加，超过周围组织正常氧化的能力而引起高酮血症。

4. 酸血症和酮症酸中毒

酮体中的β-羟丁酸和乙酰乙酸都是强酸，血酮增高使血中有机酸浓度增高（正常为 6mmol/L）；同时大量有机酸从肾脏排出时，除很少量呈游离状态或被肾小管泌氢中和而排出外，大部分与体内碱基结合成盐类而排出，造成体内储备碱大量丢失而致酸中毒，当血 pH 降至 7.2 时可出现典型的酸中毒深大呼吸（Kussmaul 呼吸），当血 pH<7.0 时可致中枢麻痹或严重的肌无力甚至死亡，另外，酸血症影响氧自血红蛋白解离从而导致器官组织的缺氧，加重全身状态的恶化。

（三）脱水

DKA 发生时，血糖明显升高，同时大量酸根产生，出现渗透性利尿及排酸失水，加上呼吸深快失水和可能伴有的呕吐、腹泻引起的消化道失水等因素，均可导致脱水的发生。脱水引起血容量不足、血压下降甚至循环衰竭等严重后果。脱水的原因有：

1）高血糖的渗透性利尿作用。

2）蛋白质和脂肪分解增加，大量酸性代谢物排出时带走水分。

3）患者摄水量不足，特别是老年患者。

（四）电解质紊乱

DKA 时，由于渗透性利尿作用，摄入水量减少及呕吐，细胞内外水分转移入血、血液浓缩等均可导致电解质平衡紊乱，临床上所测血中电解质水平可高、可低，也可正常。DKA 时血钠无固定改变，一般正常或减低，早期由于细胞内液外移可引起稀释性低钠，一般血糖每升高 5.6mmol/L，血钠可下降 2.7mmol/L，进而可因利尿和酮体排出而致血钠丢失增加，但如果失水超过失钠时也可致血钠增高。血钾多降低，尽管由 DKA 时组织分解增加和大量细胞内 K^+ 外移以致所测血钾值并不低，但其总体钾仍低，原因如下：①渗透性利尿引起大量 K^+ 丢失；②DKA 时肾小管的泌 H^+ 和制 NH_4^+ 功能受损，肾小管内 Na^+-K^+ 交换增加；③呕吐和摄入量不足。因此，DKA 患者只要无肾功能损害，待有尿时（>40ml/h）均需补钾。

DKA 时由于细胞分解代谢量增加，磷的丢失也会增加，临床上可出现低磷血症。近年研究发现 DKA 患者由于细胞分解增加，磷在细胞内的有机结合会被破坏，磷自细胞释放出来由尿排出，约 11% DKA 患者血磷低，缺磷可到红细胞 2,3-二磷酸甘油酸减少，而影响氧合血红蛋白的解离而引起组织缺氧。此外，还应注意 DKA 患者，由于血脂水平增高，可造成水溶性电解质成分（如血钠）呈现假性降低。

（五）组织缺氧

DKA 患者携氧系统失常。高血糖导致红细胞内糖化血红蛋白含量增多，增强了血红蛋白与氧的亲和力；缺磷时细胞内 2,3-二磷酸甘油酸（2,3-DPG）降低，使血氧解离曲线左移。两者均导致氧释放减少，造成组织缺氧。但由于 Bohr 效应（指酸度对 Hb 氧亲和力的影响），即酸中毒时 pH 值下降，使血红蛋白与氧亲和力下降，而又可使组织缺氧在某种程度得到改善。

（六）周围循环衰竭和肾衰竭

严重失水，血容量减少和微循环障碍未能得到及时纠正，可导致低血容量性休克。肾灌注量减少可引起少尿或无尿，严重者会发生急性肾衰竭。

（七）中枢神经功能障碍

严重酸中毒、失水、缺氧、体循环及微循环障碍可导致脑细胞脱水或水肿及中枢神经功能障碍。此外，治疗不当如纠正酸中毒时给予碳酸氢钠不当可导致反常性脑脊液酸中毒加重，血糖下降过快或输液过多过快、渗透压不平衡可引起继发性脑水肿并加重中枢神经功能的障碍，引起更为严重的症状。

三、实验室检查

（一）尿

尿糖强阳性、尿酮阳性，可有蛋白尿和管型尿。

（二）血

血糖增高，一般为 16.7～33.3mmol/L，有时可达 55.5mmol/L 以上。血酮升高，＞1.0mmol/L 为高血酮，＞3.0mmol/L 提示可有酸中毒。血β-羟丁酸升高。血实际 HCO_3^- 和标准 HCO_3^- 降低，CO_2 结合力降低，酸中毒失代偿后血 pH 值下降；剩余碱负值增大，阴离子间隙增大，与 HCO_3^- 降低大致相等。血钾在治疗前可正常、偏低或偏高，治疗后若补钾不足可严重降低。血钠、血氯降低，血尿素氮和肌酐常偏高。血浆渗透压轻度上升。部分患者即使无胰腺炎存在，也可出现血清淀粉酶和脂肪酶升高，治疗后数天内降至正常。即使无合并感染；也可出现白细胞数及中性粒细胞比例升高。

四、诊 断 标 准

如血酮升高（血酮≥3mmol/L）或尿糖和酮体阳性（++以上）伴血糖增高（血糖＞13.9mmol/L），血 pH（pH＜7.3）和（或）二氧化碳结合力降低（HCO_3^-＜18mmol/L），无论有无糖尿病病史，都可诊断为 DKA（表 6-1）。

表 6-1　不同程度 DKA 的诊断标准

不同程度 DKA	血糖（mmol/L）	动脉血 pH 值	血清 HCO_3^-（mmol/L）	尿酮 [a]	血酮	血浆有效渗透压 [b]	阴离子间隙 [c]（mmol/L）	意识状态
轻度	＞13.9	7.25～7.30	15～18	阳性	升高	可变	＞10	清醒
中度	＞13.9	≥7.00 且＜7.25	≥10 且＜15	阳性	升高	可变	＞12	清醒或嗜睡
重度	＞13.9	＜7.00	＜10	阳性	升高	可变	＞12	木僵或昏迷

a 硝普盐反应方法
b 血浆有效渗透压=2×（Na^++K^+）（mmol/L）+血糖（mmol/L）
c 阴离子间隙=（Na^+）－（Cl^-+HCO_3^-）（mmol/L）
注：DKA 为糖尿病酮症酸中毒

五、鉴 别 诊 断

临床上，对脱水兼酸中毒、昏迷、休克的患者，特别对原因不明、呼吸有酮味、血压低而尿量仍较多的患者，均应警惕本病存在的可能性。有的为糖尿病合并 DKA 单独存在；有的为糖尿病合并如尿毒症、脑血管意外等其他疾病所致昏迷；有的或因其他疾病昏迷后又诱发了酮症酸中毒等，均应仔细地予以鉴别。一般通过询问病史，体格检查，化验血糖、血酮、尿糖、尿酮、二氧化碳结合力，血气分析等，大多可明确诊断。

1. 高渗性非酮症糖尿病昏迷

此类患者亦可有脱水、休克、昏迷等表现，老年人多见，但血糖常超过 33.3mmol/L，血钠超过 155mmol/L，血浆渗透压超过 330mOsm/L，血酮为弱阳性或阴性。

2. 酒精酮症酸中毒

有酗酒习惯，多在大量饮酒后发病，患者因剧吐致血β-羟丁酸升高，血酮可出现阳性，但在酸中毒和阴离子间隙增加的同时，其渗透压亦升高。

3. 乳酸酸中毒

此类患者起病急，有感染、休克、缺氧史，有酸中毒、呼吸深快和脱水表现，虽可有血糖正常或升高，但其血乳酸显著升高（超过 5mmol/L），阴离子间隙超过 18mmol/L。

4. 低血糖昏迷

此类患者因进食过少所致，起病急，呈昏睡、昏迷，但尿糖、尿酮阴性，血糖低，多有过量注射胰岛素或过量服用降血糖药史。

5. 饥饿性酮症

因进食不足造成，患者脂肪分解，血酮呈阳性，但尿糖阴性，血糖多不高。

六、治 疗

DKA 的治疗原则为尽快补液以恢复血容量、纠正失水状态，降低血糖，纠正电解质及酸碱平衡失调，同时积极寻找和消除诱因，防治并发症，降低病死率。对无酸中毒的糖尿病酮症患者，需适当补充液体和胰岛素治疗，直到酮体消失。DKA 应按以下方法积极治疗。

（一）补液

补液能纠正失水，恢复血容量和肾灌注，有助于降低血糖和清除酮体。治疗中补液速度应先快后慢，第 1 小时输入生理盐水，速度为 $15\sim20$ml/（kg·h）（一般成人 $1.0\sim1.5$L）。随后补液速度取决于脱水程度、电解质水平、尿量等。要在第 1 个 24 小时内补足预先估计的液体丢失量，补液治疗是否奏效，要看血流动力学（如血压）状态、出入量、实验室指标及临床表现。对有心、肾功能不全者，在补液过程中要监测血浆渗透压，并经常对患者的心脏、肾脏、神经系统状况进行评估以防补液过快。

在 DKA 治疗过程中，纠正高血糖的速度一般快于酮症，血糖降至 13.9mmol/L、DKA 得到纠正（pH＞7.3，HCO_3^-＞18.0mmol/L）的时间分别为 6 小时和 12 小时。当 DKA 患者血糖≤11.1mmol/L 时，须补充 5%葡萄糖并继续胰岛素治疗，直至血酮、血糖均得到控制。

（二）胰岛素治疗

皮下注射速效胰岛素与静脉注射胰岛素在轻至中度的 DKA 患者的预后方面无明显差异，但越来越多的证据已推荐将小剂量胰岛素连续静脉滴注方案作为 DKA 的标准治疗，《中国 2 型糖尿病防治指南（2020 版）》推荐采用连续胰岛素静脉输注［0.1U/（kg·h）］，但对于重症患者，可采用首剂静脉注射胰岛素 0.1U/kg，随后以［0.1U/（kg·h）］速度持续输注，胰岛素静脉输注过程中需严密监测血糖，根据血糖下降速度调整输液速度以保持血糖每小时下降 $2.8\sim4.2$mmol/L。若第 1 小时内血糖下降不足 10%，或有条件监测血酮时，血酮下降速度＜0.5mmol/（kg·h），且脱水已基本纠正，则增加胰岛素剂量 1U/h。

当 DKA 患者血糖降至 11.1mmol/L 时，应减少胰岛素输入量至 $0.02\sim0.05$U/（kg·h），并开始给予 5%葡萄糖溶液，此后需要根据血糖来调整胰岛素给药速度和葡萄糖浓度，使血糖维持在 8.3～11.1mmol/L，同时持续进行胰岛素滴注直至 DKA 缓解。DKA 缓解标准参考如下：血糖<11.1mmol/L，血酮体<0.3mmol/L，血清 HCO_3^-≥15mmol/L，血 pH 值>7.3，阴离子间隙≤12mmoL/L。不可完全依靠监测尿酮值来确定 DKA 是否缓解，因尿酮在 DKA 缓解时仍可持续存在。DKA 缓解后可转换为胰岛素皮下注射。需要注意的是，为防止 DKA 再次发作和反弹性血糖升高，胰岛素静脉滴注和皮下注射之间可重叠 1～2 小时。

（三）纠正电解质紊乱

在开始胰岛素及补液治疗后，若患者的尿量正常，血钾<5.2mmol/L 即应静脉补钾，一般在每升输入溶液中加氯化钾 1.5～3.0g，以维持血钾水平在 4～5mmol/L。治疗前已有低钾血症，尿量≥40ml/h 时，在补液和胰岛素治疗的同时必须补钾。严重低钾血症可危及生命，若发现血钾<3.3mmol/L，应优先进行补钾治疗，当血钾升至 3.3mmol/L 时，再开始胰岛素治疗，以防发生致死性心律失常、心搏骤停和呼吸肌麻痹。

（四）纠正酸中毒

DKA 患者在注射胰岛素治疗后会抑制脂肪分解，进而纠正酸中毒，如无循环衰竭，一般无须额外补碱。但严重的代谢性酸中毒可能会引起心肌受损、脑血管扩张、严重的胃肠道并发症以及昏迷等严重并发症。《中国 2 型糖尿病防治指南（2020 版）》推荐仅在 pH≤6.9 时考虑适当补碱治疗。每 2 小时测定 1 次血 pH 值，直至其维持在 7.0 以上。治疗中加强复查，防止过量。

（五）去除诱因和治疗并发症

如休克、感染、心力衰竭和心律失常、脑水肿和肾衰竭等。

七、预　防

DKA 患者病情危重，在临床我们应该积极地预防其发生，在治疗糖尿病时，应加强有关糖尿病知识的宣传教育，强调预防。尤其对 1 型糖尿病，应强调要求严格胰岛素治疗制度，不能随意中断胰岛素治疗或减少胰岛素剂量，且对胰岛素必须注意妥善保存，尤其是高温季节，以免药效丧失。对 2 型糖尿病，应随时警惕，防止各种诱因的发生，尤其是感染和应激等。不论是 1 型糖尿病还是 2 型糖尿病，即使在生病期间如发热、厌食、恶心、呕吐、腹泻等，不能因进食少而停用或中断胰岛素治疗，可根据血糖水平调整剂量。糖尿病合并轻度感染、院外治疗时，应注意监测血糖、血酮或尿酮；合并急性心肌梗死、外科急腹症手术及重度感染时，应及时给予胰岛素治疗。重度 2 型糖尿病患者用口服降血糖药物失效时，应及时换用胰岛素治疗，以防酮症发生。总之，DKA 是可以预防的，预防 DKA 较抢救已发病者更为有效而重要。

（张凌燕）

第三节　高渗性高血糖状态

高渗性高血糖状态（HHS），是糖尿病急性代谢紊乱的另一临床类型，以严重高血糖、高血浆渗透压、脱水为特点，无明显酮症酸中毒，患者常有不同程度的意识障碍或昏迷等神经精神症状。"高渗性高血糖状态"与以前所称"高渗性非酮症性糖尿病昏迷"略有不同，因为部分患者并无昏迷，部分患者可伴有酮症。本病多见于老年糖尿病患者，原来无糖尿病病史，或仅有轻度症状，可采用饮食控制和（或）口服降糖药治疗。

一、临 床 表 现

起病时常先有多尿、多饮，但多食不明显，或反而食欲减退，以致常被忽视。失水随病程的进展而逐渐加重，出现神经精神症状，表现为嗜睡、幻觉、偏盲、定向障碍、上肢震颤、癫痫样抽搐（多为局限性发作或单瘫、偏瘫）等，最后陷入昏迷。来诊时常已有显著失水甚至休克，无酸中毒大呼吸。

（一）前驱期

在出现神经系统症状到进入昏迷前的一段过程，即为前驱期。这一期从数天到数周不等，半数患者无糖尿病病史，多数有肾功能下降的病史。因劳累，饮食控制放松，以及感染机会增多而致，冬季尤其是春节前后发病率较高。患者发病较慢，发病前数天常有糖尿病病症加重的临床表现，呈烦渴、多饮、多尿、无力、食欲不振、头晕、恶心、呕吐、腹痛等，反应迟钝，表情淡漠。这些症状多由渗透性利尿失水所致。

（二）典型期

如前驱期得不到及时的治疗，则病情继续发展，因严重的失水引起血浆高渗和血容量减少，患者主要表现为严重的脱水和神经系统的症状及体征。

1. 脱水严重，常伴循环衰竭

本病患者一般年龄较大，发病前体内水分的储备较差，加之伴有严重的高糖渗透性利尿，故脱水较为严重。摄水功能障碍明显者脱水情况比较重。体格检查可见体重明显下降，皮肤干燥少汗和弹性下降，眼球凹陷，舌体干并可有纵行裂纹。病情严重者可以出现周围循环衰竭的表现，脉搏细而快，脉压缩小，卧位时颈静脉充盈不全，立位时出现低血压，甚至四肢厥冷，发绀，呈休克状态。有的由于严重脱水而少尿、无尿。

2. 中枢神经功能障碍

患者常有不同程度的神经及精神症状，半数患者有意识障碍，约1/3患者处于昏迷状态。一般认为，本症患者意识障碍存在与否主要取决于血浆渗透压升高的速度与程度，与血糖高低也有一定关系，而与酸中毒关系不大，高渗状态的程度较严重和（或）发展迅速者，易出现中枢神经功能障碍的表现。除意识障碍外，患者常有各种局灶性神经系统体征。从意识淡漠、昏睡直至昏迷，除感觉神经受抑制而神志淡漠、迟钝甚至木僵外，运动神经也常受累，常见者有脑卒中、不同程度的偏瘫，局灶性和全身性运动神经发作性表现，包括失语、偏瘫、眼球震颤和斜视，以及局灶性或全身性癫痫发作。反射常亢进或消失，前庭功能障碍如幻觉、躁动不安、胡言乱语等，有时精神症状严重，有时体温可上升达到 40℃ 以上，可能为中枢性高热，亦可因各种感染所致，常被误诊为脑炎或脑膜炎。由于极度高血糖和高血浆渗透压，血液浓缩，黏稠度增高，易并发动静脉血栓形成，尤以脑血栓最为严重，病死率较高。

二、发病机制

应激和感染、摄水不足、失水过多或脱水、高糖摄入、药物因素（糖皮质激素、利尿药、免疫抑制剂等）、肾功能不全均可诱发 HHS。

HHS 的发病基础是患者已有不同程度的糖代谢障碍，基本病因是胰岛素不足和脱水。在某种诱因作用下，使原来已存在的糖代谢障碍加重，胰岛对糖刺激的反应减低，胰岛素分泌减少，肝糖原分解增加，血糖显著升高。严重的高血糖和糖尿引起渗透性利尿，致使水及电解质自肾脏大量丢失。由于患者多有主动摄取水能力障碍和不同程度的肾功能损害，故高血糖、高血浆渗透压及脱水逐渐加重，最终导致高渗，即 HHS。正常血浆渗透压维持在 280～310mmol/L，其中主要靠血钠提供，但当血糖明显增高时也可致血浆渗透压升高。

三、实验室检查

1. 生化检查

血糖达到或超过 33.3mmol／L（一般为 33.3～66.8mmol／L），有效血浆渗透压达到或超过 320mOsm／L（一般为 320～430mOsm／L）可诊断本病。血钠正常或增高。一般无明显酸中毒（CO_2 结合力高于 15mmol／L），借此与酮症酸中毒相鉴别，但有时二者可同时存在［有效血浆渗透压（mOsm／L）＝2×（Na^+＋K^+）＋血糖（均以 mmol／L 计算）］。血酮大多数正常或轻度升高，伴酮症酸中毒则较高。

2. 血常规

在无感染情况下也可明显升高，血细胞比容增大，血红蛋白量升高。部分患者可有贫血，如血细胞比容正常者大多有贫血并存。

3. 尿常规

病情较重者可出现蛋白尿、血尿、管型尿，尿糖呈强阳性，尿酮呈弱阳性或阴性。

4. 血 pH 值

血 pH 值大多正常或稍下降。当合并酮症酸中毒或肾功能不全时，血 pH 值降低。

5. 其他

血浆生长激素，皮质醇测定可轻度升高，血浆 C 肽测定含量可降低，但均不如糖尿病酮症酸中毒时明显。

6. 其他检查

脑脊液检查，渗透压及葡萄糖含量均升高。

四、诊 断 标 准

HHS 的实验室诊断参考标准：①血糖≥33.3mmol/L；②有效血浆渗透压≥320mOsm/L；③血清 HCO_3^-≥18mmol/L 或动脉血 pH≥7.30；④尿糖呈强阳性，而血酮及尿酮呈阴性或弱阳性；⑤阴离子间隙＜12mmol/L。

五、鉴 别 诊 断

1. 非糖尿病脑血管意外

这种患者血糖多不高，或者轻度应激性血糖增高，但不可能＞33.3mmol/L，HbA1c 正常可资鉴别。

2. 糖尿病控制不良并伴有无尿的肾衰竭

二者均可有严重的高血糖和升高的血尿素氮（BUN）及肌酐（Cr）水平，但治疗上截然不同。前者需要大量补液加以适量的胰岛素；而对于后者，单用胰岛素即可降低血糖、减少血容量并缓解心力衰竭，大量输液则十分危险。但是，有肾衰竭的糖尿病患者常有贫血而不是血液浓缩，同时可有低血钠、血容量增多、高血钾及充血性心力衰竭，故二者的鉴别并不困难。

3. 其他

对于糖尿病昏迷患者，还应区分是酮症酸中毒、HHS、乳酸酸中毒还是低血糖昏迷。

六、治 疗

HHS 患者病情危重、并发症多，病死率高于 DKA，强调早期诊断和治疗。治疗原则同 DKA，主要包括积极补液，纠正脱水；小剂量胰岛素静脉输注控制血糖；纠正水、电解质紊乱和酸碱失衡以及去除诱因和治疗并发症。

（一）补液

HHS 患者失水比 DKA 更严重，24 小时总的补液量一般应为 100～200ml/kg。推荐 0.9% 氯化钠溶液作为首选。补液速度与 DKA 治疗相仿，第 1 小时给予 1.0～1.5L，随后补液速度根据脱水程度、电解质水平、血浆渗透压、尿量等调整。治疗开始时应每小时检测或计算血浆有效渗透压，血浆有效渗透压=2×（Na^++K^+）（mmol/L）+血糖（mmol/L），并据此调整输液速度使其逐渐下降，速度为 3～8mOsm/（kg·h）。当补足液体而血浆渗透压不再下降或血钠升高时，可考虑给予 0.45% 生理盐水。HHS 患者补液本身即可使血糖下降，当血糖下降至 16.7mmol/L 时需补充 5% 含糖液，直到血糖得到控制。HHS 常合并血钠异常，高血糖造成高渗透压，使细胞内水转移至细胞外导致血钠稀释性下降，予胰岛素治疗后，随着血糖的下降，水从细胞外重新回到细胞内，如果补液不充分，此时血钠测定值可能比治疗前更高。为了确定体内脱水程度，应计算校正后血钠。血糖超过 5.6mmol/L 时，按血糖每升高 5.6mmol/L，血钠下降 1.6mmol/L 计算。校正后的血钠＞140mmol/L 提示严重脱水。也可通过公式进行纠正假性低钠血症，纠正的 Na^+=测得的 Na^+（mmol/L）+1.6×［血糖（mg/dl）-100］/100。

（二）胰岛素治疗

胰岛素使用原则与治疗 DKA 大致相同，一般来说，HHS 患者对胰岛素较为敏感，胰岛素用量相对较小。推荐以 0.1U/（kg·h）持续静脉输注。当血糖降至 16.7mmol/L 时，应减慢胰岛素的滴注速度至 0.02～0.05U/（kg·h），同时继续予葡萄糖溶液静脉滴注，并不断调整胰岛素用量和葡萄糖浓度，使血糖维持在 13.9～16.7mmoL/L，直至 HHS 高血糖危象缓解。HHS缓解主要表现为血浆有效渗透压水平降至正常、患者意识状态恢复正常。

（三）补钾

HHS 患者存在缺钾症状，补钾原则与 DKA 相同。

（四）连续性肾脏替代治疗

早期给予连续性肾脏替代治疗（CRRT），能有效减少并发症的出现，减少住院时间，降低患者病死率，其机制为 CRRT 可以平稳有效地补充水分和降低血浆渗透压。另外，CRRT可清除循环中的炎性介质、内毒素，减少多器官功能障碍综合征等严重并发症的发生。但 CRRT治疗 HHS 仍是相对较新的治疗方案，还需要更多的研究以明确 CRRT 的治疗预后。

（五）其他治疗

其他治疗包括去除诱因，纠正休克，防止低血糖和脑水肿、预防褥疮等。

（吴开明）

第四节　糖尿病肾病

糖尿病肾病（DN）是指糖尿病微血管病变导致的以肾小球硬化为特点的肾脏疾病，又称糖尿病肾小球硬化症。糖尿病肾病是糖尿病常见的并发症，也是糖尿病患者的主要死亡原因之一。糖尿病导致的肾脏损害几乎可累及肾脏所有结构，从肾小球、肾小管到肾脏间质和血管，可有不同的病理改变和临床意义。与糖尿病代谢异常有关的肾脏疾病如肾小球硬化症、小动脉性肾硬化，以及感染性肾盂肾炎和肾乳头坏死，其中只有肾小球硬化症与糖尿病有直接关系，故又称为糖尿病肾脏疾病 DKD，是糖尿病全身性微血管合并症之一，其余均非糖尿病所特有。DKD 不仅在临床表现和疾病进程方面和其他免疫介导的肾脏疾病有别，而且一旦出现肾功能损害，其进展速度亦远快于非 DKD 患者。

一、临 床 表 现

高滤过期：糖尿病肾病高滤过期没有明显的症状，但肾功能检查可以发现肾小球滤过率增高，尿微量白蛋白阴性。

微量白蛋白尿期（早期糖尿病肾脏疾病），从这一期开始患者会出现明显的异常，肾功能检查出现持续的微量白蛋白尿，即尿蛋白排泄率持续在 20～200μg/min 或 30～300mg/24h 为此期标志，但是尿常规化验蛋白仍阴性。此期患者肾小球滤过率正常或轻度下降。此期部分患者可逆转。

大量白蛋白尿期（临床糖尿病肾脏疾病病期）此期的主要特点是大量蛋白尿，尿蛋白排泄率＞200μg/min 或＞300mg/24h，尿常规蛋白阳性，患者排尿时可以发现典型的蛋白尿表现，即尿液泡沫多，并且泡沫很长时间不能消散。此外，患者出现高血压、浮肿等。肾小球滤过率呈较明显下降趋势，此期多不可逆转。

肾衰竭期，从出现大量蛋白尿开始，患者肾功能加速恶化直至肾衰竭。此期尿蛋白量不减者在这一期表现为显著的高血压和浮肿，以及贫血。

二、发病机制及病因病机

（一）发病机制

1. 遗传因素

遗传因素在糖尿病肾病易感性方面发挥着重要作用。现已有研究表明，在世界人群中，终末期肾病、蛋白尿和慢性肾病等家族聚集性疾病的发病过程中，蛋白尿和肾小球滤过率与遗传有密切关系。还有研究表明，微小 RNA 通过主要信号转导通路以及基因调节机制导致了糖尿病患者肾脏病理特征的形成。参与血管紧张素系统的 ACE 基因，参与多元醇通路的 AKR1B1 基因，参与脂代谢通路的 APOE 基因，参与炎性反应的 CCR5 基因、VEGFA 基因和 EPO 基因，参与氧化应激反应的 HP 基因都会影响糖尿病肾病的发生发展。其中，ACE 基因与糖尿病肾病关联研究最多。

2. 糖代谢异常

蛋白质非酶糖基化终末产物（AGE）沉积、糖代谢紊乱引起蛋白质、脂质或核酸等大分子与葡萄糖或其他还原单糖结合形成 AGE，AGE 在糖尿病肾病的发生发展中占有重要的地位。在机体正常的情况下，活性氧类如超氧阴离子、羟自由基、过氧化氢等具有刺激细胞增长的作用，并且机体自由基的产生和清除是处于平衡状态的，一旦平衡遭到破坏，产生大于清除，就会有大量自由基堆积，从而造成蛋白质、脂肪、核酸等损害，引起氧化应激损伤。

3. 脂代谢异常

糖尿病患者除了糖代谢异常还常伴有脂代谢异常，这也是导致糖尿病肾病的重要因素。脂代谢异常常表现为三酰甘油水平升高，高密度脂蛋白胆固醇水平下降，低密度脂蛋白胆固醇升高。研究血脂与糖尿病肾病相关性发现，糖尿病患者存在明显的脂代谢异常，并且高血脂促进糖尿病的发生发展。此外，脂质过氧化产物可导致细胞损伤，并参与血管舒缩异常的发生。

4. 微循环障碍

肾脏血流动力学改变对糖尿病肾病的发生发展具有重要作用。研究表明糖尿病患者的高血糖可能导致肾素-血管紧张素-醛固酮系统激活，并且血管紧张素Ⅱ水平的上升导致肾血流速度变慢，肾小球过滤受损，肾小球毛细血管内高压，最终发展为糖尿病肾病。

5. 微血管病变

微血管病变是糖尿病肾病患者肾组织损伤的病理基础，早期主要体现为肾小球肥大、细胞外基质聚集、基底膜增厚。微血管病变的诱因有高血糖的毒性作用、氧化应激水平增强、细胞因子作用、肾素-血管紧张素系统激活、炎性反应等。随着肾小球的肥大时间延长，细胞外基质聚集量增加，基底膜持续增厚，最终导致糖尿病肾病的恶化。

6. 血液流变学异常

糖尿病肾病患者血液流变学异常的主要特征是血液呈高凝状态，血液流速减慢和微血栓的形成。在患者血液分析中发现全血低切还原黏度增加，红细胞变形性降低，纤维蛋白原增加，可能是糖尿病肾病发生发展的重要因素。

7. 细胞因子作用

细胞因子的激活可能也是糖尿病肾病的发病机制之一。目前认为可能与糖尿病肾病有关的细胞因子包括转化生长因子β（TGF-β）、血小板源生长因子（PDGF）、肿瘤坏死因子-α（TNF-α）、血管内皮生长因子（VEGF）、结缔组织生长因子（CTGF）以及核转录因子-κB（NF-κB）等。它们独自发挥作用又相互影响，构成了糖尿病肾病发生发展过程中复杂的细胞因子网，在糖尿病肾病的发生发展中起着重要的作用。

（二）病因病机

1. 饮食失节

糖尿病患者多食善饥，若不控制饮食，长期恣啖酒醴膏粱；或控制太过严格，过度饥饿；或饮冷太过，都会致脾失健运，津液不化，聚留为水，水邪渍肾，引起关门不利，产生水肿。如《素问·奇病论》曰："……此人必数食甘美而多肥也。肥者令人内热，甘者令人中满，故其气上逆，转为消渴。"

2. 久病劳伤

糖尿病是一种终身性疾病，病程较长，病久劳伤。劳伤指饥饿、劳役、营养不良，脾胃元气损伤，土不治水或房劳太过，真元暗损，命门火衰，不制阴寒，水邪泛滥，产生水肿。

3. 失治误治

糖尿病失治，高血糖长期损伤肾脏，影响肾脏气化功能，水湿内停，泛于肌肤，产生水肿。或糖尿病误治，降糖药使用不当，伤及肾脏。

糖尿病肾病属消渴病下消，又称肾消。多为消渴病日久病情发展而致。《景岳全书》曰：

"下消者，下焦病也，小便黄赤，为淋为浊，如膏如脂，面黑耳焦，日渐消瘦，其病在肾，故又名肾消也。"本病主症为尿浊，尿如脂膏。消渴病肾病也常表现为水肿。《圣济总录》谓："此病久不愈，能为水肿痈疽之病。"病情加重，阳气衰微，浊邪壅塞，三焦不通，则为关格，表现为小便不通，呕吐不能进食。

三、实验室检查及其他相关检查

1. 肾穿刺及病理检查

通过肾脏穿刺得到部分肾脏组织，目的为在电子显微镜下观察患者肾脏组织的结构改变，对本疾病有提示意义，同时可排除其他疾病引起的尿白蛋白，也可明确病理分期。

2. 尿白蛋白检测

目的是定量测量尿中的蛋白质含量，从而帮助诊断本病并进行临床分期。在肾脏损伤的早期阶段，肾脏的过滤功能已经受到损伤，可能会在患者尿液中检出蛋白质。由于尿白蛋白排泄受影响的因素较多，可能需要一周内连续测几次，并且患者需要在3～6个月内复查。

3. 眼底检查

糖尿病患者出现糖尿病视网膜病变可确诊糖尿病肾病，眼底检查的目的是确认是否出现糖尿病视网膜病变，从而诊断糖尿病肾病。

4. 肾功能检查

肾功能检查可提示肾脏功能受损程度。

5. 血液检查、尿常规

目的是排除其他疾病引起的尿白蛋白。

四、诊 断 标 准

（一）诊断要点

1）符合美国糖尿病学会2020年制定的糖尿病诊断标准，有明确糖尿病病史。同时与尿蛋白、肾功能变化存在因果关系，并排除其他原发性、继发性肾脏疾病与其他系统性疾病，符合以下情况之一者，可诊断为糖尿病肾脏疾病。

2）随机尿白蛋白/肌酐比值≥30mg/g或尿白蛋白排出率≥30mg/24h且3～6个月内重复检查上述指标，3次中有2次达到或超过临界值；排除感染等其他因素干扰。

3）估算肾小球滤过率<60ml/（min・1.73m^2）3个月以上。

4）肾活检符合糖尿病肾脏疾病病理改变。

（二）分期诊断

根据病程及病理生理演变过程将糖尿病肾脏改变分为 5 期，轻重与肾小球硬化程度呈正相关。

Ⅰ期：肾小球高滤过期。以肾小球滤过率（GFR）增高和肾体积增大为特征，GFR 可高达 150ml/min；尿白蛋白排出率（UAE）正常（<20μg/min，或<30mg/24h）；血压正常。病理：肾小球肥大，基底膜（GBM）和系膜正常。这种糖尿病肾脏受累的初期改变与高血糖水平一致，是可逆的，经过治疗可以恢复，但不一定能完全恢复正常。此期没有病理组织学的损害。

Ⅱ期：正常白蛋白尿期。GFR 增高或正常；UAE 正常（<20μg/min，或<30mg/24h），应激后可升高，休息后可恢复；血压可正常或轻度升高。病理：肾小球毛细血管基底膜增厚和系膜基质增加。

Ⅲ期：早期糖尿病肾病期。GFR 大致正常；UAE 持续 20～200μg/min（或 30～300mg/24h），初期 UAE 20～70μg/min 时，GFR 开始下降至接近正常（130ml/min）；血压轻度升高，降低血压可部分减少尿微量白蛋白的排出。病理：GBM 增厚和系膜基质增加更明显，已有肾小球结带型和弥漫型病变以及小动脉玻璃样变，并已开始出现肾小球功能衰退。此期多发生于病程>5 年的糖尿病患者。

Ⅳ期：临床糖尿病肾病期或显性糖尿病肾病期。GFR 下降（早期 70～130ml/min，后期 30～70ml/min），平均每月下降 1ml/min；大量白蛋白尿，UAE>200μg/min，或持续尿蛋白>0.5g/24h，为非选择性蛋白尿，约 30%的患者可出现典型的糖尿病肾病"三联征"——大量尿蛋白（>3.0g/24h）、水肿和高血压。病理：GBM 明显增厚，系膜基质增宽，功能衰退的肾小球增加（平均占 36%），残余肾小球代偿性肥大。

Ⅴ期：肾衰竭期。GFR 进行性下降，多<10ml/min；尿蛋白量增多或可因肾小球功能衰退而减少，血尿素氮和肌酐增高；伴严重高血压、低蛋白血症、水肿以及尿毒症症状。病理：肾小球广泛硬化、功能损失，肾小管萎缩及肾间质纤维化。

五、鉴 别 诊 断

（一）原发性肾病综合征

糖尿病继发性肾病综合征常有 10 年以上糖尿病病史，而糖尿病并发原发性肾病综合征者则不一定有这么长时间；前者往往同时有眼底改变，必要时做荧光眼底造影，可见微动脉瘤等糖尿病眼底变化，后者则不一定有；前者往往同时有慢性多发性神经炎、心肌病、动脉硬化和冠心病等，后者不一定有；前者尿检查通常无红细胞，后者可能有；前者每有高血压和氮质血症，后者不一定有。对鉴别诊断有困难的肾病综合征，应做肾活检。

（二）急性肾小球肾炎

青少年糖尿病患者在病情稳定、血糖控制良好的情况下突然出现浮肿、蛋白尿，不管是否有肾功能恶化，均需与急性肾小球肾炎相鉴别。急性肾小球肾炎发病前 1～3 周多有感染史，急性起病，少尿、浮肿出现早，90%血压升高，尿检有肾小球性血尿，血补体 C3 有一过性下降。

（三）其他病因引起的蛋白尿

老年糖尿病患者合并有高血压、肾动脉硬化时，也可有蛋白尿。因严重高血压引起的蛋白尿，血压一经控制则蛋白尿减少，且虽有蛋白尿但蛋白量少，早期以肾小管功能损害为主。其他如剧烈运动、发热、心功能不全等均可引起尿蛋白增加，但可通过详询病史、观察临床表现、做实验室检查及其他相关检查协助鉴别。

六、西 医 治 疗

建议对糖尿病肾病患者进行包含不良生活方式调整、危险因素（高血糖、高血压、脂代谢紊乱等）控制及糖尿病教育在内的综合管理，以降低糖尿病肾病患者的肾脏不良事件和死亡风险。

（一）生活管理

如合理控制体重、糖尿病饮食、戒烟及适当运动等。

（二）营养治疗

对未开始透析的糖尿病肾病患者，推荐蛋白摄入量为 0.8g/（kg・d）。过高的蛋白摄入［如＞1.3g/（kg・d）］与蛋白尿增加、肾功能下降、心血管及死亡风险增加有关，低于 0.8g/（kg・d）的蛋白摄入并不能延缓糖尿病肾病进展。对已开始透析的患者蛋白摄入量可适当增加，以免出现营养不良。我国 T2DM 伴白蛋白尿患者维生素 D 水平较低，补充维生素 D 可降低尿白蛋白/肌酐值（UACR），但能否延缓糖尿病肾病进展尚无证据。蛋白质来源应以优质动物蛋白为主，必要时可补充复方α-酮酸制剂。

（三）控制血糖

有效的降糖治疗可延缓糖尿病肾病的发生和进展，推荐所有糖尿病肾病患者进行合理的降糖治疗。多项研究结果显示，钠-葡萄糖共转运蛋白 2 抑制剂（SGLT2i）除有降糖作用外，还有肾脏保护作用。对伴糖尿病肾病的 T2DM 患者，推荐在 eGFR≥45ml/（min・1.73m²）的患者中使用 SGLT2i，以降低糖尿病肾病进展和（或）心血管事件的风险。胰高血糖素样肽-1 受体激动剂（GLP-1RA）能减少糖尿病患者新发大量白蛋白尿的风险，可以考虑在 eGFR≥30ml/（min・1.73m²）的患者中使用。部分口服降糖药需要根据肾功能调整剂量。肾功能不全的患者可优先选择从肾脏排泄较少的降糖药，严重肾功能不全患者宜采用胰岛素治疗。

（四）控制血压

合理的降压治疗可延缓糖尿病肾病的发生和进展。推荐＜65 岁的非妊娠糖尿病患者血压应控制在 130/80mmHg（1mmHg=0.133kPa）以下。对糖尿病伴高血压且 UACR＞300mg/g 或 eGFR＜60ml/（min・1.73m²）的患者，强烈推荐血管紧张素转化酶抑制剂（ACEI）或血管紧张素 II 受体拮抗剂（ARB）类药物治疗。对于此类患者，ACEI 或 ARB 类药物不仅能减少心血管事件，还能延缓肾病进展，包括终末期肾病的发生。对伴高血压且 UACR 为 30～300mg/g 的糖尿病患者，推荐首选 ACEI 或 ARB 类药物治疗。对于这些患者，ACEI 或 ARB 类药物可延缓白蛋白尿进展和减少心血管事件，但减少终末期肾病风险的证据不足。对不伴高血压但 UACR≥30mg/g 的糖尿病患者，使用 ACEI 或 ARB 类药物可延缓白蛋白尿进展，但尚无证据显示 ACEI 或 ARB 类药物可减少主要肾脏终点事件（如终末期肾病）。

（五）抗凝与降脂治疗

糖尿病肾病常伴有高凝状态和高脂血症，是加重微血管病变，导致肾血管硬化的重要原因之一。常用抗凝药物：双嘧达莫、肠溶阿司匹林、华法林等口服药物；降脂药物：他汀类、贝特类、烟酸类、中药类等。血脂控制目标：TC≤4.5mmol/L，TG≤1.7mmol/L，HDL-C≥1.0mmol/L，LDL-C＜2.6mmol/L。

（六）透析治疗和移植

当 eGFR＜60ml/（min·1.73m²）时，应评估并治疗潜在的慢性肾脏病（CKD）并发症；当 eGFR＜30ml/（min·1.73m²）时，应积极咨询肾脏专科医师，评估是否应当接受肾脏替代治疗。透析方式包括腹膜透析和血液透析，有条件的患者可行肾移植。

七、中 医 治 疗

（一）肝肾气阴虚证

症状：腰膝酸软，神疲乏力，头晕目眩，烦热多汗，双目干涩，视物模糊，大便秘结等，舌红少苔，脉弦细数。

治法：补益肝肾，益气养阴，活血清热。

方药：杞菊地黄丸或石斛夜光丸加减。枸杞子 12g，菊花 12g，熟地 24g，山药 12g，山茱萸 12g，丹皮 9g，茯苓 9g，泽泻 9g。

加减：目干涩畏光，或视物不明者，加女贞子、草决明养肝明目；头痛眩晕、耳鸣较甚，或筋惕肉瞤者，为风阳内盛，加石决明、菊花、钩藤、刺蒺藜平肝息风潜阳。

（二）脾肾阳虚证

症状：腰背酸痛，肢体沉重，疲乏无力，纳后腹胀，畏寒肢冷，面足浮肿，大便溏等，舌胖嫩，苔白滑或腻，脉滑数。

治法：益气健脾，助阳补肾。

方药：真武汤或肾气丸加减。茯苓 9g，芍药 9g，白术 6g，炮附子 9g，生姜 9g。

加减：阳虚水泛，浮肿、尿少者，加泽泻、车前子，或合五苓散利水消肿；脾虚以致下利清谷者，加党参、薏苡仁以益气健脾、渗湿止泻。

（三）湿邪滞留、上逆犯胃证

症状：胸脘痞闷或腹部胀满，纳谷不香，恶心、呕吐，大便溏，面足浮肿等，舌胖嫩红，苔黄厚腻，脉滑数。

治法：健脾燥湿，和胃降逆。

方药：大黄附子汤或温脾汤加减。大黄 9g，附子 12g，细辛 3g。

加减：若呕吐甚者，加砂仁、半夏等理气降逆止呕；若呕吐清水不止，可加吴茱萸、生姜以温中降逆。

（四）肾虚血瘀、脉络瘀阻证

症状：腰背酸痛或刺痛，夜间加重，口唇紫暗等，舌暗或有瘀斑，脉沉紧甚则涩滞。

治法：补肾活血。

方药：参芪地黄汤加减。党参 15g，黄芪 15g，生地 15g，山茱萸 9g，山药 9g，丹皮 9g，茯苓 15g，泽泻 15g，桂枝 6g，炙附子 8g。

加减：若疼痛甚者，可加丹参、郁金、延胡索以活血定痛。

（五）水凌心肺证

症状：周身浮肿，心悸气短，胸闷，咳痰，甚则咳喘不能平卧，舌暗，苔滑腻，脉数。

治法：补气养心，泻肺利水。

方药：真武汤合葶苈大枣泻肺汤加减。茯苓 15g，白术 15g，芍药 10g，附子 15g，生姜 15，葶苈子 10g，大枣 10g。

加减：兼见肺气不宣，肺有痰湿，咳喘胸闷者，加杏仁、前胡、桔梗以宣肺，五加皮、防己以泻肺利水。

（伊桐凝）

第五节　糖尿病视网膜病变

糖尿病视网膜病变（diabetic retinopathy，DR）是致盲的重要原因之一。随着我国糖尿病发病率的升高，DR 的发生率与致盲率也呈上升趋势，糖尿病患者致盲危险比非糖尿病患者高 25 倍。DR 致盲的直接原因主要是玻璃体积血，其他原因还有黄斑区大的脂质斑块和牵引性视网膜脱离等，而造成视力轻、中度损害的主要原因是黄斑部水肿和新生血管形成、毛细血管闭塞等。DR 的发生与病程明显相关，糖尿病 3 年、5 年、10 年、15 年病程的发病率分别为 8%、25%、60%、80%，高血糖是公认的视网膜病变发生发展的危险因素，血压、血脂也与之有关。

在糖尿病患者中，约有 70%出现全身小血管和微血管的病变。眼部结膜、角膜、虹膜、前房角、晶状体、视网膜、玻璃体、视神经、眼外肌、眼眶及附近结构均可受累。糖尿病眼病主要有 DR、代谢性白内障、继发性葡萄膜炎、眼肌麻痹。

一、临床表现

（一）早期表现

早期糖尿病患者可无眼部自觉症状，随着病变的发展，可出现不同程度的视力障碍，如闪光感，眼前黑影飘动，视物变形，视野缺损，部分患者可有颜色识别障碍，严重者视力丧失。单纯型 DR 病变累及黄斑，出现黄斑水肿、缺血或硬性渗出侵犯中心，从而导致中心视力显著下降或视物变形。而黄斑以外的大片毛细血管无灌注并不引起自觉症状。增生型 DR 病变波及视盘称为糖尿病性视盘病变，主要包括视盘水肿和缺血性视神经病变。视盘水肿可不伴有视力的丧失；而缺血性视神经病变的临床表现主要是视力的急剧下降，同时可伴有视野缺损、视物变形或变色。增生型 DR 新生血管生成常伴有视网膜静脉阻塞，眼底特征是视网膜静脉扩张、迂曲，视网膜内出血、水肿，视盘水肿。临床症状主要表现为视力明显下降。

（二）增生期表现

增生型 DR 由于新生血管较脆，容易破裂而引起出血，从而导致视力下降，甚至失明。根据出血部位分为视网膜前出血和玻璃体积血。视网膜前出血可细分为玻璃体下出血（指内界膜和玻璃体后界膜间的出血）和内界膜下出血（指内界膜和神经纤维层间的大量出血），出血量一般较大。若出血发生在黄斑区，即使血量较少，也会严重影响患者的视力。玻璃体积血是指视网膜出血量突然增大形成的机械压力，突破玻璃体后界膜和视网膜内界膜进入玻璃体，或已突破内界膜的视网膜新生血管的出血。其临床表现取决于出血量，而当出血进入玻璃体凝胶主体后则形成玻璃体混浊。玻璃体少量出血主要表现为灰尘状、条状、絮块状及漂浮不定的黑影，伴有不同程度视力减退；较多出血可出现视野暗区和视物略发红、模糊，玻璃体混浊增多，并有形状不一的血凝块；大量玻璃体积血可使视力严重减退，甚至只有光感，玻璃体可因浓厚出血而混浊。

二、发病机制及病因病机

（一）发病机制

1. 多元醇途径

正常情况下，葡萄糖在机体内主要经三羧酸循环氧化分解，为细胞代谢提供能量，也可通过糖酵解无氧氧化或戊糖磷酸途径等进行葡萄糖代谢。糖尿病状态下，由于糖代谢紊乱，高血糖使醛糖还原酶的活性增加，多元醇代谢通路活化，从而使山梨醇产生增多。醛糖还原酶是多元醇通路的关键酶，主要存在于视网膜神经节细胞、血管内皮细胞和周细胞内。由于山梨醇在细胞内很少进一步代谢，且是一种极性很强的化合物，难以透出细胞膜，于是造成了山梨醇在细胞内浓度增大而致渗透压升高，最终对细胞造成破坏，引起周细胞选择性丧失、基底膜增厚、内皮细胞增生，导致视网膜微血管病变。

2. 糖基化终末产物

糖基化终末产物（AGE）是体内蛋白质与糖（如葡萄糖）在无酶条件下反应生成的产物，存在于血液、细胞和组织内。长期高血糖引起机体细胞内外的蛋白质非酶促糖基化而形成大量 AGE。一方面 AGE 通过影响细胞或组织的功能导致糖尿病的各种慢性并发症；另一方面，AGE 可与特异性受体首先在单核细胞和巨噬细胞中发生结合，从而改变蛋白质和细胞的功能，导致糖尿病微血管并发症的发生。

3. 氧化应激

氧化应激是指机体遭受各种有害刺激时体内高活性分子如活性氧自由基和活性氮自由基产生过多，氧化与抗氧化作用失衡，倾向于氧化，从而导致中性粒细胞炎性浸润，蛋白酶分泌增加，最终产生大量氧化中间产物。自由基主要通过膜蛋白质氧化和超氧化，以及攻击膜蛋白及胞内酶系统和核酸，使细胞增殖周期延长，从而诱导细胞凋亡。

4. 蛋白激酶 C 的活化

高糖可以使视网膜内皮细胞二酯酰甘油（DAG）合成增加，从而激活蛋白激酶 C（PKC）。PKC 是体内重要的第二信使，是许多血管活性物质和细胞因子的共同信号转导途径。PKC 激活可引起视网膜血管收缩、阻塞，致使局部缺血、缺氧。此外，在高糖状态下，进入磷酸戊糖途径的葡萄糖增加，PKC 活性增加，血管舒张性前列腺素产物增多，可能导致视网膜血流量和血管通透性增加，从而发生 DR。

（二）病因病机

1. 阴虚燥热，精血亏耗

本病由消渴引起，故病机亦与消渴密切相关。阴虚是发病的本质，燥热是阴虚的体现。《临证指南医案·三消》指出："消渴不越阴亏阳亢、津涸热淫而已。"精血津液等营养物质属阴，目之能视，有赖于精血津液的滋养，阴虚必致目失所养，使目视不明。肾虚贯穿于糖尿病和糖尿病性视网膜病变的始终。肝肾亏虚对 DR 的发生可能起着关键性作用。正如《仁斋直指方·眼目方论》所言："肝肾之气充，则精采光明；肝肾之气乏，则昏矇晕眩。"

2. 气阴两虚

DR 虽与肝肾虚损尤为相关，但与心脾亏虚也有较密切的关系。脾主运化，为气血生化之源，养目之精微物质，一则需脾健运，方能化源充足；二则有赖脾气上升，方能上养于己。同时，心主血脉，血行目络之中而不致停滞或外溢，尚需心气的推动和脾气的固摄。因此，心脾亏虚不仅使养目之精微物质匮乏，还致瘀血产生，目络阻滞。脾虚失于固摄致血溢脉外，形成视网膜出血。

3. 阴阳两虚，目无所见

目居上位，为人之上窍，精血津液等依赖阳气之温煦、固摄和推动，方能上输于目，滋养目窍。因此，阴损及阳，阳气亏虚，必加重目窍失养，促使 DR 的发生发展，使目视不明。水液的运行输布亦有赖于阳气的推动和温煦；阳气不足，则水液停聚，痰浊内生。

4. 瘀血

瘀血是 DR 的重要病机。阴虚燥热、血液黏稠可致瘀血；气虚帅血无力可致瘀血；瘀血既是病理产物，又是第二病因；瘀血阻滞，精微不能敷布，目窍失养；瘀血郁而化热，伤津耗气，致使气阴两虚与血液瘀滞并见；瘀阻眼络，血不循经而渗漏溢于络外。瘀血阻络，久则失其常度，则变生新生血管。《金匮要略》云："血不利即为水。"瘀血又会导致水停和痰浊。

5. 痰浊

DR 大多发生在患糖尿病近十年以后，日久瘀血、痰浊并生。痰浊、瘀血常互为因果，或因痰致瘀，或因瘀致痰而形成痰瘀互阻之势，致病势缠绵。同时，60%的糖尿病患者为肥胖体型，中医把无形之痰滞留于脏腑、经络致身体肥胖者，称为痰湿之体。故痰阻目络是本病的基本病机之一。痰者而为视衣翳障（视网膜渗出物），水者而为视衣水肿（视网膜水肿）。

总体来说，肝肾虚损、阴损及阳、目失所养是 DR 发生的基本病机；心脾亏虚、因虚致瘀、目窍闭阻是 DR 发生发展的重要病机；本虚标实、虚实夹杂则为其证候特点。本虚即肝肾虚损，标实即瘀血、痰浊。其中非增生期 DR 以气阴两虚、肝肾不足、目络瘀阻为主。进入增生期后则以瘀血阻络、痰浊内生及痰瘀互结致目络损伤为其特点。

三、实验室检查及其他相关检查

1. 检眼镜检查

该法可分为直接检眼镜法和间接检眼镜法。前一种检查方法可直视患者眼底视网膜血管瘤、视网膜内出血、新生血管以及静脉串珠样改变等。后一种检查方法的放大倍数相对较小，但可见范围比较大，且具有立体感。DR 患者视网膜检测及分级的金标准是通过间接检眼镜法确定的。

2. 眼底照相和裂隙灯生物显微镜

散瞳后眼底照相和裂隙灯生物显微镜下眼底检查是诊断 DR 最常用的两个方法。

3. 眼底荧光血管造影术（FFA）和光学相干断层扫描（OCT）

FFA 能诊断 DR 早期病变并指导治疗。FFA 比眼底照相能更早期、更准确地发现病变，具有更高的诊断价值。FFA 具有检查方便、敏感度及特异度高的特点，且对 DR 早期诊断的检出率明显高于检眼镜检查，能准确诊断 DR 分期。虹膜血管造影术（IFA）联合 FFA 检查能对增生型 PDR 患者是否合并 DI（糖尿病虹膜病变）给予个体化的评估，为其针对性治疗提供帮助。OCT 是识别视网膜水肿的部位和严重程度最灵敏的方法。

4. 眼底超声

玻璃体积血或白内障者，使用眼底超声评估视网膜被牵拉和牵引性视网膜脱离。

图形视觉诱发电位（P-VEP）是视网膜受图形刺激后在枕叶视皮层诱发的电活动，DR 致 P-VEP 异常对早期 DR 异常的检出率明显高于 FFA。P-VEP 对糖尿病患者在尚无视网膜病变以及只有非增生期 DR 患者的监测具有一定的临床应用价值。

单纯型 DR 与增生型 DR 的主要区别在于是否有新生血管的形成，而视网膜缺血被认为是 DR 进展至增生期的基本病变。

四、诊断标准及分级

目前推荐使用 2002 年国际眼病学会制定的 DR 分级标准，该标准将糖尿病黄斑水肿

（DME）纳入到 DR 中进行管理。DR 的国际临床分级标准见表 6-2。DME 的分级标准见表 6-3。

表 6-2　糖尿病视网膜病变的国际临床分级标准（2002 年版）

病变类型	散瞳眼底检查所见
无明显视网膜病变	无异常
非增生型糖尿病视网膜病变	
轻度	仅有微动脉瘤
中度	不仅存在微动脉瘤，还存在轻于重度非增生型糖尿病视网膜病变的表现
重度	出现以下任何 1 个表现，但尚无增生型糖尿病视网膜病变。包括：①4 个象限中所有象限均有多于 20 处视网膜内出血；②在 2 个以上象限有静脉串珠样改变；③在 1 个以上象限有显著的视网膜内微血管异常
增生型糖尿病视网膜病变	出现以下 1 种或多种体征，包括新生血管形成、玻璃体积血或视网膜前出血

表 6-3　糖尿病黄斑水肿严重程度分级标准

病变严重程度	眼底检查所见
无明显糖尿病黄斑水肿	后极部无明显视网膜增厚或硬性渗出
有明显糖尿病黄斑水肿	
轻度	后极部存在部分视网膜增厚或硬性渗出，但远离黄斑中心
中度	视网膜增厚或硬性渗出接近黄斑，但未涉及黄斑中心
重度	视网膜增厚或硬性渗出涉及黄斑中心

五、西 医 治 疗

（一）健康教育

通过对糖尿病患者及其家属的健康教育，使其能够掌握 DR 危险因素相关知识，鼓励患者坚持健康的生活方式，遵循有效的随访计划，进而达到 DR 的早防早治。

（二）DR 的内科治疗

1）血糖、血压和血脂的良好控制可预防或延缓 DR 的进展。

2）非诺贝特可减缓 DR 进展，减少激光治疗需求。

3）轻中度的非增生型 DR 患者在控制代谢异常和干预危险因素的基础上，可进行内科辅助治疗和随访。这些辅助治疗的循证医学证据尚不多。目前常用的辅助治疗包括抗氧化、改善微循环类药物，如羟苯磺酸钙；活血化瘀类中成药，如复方丹参、芪明颗粒和血栓通胶囊等。

4）对于 DME，抗血管内皮生长因子注射治疗比单纯激光治疗更具成本效益。

5）糖皮质激素局部应用可用于威胁视力的 DR 和 DME。

6）DR 不是使用阿司匹林治疗的禁忌证，阿司匹林对 DR 没有疗效，但也不会增加视网膜出血的风险。

（三）眼科治疗

激光光凝术仍是高危增生型 DR 患者及某些严重非增生型 DR 患者的主要治疗方法。根据 DR 的严重程度以及是否合并 DME 来决策是否选择激光治疗，必要时可行玻璃体切除手术。妊娠会加速 DR 的发生和发展，激光光凝术可用于治疗孕期重度非增生型 DR 患者和增生型 DR 患者。

六、中 医 治 疗

（一）阴虚燥热证

症状：口渴多饮，消谷善饥，舌红、苔黄。眼底检查：视网膜出血、水肿、渗出。

治法：滋阴清热。

方药：增液白虎汤加减。生地 10g，玄参 10g，麦冬 10g，知母 10g，石膏 30g，谷精草 8g，木贼草 8g，炒山栀 6g，丹皮 6g。

加减：若烦渴不止，小便频数，而脉数乏力者，为肺热津伤，气阴两伤，可选用玉泉丸或二冬汤。

（二）瘀血阻络证

症状：该病日久，热灼血络，血瘀目络，眼底见视网膜出血，久不吸收，甚则玻璃体积血，舌紫暗或有瘀斑、瘀点。

治法：凉血活血。

方药：犀角地黄汤加减。犀角（或用水牛角代替）30g，生地 24g，白芍 12g，丹皮 9g，丹参 10g，麦冬 8g，玄参 8g，三七粉 6g，茜草根 8g。

加减：若四肢不温，舌淡脉弱者，当为气虚无以行血，加党参、黄芪等益气活血。

（三）肾阴亏虚证

症状：口干乏力，腰膝酸软，舌淡暗、无苔或少苔，眼底见视网膜出血、渗出、水肿或机化。

治法：滋阴补肾。

方药：增液汤合六味地黄汤加减。生地 15g，玄参 15g，麦冬 15g，山药 12g，泽泻 9g，茯苓 9g，山萸肉 12g，丹皮 9g，熟地 24g。

加减：阴虚火旺而烦躁，五心烦热，盗汗，失眠，可加知母、黄柏滋阴泻火；尿量多而浑浊者，加益智仁、桑螵蛸等益肾缩尿。

对于视网膜病变及糖尿病白内障者，早期服用中成药石斛夜光丸、明目地黄丸、杞菊地黄丸，也有一定疗效；对于视网膜出血者可服用云南白药；对于眼底出血久不吸收者，静脉滴注丹参注射液有一定疗效。

（张志婧）

第六节 糖尿病下肢动脉病变

下肢动脉病变（lower extremity arterial disease，LEAD）是外周动脉疾病的一个组成成分，表现为下肢动脉狭窄或闭塞。其主要病因是动脉粥样硬化，但动脉炎和栓塞等也可导致 LEAD。糖尿病下肢动脉病变（diabetic lower-extremity arterial disease，DLEAD）是指在糖尿病的基础上发生的下肢动脉粥样硬化，造成下肢远端组织缺血的表现。与非糖尿病患者相比，糖尿病患者更常累及股深动脉及胫前动脉等中小动脉，LEAD 的患病率随年龄的增加而增加，糖尿病患者与非糖尿病患者相比，发生 LEAD 的危险性增加 2 倍。我国 2004 年、2012 年两次糖尿病足调查结果显示，糖尿病足合并 LEAD 者分别为 62.9% 和 59.0%，表明糖尿病合并 LEAD 是糖尿病足溃疡（DFU）发生的重要病因之一，且合并感染是溃疡不愈合和大截肢的预测因素；与糖尿病神经病变导致的足溃疡相比，LEAD 导致的足溃疡复发率高，截肢率增加 1 倍。

一、临 床 表 现

（一）症状

患者有糖尿病病史和"三多一少"的症状，血糖长期控制不佳。早期以下肢远端缺血为主要表现，是一种慢性、渐进性的病理过程。表现为手足怕冷，肢端发凉，皮肤着色变暗，趾甲变厚、变脆等，继而发展出间歇性跛行、静息痛等动脉病变症状。间歇性跛行是病变最早及最典型的症状；静息痛是一种严重的持续性疼痛，由下肢血供逐渐减少所致，可伴有下肢麻木及痛觉、温度觉的减退，疼痛常在夜间加重，下肢下垂位可使疼痛减轻。中期可引起患肢麻木、感觉迟钝、紊乱或丧失感觉；晚期可引起下肢的局部坏死或坏疽，以足的改变（糖尿病足）最为明显，肢端动脉搏动减弱或消失。因挤压、外伤等继发原因，引起足部皮肤的溃疡，感染可迅速蔓延，扩大到组织间隙及腱鞘，形成蜂窝织炎、多发性脓肿，甚至发展为骨髓炎，有 10%～30% 的患者因此截肢，甚至导致死亡。

（二）体征

DLEAD 早期患者多无明显的体征，或者仅有双下肢皮肤温度的降低，逐渐会出现足背动脉及胫后动脉搏动减弱，甚至触不到动脉搏动。

二、发病机制及病因病机

（一）发病机制

1. 血管内皮功能障碍

糖尿病患者体内因为血脂谱的异常致使患者体内的 LDL-C 水平异常增高，在高糖状态下使得患者体内的 LDL-C 被诱导，使其被氧化和糖基化；并且因为糖基化终末产物水平的明显上升使得体内自由基的水平明显上升，这也从另一个方面使血管管壁动脉硬化的病程进一步发展。

2. 氧化应激的增强

Brownlee 提出血糖增高会导致内皮细胞线粒体生成超氧阴离子（O_2^-），超氧阴离子增多可以激活多元醇通路、蛋白激酶 C 途径及氨基己糖途径，引起糖基化终末产物（AGEs）的形成，从而引起细胞功能紊乱，参与 DLEAD 的发生。NO 具有保护血管内皮细胞的作用，而超氧阴离子可以抑制 NO 生物活性，使 NO 保护血管内皮细胞的作用减弱，增加了 DLEAD 发生的概率。

3. 高血糖状态

糖尿病患者长期的高血糖状态对患者血管内皮细胞损害特别明显，进而导致糖尿病患者血管并发症的出现。因此，糖尿病患者血糖的异常升高是血管管壁病变的危险因子。

4. 血脂异常

大多数糖尿病患者多合并有血脂紊乱，这也是糖尿病患者血管动脉粥样硬化症高发的一个重要危险因素。其中糖尿病患者血脂紊乱多表现为 TG 异常升高和 LDL-C 异常升高，HDL-C 多正常或降低，TC 一般正常或升高。糖尿病患者体内脂蛋白脂肪酶的活性明显降低，这种内环境致使患者血液中的 LDL-C 明显上升；且高血糖的状态下，LDL-C 易感性增加。上述两种情况可使 LDL-C 有两种变化：氧化、糖基化，这两种形式的转变也是 LDL-C 参与动脉硬化的发生、发展的重要机制。

5. 炎症反应

正常血管内皮可以保持血管正常的收缩舒张功能，防止炎症和血小板黏附。近年来，炎症反应在 DLEAD 中发挥重要作用的理论受到诸多学者的关注。陈良苗等认为 Hp 感染是 DLEAD 的危险因素：一方面，Hp 可以产生具有还原性的脂多糖，通过诱导血浆纤溶酶原抑制物 PAI-1 和内皮细胞黏附分子的表达，抑制一氧化氮合酶，促进动脉粥样斑块的形成；另一方面，HP 感染能升高血脂，加重血管壁的炎症反应，促进动脉硬化的形成和发展。

（二）病因病机

1. 先天禀赋不足

先天禀赋不足是引起消渴的重要内在因素。《灵枢·五变》曰："五脏皆柔弱者，善病消瘅。"这与现代医学认为糖尿病的发生具有家族遗传性相似。糖尿病持续高血糖状态是 DLEAD 发生的基础。

2. 饮食不节

长期暴饮暴食、嗜食肥甘厚腻之品，易损伤脾胃；脾胃运化失常，积热内盛，化燥伤津，耗伤津液，发为消渴。消渴患者长期饮食不节，活动减少，血脂增高，高脂血症使血液黏稠度增加，管腔狭窄，增加了动脉粥样硬化发生的概率。

3. 劳欲过度

房事不节，劳欲过度，损伤肾阳，肾阳乃人体一身阳气之根本，阳虚寒凝，血液凝滞，阻塞脉络，脉管狭窄，导致动脉粥样硬化，动脉粥样硬化是 DLEAD 的病理基础。

整体而言，痰浊瘀血互结贯穿于糖尿病血管病变的始终，是导致糖尿病血管病变的主要原因。痰浊瘀血留滞在脉络（管腔），可导致脉络瘀滞不通，不通则痛，患者即会出现疼痛的临床表现，因此痰瘀互结是 DLEAD 的基础。

三、实验室检查及其他相关检查

（一）超声检查

下肢彩色超声多普勒直接反映动脉粥样硬化度、血管狭窄的部位和程度，具有无创伤、重复性好的特点，是评估 DLEAD 的重要检查方法之一。

下肢动脉病变患者可出现以下描述：血管腔内见较大斑块处彩色血流充盈缺损，狭窄部血流速变细，呈五彩镶嵌色彩，收缩期峰值流速增快，舒张期反向血流消失。闭塞段内无彩色血流显示，闭塞或重度狭窄段以下血管腔内彩色血流单一、暗淡，血流速度减慢，呈单相低速血流频谱。

（二）踝臂指数

踝臂指数（ABI）是踝动脉收缩压和上肢肱动脉收缩压的比值。ABI<0.9 对诊断外周疾病具有很好敏感性和特异性。糖尿病病程与踝臂指数成反比，和下肢血管病变程度呈正相关，随着糖尿病病程的增加，ABI 逐渐下降，血管狭窄逐渐加重。

（三）血液流变学检查

动脉粥样硬化与血脂异常有明显关系，而糖尿病患者大多伴有高脂血症。血液流变学通过检测患者血液中全血黏度、血浆黏度及血细胞比容等指标的变化，有助于提早发现 DELAD。

（四）数字减影血管造影

数字减影血管造影（DSA）因其特有的优点长期以来被认为是诊断血管病变的"金标准"。但是 DSA 是一种有创性检查，可引发血栓、局部血肿等并发症，故不易被患者接受。目前 DSA 仍然广泛用于下肢动脉闭塞性疾病的诊断与治疗。

（五）CT 血管成像

CT 血管成像（CTA）是一种无创或微创性血管检查技术，具有无创、并发症少、操作简单、易于发现远端动脉闭塞等优点，优于 DSA，故临床使用比较广泛。

四、诊 断 标 准

1）符合糖尿病诊断。

2）具有下肢动脉狭窄或闭塞的临床表现。

3）如果患者静息 ABI≤0.9，无论患者有无下肢不适的症状，都应该诊断 DLEAD。

4）运动时出现下肢不适且静息 ABI≥0.9 的患者，如踏车平板试验后 ABI 下降 15%～20%，应该诊断 DLEAD。

5）患者超声多普勒、CT 血管成像、磁共振血管成像和数字减影血管造影检查下肢动脉有狭窄或闭塞病变。

6）如果患者静息 ABI<0.4 或踝动脉压<50mmHg 或趾动脉压<30mmHg，应该诊断严重肢体缺血（CLI）。

7）DLEAD 一旦诊断，临床上应该进行 Fontaine 分期：Ⅰ 期，无症状；Ⅱa 期，轻度间歇性跛行；Ⅱb 期，中-重度间歇性跛行；Ⅲ期，缺血性静息痛；Ⅳ期，缺血性溃疡或坏疽。

五、鉴 别 诊 断

（一）糖尿病周围神经病变

糖尿病周围神经病变是一组以感觉及自主神经症状为主要临床表现的疾病。常常在血糖控制不佳几年后出现，主要表现为下肢远端持续性的麻木感、足底烧灼感、针刺感及刀割样疼痛，夜间加重，自下向上进展。

（二）多发性肌炎

多发性肌炎多起病缓慢，主要四肢近端无力，可有明显肌肉疼痛，一般无感觉障碍，可有肌痛和肌肉压痛，肌酶增高，肌电图为肌源性损害。患者行肌电图进一步区别本病。

（三）重症肌无力

重症肌无力首发症状为眼外肌麻痹，如眼睑下垂、复视，起病缓慢，活动后加重，休息后好转。脑神经可受累，出现面肌瘫痪、吞咽困难、饮水反呛等；呼吸肌和膈肌也可受累，出现呼吸困难、咳嗽无力。

六、西 医 治 疗

（一）DLEAD 的治疗目的

预防全身动脉粥样硬化疾病的进展，预防心血管事件，预防缺血导致的溃疡和肢端坏疽，预防截肢或降低截肢平面，改善间歇性跛行患者的功能状态。

（二）DLEAD 的防治

DLEAD 的规范化防治包括 3 部分，即一级预防（防止或延缓 DLEAD 的发生）、二级预防（缓解症状，延缓 DLEAD 的进展）和三级预防（血运重建，降低截肢和心血管事件的发生）。

1. DLEAD 的一级预防

筛查 DLEAD 的高危因素，并给予 DLEAD 相关知识的教育，及早纠正不良生活方式，如戒烟、限酒、控制体重等。严格控制血糖、血压、血脂，有适应证者给予抗血小板治疗。

2. DLEAD 的二级预防

在一级预防的基础上,对于有症状的 DLEAD 患者,建议应用小剂量阿司匹林,剂量建议为 75~100mg/d。对于足部皮肤完整的缺血型患者,指导患者进行运动康复锻炼,最有效的运动为平板运动或走步,强度达到引发间歇性跛行后休息,每次 30~45 分钟,每周至少 3 次,时间至少持续 3~6 个月。给予相应的抗血小板药物、他汀类调脂药、ACEI 及血管扩张药物治疗,可以改善患者的下肢运动功能。多数 DLEAD 患者往往合并周围神经病变,但缺乏 DLEAD 的临床症状。因此,对糖尿病患者常规进行 DLEAD 筛查至关重要。对于已经发生 DLEAD 的患者,结构化教育可以改善患者的下肢运动功能,改善患者的身体状况;心理干预可以改善患者的步行行为,增加无痛性行走距离,提高患者的生活质量。

3. DLEAD 的三级预防

主要针对慢性严重肢体缺血(critical limb ischaemia,CLI)患者,CLI 患者往往表现为静息痛、坏疽、溃疡不愈合,且具有极高的截肢和心血管死亡风险,血管病变主要是股动脉、腘动脉闭塞。根据缺血持续时间分为急性(≤2 周)和慢性(>2 周),以慢性更为常见。由于 CLI 患者血管重建术后 3 年累积截肢或死亡率高达 48.8%,远高于间歇性跛行患者(12.9%),因此,其临床治疗目标包括降低心血管事件发生率及死亡率,缓解肢体疼痛,促进溃疡愈合,保肢及改善生活质量。

在内科保守治疗无效时,需行各种血管重建手术,包括外科手术治疗和血管腔内治疗,可大大降低截肢率,改善生活质量。外科手术治疗包括动脉内膜剥脱术、人造血管和(或)自体血管旁路术等。腔内治疗的方法有很多,目前认为药物涂层球囊和药物洗脱支架的应用可显著提高远期通畅率,但存在发生对比剂相关性肾病的风险,尤其是有潜在或存在肾功能不全的患者,发生率较高且预后较差。当出现不能耐受的疼痛、肢体坏死或感染播散时,则考虑行截肢手术。

七、中 医 治 疗

(一)辨证论治

1. 气虚血瘀证

症状:下肢末端麻木、疼痛,怕冷,气短懒言,倦怠乏力。皮温低、间歇性跛行、皮肤色泽苍白或暗红、足背动脉搏动减弱。舌暗淡,或有瘀斑,苔薄白,脉细数无力,或细涩。

治法:益气活血。

方药:补阳还五汤加减。黄芪 30g,当归 15g,赤芍 15g,川芎 15,桃仁 10g,红花 10g,地龙 10g。

加减:气虚严重者应配伍行气药,如檀香、砂仁、香附、厚朴、陈皮等,气行则津液行,气行则水自消,气行则瘀自化。血虚者配伍补血药,如白芍、熟地,可养血利水。

2. 痰瘀互结证

症状:下肢末端有刺痛感,胸脘腹胀,或食后饱满,头身困重,体形肥胖,心胸烦闷,四肢倦怠,小便黄赤,大便不爽,舌暗红苔腻,脉涩。

治法：消痰化瘀。

方药：加味六藤水陆蛇仙汤加减。海风藤 30g，青风藤 30g，络石藤 30g，忍冬藤 30g，钩藤 30g，鸡血藤 30g，威灵仙 15g，乌梢蛇 15g，水蛭 10g，桃仁 20g，红花 20g，桂枝 20g，黄芪 30g。

加减：湿痰内盛，清浊升降失司，恶心呕吐者加川厚朴、苍术、砂仁以燥湿和胃止吐。

3. 气阴两虚证

症状：咽干口燥，倦怠乏力，多食易饥，口渴喜饮，气短懒言，五心烦热，心悸失眠，溲赤便秘。舌红少津液，苔薄或花剥，脉细数无力，或细而弦。

治法：活血化瘀，益气养阴。

方药：生脉散合活血通脉饮加减。丹参 15g，金银花 10g，赤芍 10g，当归 15g，川芎 15g，土茯苓 10g，牛膝 10g，地龙 8g，延胡索 15g，人参 15g，麦冬 15g，五味子 15g。

加减：气虚肌表不固、自汗不止者重用黄芪、桂枝、白芍以益气固表。

4. 湿热毒盛型

症状：患足局部漫肿、灼热，皮色潮红或紫红，触之患足皮温高或有皮下积液，有波动感，切开可溢出大量脓液，严重时可累及全足及小腿，舌质红绛，苔黄腻，脉滑数。趺阳脉可触及或减弱，局部皮温偏高。

治法：清热解毒，活血利湿。

方药：四妙勇安汤合五味消毒饮加减。金银花 30g，玄参 20g，当归 10g，黄柏 10g，苍术 10g，赤芍 10g，丹皮 10g，紫花地丁 20g，甘草 10g，蒲公英 30g。

加减：神昏谵语者加用安宫牛黄丸。

（二）中药熏药疗法

DLEAD 患者早期是以肢体麻木，疼痛，温度觉、痛觉减退为主，除口服中药治疗外，可采用中药熏药治疗作用于局部，能够在短时间内缓解患者的疼痛症状，减轻患者痛苦，现在临床使用较为广泛。

痰浊瘀血贯穿于糖尿病下肢血管病变发生、发展的全过程，故以祛痰消浊、活血化瘀为治疗原则自拟方如下：透骨草 50g，桂枝 20g，川椒 30g，艾叶 50g，木瓜 50g，伸筋草 30g，红花 50g，赤芍 50g，白芷 30g，川乌 10g，草乌 10g，川芎 50g。

上述中草药加水 300ml，煎煮，现配现用，水温 38～42℃（注意水温不宜太热，以防烫伤），药剂以浸没两足内外踝关节上 2 寸为准，隔日一次，每次 30 分钟。10 次为一个疗程，总计 5 个疗程。

（时珊珊）

第七节　糖尿病神经病变

糖尿病神经病变是糖尿病常见的并发症之一，可累及人体神经系统的任意部分，包括中枢神经系统（脑和脊髓）和周围神经系统（脑神经、脊神经和自主神经）。常见的糖尿病神经病变的类型为远端对称性多发性神经病变（DSPN）和自主神经病变，其中 DSPN 是最常见的类型，通常也被一些学者称为糖尿病周围神经病变。

T2DM 患者神经病变的发生发展与糖尿病病程、血糖控制状况、肥胖、胰岛素抵抗和慢性低度炎症等因素相关，病程 10 年以上者易出现明显的临床表现。随着人们对神经系统损害认识的不断提升和新的检查手段（如 CT、MRI、PET、肌电图及神经肌肉活检）的普遍应用，糖尿病神经系统并发症的检出率明显增高，成为糖尿病最常见的并发症。

一、临 床 表 现

（一）弥漫性神经病变

1. 远端对称性多发性神经病变

一般表现为对称性多发性感觉神经病变，最开始影响下肢远端，随着疾病的进展，逐渐向上发展，形成典型的"袜套样"和"手套样"感觉。最常见的类型为大神经纤维和小神经纤维同时受累，部分以大神经纤维或小神经纤维受累为主要临床表现。

2. 自主神经病变

自主神经病变可累及心血管、消化、泌尿生殖等系统，还可能出现体温调节障碍、泌汗异常及无症状低血糖、瞳孔功能异常等。

心脏自主神经病变（CAN）早期可无症状，只有通过深呼吸降低心率变异性（HRV）才能检测到。由于心脏迷走神经及交感神经功能紊乱，晚期可表现为静息状态下心动过速、直立性低血压。直立性低血压患者还可出现血压昼夜变化消失，夜间可出现仰卧位高血压以及餐后低血压表现，还可表现为运动不耐受、晕厥、无症状型心肌梗死、心搏骤停甚至猝死。

胃肠道自主神经病变的主要临床表现包括食管动力障碍、胃食管反流、胃轻瘫、腹泻、大便失禁和便秘等。胃轻瘫主要表现为恶心、呕吐、早饱、腹胀感及上腹疼痛。

泌尿生殖道自主神经病变表现为性功能障碍和膀胱功能障碍。性功能障碍在男性可导致勃起功能障碍（ED）和（或）逆向射精，在女性表现为性欲降低、性交时疼痛增加、性唤起能力降低以及阴道润滑性下降。膀胱功能障碍表现为夜尿、尿频、尿急、尿流速降低、尿潴留及尿路感染等。

其他自主神经病变：泌汗异常主要表现为多汗或无汗，出汗减少会导致手足干燥开裂，容易继发感染。无症状低血糖是指当支配内分泌腺体的自主神经发生病变时，糖尿病患者在低血糖状态下应激激素如儿茶酚胺、生长激素等分泌常延迟或减少，造成患者对低血糖感知减退或无反应，使低血糖恢复的时间延长。因此，应加强血糖监测。CAN 患者若出现瞳孔功能异常可表现为瞳孔反应显著下降，瞳孔直径减小，对可卡因和磷脂酰胆碱测试的反应减弱，使用滴眼液后瞳孔大小不均等。

（二）单神经病变

单神经病变可累及单脑神经或周围神经，脑神经损伤以上睑下垂（动眼神经）最常见，其他包括面瘫（面神经）、眼球固定（外展神经）、面部疼（三叉神经）及听力损害（听神经）等。单发周围神经损伤包括尺神经、正中神经、股神经和腓总神经等。同时累及多个单神经的神经病变为多发性单神经炎，需与多发性神经病变相鉴别。

（三）神经根或神经丛病变

糖尿病神经根神经病变通常累及腰骶神经丛，常表现为单侧、以肢体近端为主的剧烈疼痛，伴有体重减轻、近端肌无力、肌萎缩。

二、发病机制及病因病机

（一）发病机制

糖尿病神经病变的病因和发病机制尚未完全阐明，目前认为主要与高血糖、脂代谢紊乱及胰岛素信号通路异常所导致的一系列病理生理变化相关，其中包括多元醇途径、糖酵解途径、己糖胺途径、晚期糖基化终末产物途径、Toll 样受体 4 信号转导通路、氧化低密度脂蛋白受体 1 信号通路等，单独或共同作用导致细胞 Na^+-K^+-ATP 酶表达下调、内质网应激、线粒体功能障碍、DNA 损伤、炎症信号增强及炎症因子水平升高。此外，胰岛素信号通路异常可引起神经营养信号缺失，抑制神经轴突生长，促进细胞凋亡。糖尿病微循环障碍可导致缺氧，从而引起神经元等细胞的损伤，最终导致神经元、神经胶质细胞、血管内皮细胞等发生不可逆性损伤，促使糖尿病神经病变的发生。

（二）病因病机

外感风寒湿之气，以及血虚、气虚、液少、内风、痰湿、瘀血、情志等内在病理因素，均可导致机体的麻木痹痛。正如《金匮要略》所述："血痹阴阳俱微"、"外证身体不仁"。明代汪机《医学原理》记载："有气虚不能导血荣养筋脉而作麻木者；有因血虚无以荣养筋肉，以致经隧凝涩而作麻木者"。《张氏医通》称："湿热下流，两脚麻木，或如火燎者，二妙加牛膝作丸，不应，少加肉桂"。

近年来，许多现代医家对该病的病因病机做了深入的探讨，总的认为：该病乃因消渴日久，耗伤正气，阴阳气血、脏腑受损，不荣则痛且痿；另因久病入络，痰瘀痹阻则痛。糖尿病周围神经病变的病理过程分为络滞、络瘀、络闭、络损 4 个不同阶段，主要治则为益气温阳，要始终重视活血化瘀通络法的应用；糖尿病消化系统自主神经病变的基本病机是中焦气机升降逆乱，选方用药以辛开苦降、调畅中焦气机为主；糖尿病神经源性膀胱的主要病机为肾阳亏虚、瘀血、湿热、气滞等蕴结于膀胱，治疗宜以行气为主，兼顾祛瘀、利水；糖尿病性勃起功能障碍的病机是肾阳虚、气滞血瘀，治疗宜以活血壮阳、行气化瘀为主。

三、实验室检查及其他相关检查

（一）远端对称性多发性神经病变检查

1. 肌电图

无论是否出现临床症状，糖尿病患者只要并发周围神经病变，肌电图则可见神经传导速度发生变化。当临床已具有明显的神经损害症状时，运动神经传导速度会显著减慢，感觉神经电位减小或者消失。肌电图对于周围神经病变有重要的诊断价值，可为诊断、治疗、预后及鉴别诊断提供客观依据。

2. 诱发电位

其检测不依赖于受检者的主观判断，而是客观地反映有关感觉径路的病变损伤及其程度，是对感觉系统进行客观及定量测定的唯一手段，对婴幼儿、智能障碍、麻醉或者昏迷等不合作患者尤有价值。皮质晚电位可以反映出感觉信号到达大脑的综合效应和高级功能，是至今反映心理精神状态的唯一客观手段。

（二）心脏自主神经病变检查

1. 卧立位血压试验

患者在仰卧位的 1 分钟内行两次血压测量，从仰卧位转换至直立倾斜体位或站立位后 3 分钟内，每 30 秒测量一次血压，收缩压降低≥20mmHg（1mmHg=0.133kPa）或舒张压降低≥10mmHg 即为阳性，考虑为直立性低血压。

2. 血压监测

有昼夜血压变化消失的患者，可行 24 小时动态血压监测。

3. 静息性心动过速

静息状态下心率＞100 次/分。

4. HRV 的检测

（1）深呼吸 HRV　在深呼吸 1～2 分钟期间进行心电图记录，以呼气期间最长 R-R 间隔除以吸气期间最短 R-R 间隔（E/I 比值）作为评估 HRV 的指标。

（2）卧立位 HRV　患者从卧位开始起身时即进行心电图记录，站立后第 20 次心跳和第 40 次心跳之间的最长 R-R 间隔除以站立后第 5 次心跳和第 25 次心跳之间的最短 R-R 间隔（30∶15）作为评估卧立位 HRV 的指标。正常人在深呼吸或体位改变时，心率会加快，HRV 增高，而在 CAN 患者，其心率可能无变化，HRV 下降。

（3）Valsalva 动作 HRV　嘱患者行 Valsalva 吸气屏息动作，同时记录心电图，Valsalva 比值=最大 R-R 期间/最小 R-R 间期。需要注意的是，Valsalva 动作会增加胸腔内压、眼内压和颅内压，可能与眼内出血或晶状体脱位有关。在缺乏循证证据的情况下，至少应当避免增生性视网膜病变患者行 Valsalva 动作检查。

（三）胃肠道自主神经病变检查

1）上消化道内镜和食管 24 小时动态 pH 值监测评估：可用于诊断胃食管反流。

2）胃排空闪烁扫描：受检者在空腹状态下 10 分钟内摄取标准的低脂肪放射性标记的食物，并在进食后 4 小时内每隔 15 分钟进行一次显像扫描，延迟胃排空定义为 2 小时胃内容物＞60%或 4 小时胃内容物＞10%。

3）胃肠压力测定和胃电图。

4）胃排空呼气试验：患者服用含 ^{13}C 的物质（常用 ^{13}C－辛酸），4～6 小时后测量通过呼气所产生的二氧化碳。有文献报道，胃排空呼气试验的准确度接近胃排空闪烁扫描。

（四）膀胱及肾脏超声检查

正常人膀胱容量约为 400ml，容量达 300～400ml 时即有尿意，排尿后膀胱内无残余尿。膀胱功能障碍者，膀胱容量增加，超过 500ml 甚至 1000ml 可仍无尿意，排尿后膀胱内可有尿液残留。

（五）泌汗功能障碍检查

1. Sudoscan 电导分析仪

Sudoscan 电导分析仪是一种新型简单、迅速、无创且重复性好的评估泌汗功能的手段，其原理是基于汗液氯化物浓度测量手和脚上的电化学皮肤电导，并根据汗液氯化物和镍电极之间的电化学反应对汗腺功能进行精确评估。

2. 神经贴片

神经贴片是一种测量脚底表面汗液产生的简单易行的测试工具。工作原理基于钴化合物的颜色变化，对 DSPN 也具有一定的诊断能力。

四、诊 断 标 准

（一）远端对称性多发性神经病变（DSPN）

1. DSPN 的 5 项筛查方法

（1）踝反射　患者取仰卧位或俯卧位，屈膝 90°，或跪于椅面上。检查者左手使其足背屈，右手持叩诊锤叩击跟腱，足不能跖屈者，为踝反射消失；跖屈不明显，为减弱；轻触碰即有跖屈，则为亢进。当双侧踝反射同时出现减弱或消失时判断为阳性。

（2）振动觉　将振动的 128Hz 音叉柄置于双足拇趾近节趾骨背面的骨隆突处，在患者闭眼情况下询问能否感觉到音叉的振动，并注意持续的时间，检查时需与正常处相对比。持续时间较正常缩短，为振动觉减退；未感觉到振动，为振动觉缺失。任意一侧振动觉消失，即判断为阳性。

（3）压力觉

1）用于 DSPN 筛查：将 10g 尼龙单丝置于双足拇趾背侧，加力使其弯曲，保持 1～2 秒，每侧重复 4 次，记录未感知到压力的总次数以评分，每次 1 分，若≥5 分，视为异常。

2）用于"高危足"的评估：将 10g 尼龙单丝置于被检查位置（大蹞趾足底面和第 1、3、5 跖骨头），加力使其弯曲，保持 1～2 秒，若有任一位置感知不到压力，即为"高危足"。

（4）针刺痛觉　用大头针均匀轻刺患者足背皮肤，由远端向近端。如患者感觉不到疼痛（痛觉消失）或感觉异常疼痛（痛觉过敏），考虑为痛觉异常。任意一侧刺痛觉异常，即判断为阳性。

（5）温度觉　在患者闭眼情况下，分别将检查仪两端（温度感觉为凉的金属端及温度感觉为热的聚酯）置于足背部皮肤任意一点（避开胼胝、溃疡、瘢痕和坏死组织等部位）1～2秒进行检测，患者无法辨别两端温度差异则为异常，任意一侧温度感觉异常，则判断为阳性。

2. DSPN 的诊断标准

1）具有明确的糖尿病病史。

2）在确诊糖尿病时或确诊之后出现的神经病变。

3）出现神经病变的临床症状，如疼痛、麻木、感觉异常等，5项检查（踝反射、振动觉、压力觉、温度觉、针刺痛觉）中任意1项异常即可诊断；若无临床症状，则5项检查中任意2项异常也可诊断。

4）除外其他原因所致的神经病变，包括具有神经毒性的药物（如化疗药物）、维生素 B_{12} 缺乏、颈腰椎疾病（压迫、狭窄、退行性变）、脑梗死、慢性炎症性脱髓鞘性神经病变、遗传性神经病变和血管炎、感染（如获得性免疫缺陷综合征）及肾功能不全引起的代谢毒物对神经的损伤。如根据以上检查仍不能确诊，需要进行鉴别诊断，可以进行神经电生理检查。

3. DSPN 的诊断分层

（1）确诊　有 DSPN 的症状或体征，同时神经传导测定或小纤维神经功能检查异常。

（2）临床诊断　有 DSPN 的症状和1项以上阳性体征，或无症状但有2项以上阳性体征。

（3）疑似　有 DSPN 的症状或体征（任意1项）。

（4）亚临床　无 DSPN 的症状和体征，仅神经传导测定或小纤维神经功能检查异常。

（二）自主神经病变

1. 心脏自主神经病变（CAN）

CAN 的诊断依据临床症状和（或）体格检查，常见症状包括心悸、头晕、虚弱无力、视力障碍、晕厥等。异常体征包括静息性心动过速、直立性低血压及 HRV 下降。

1）可能或早期 CAN：一项 HRV 结果异常。

2）确诊 CAN：至少两项 HRV 结果异常。

3）严重或晚期 CAN：除 HRV 结果异常之外，还存在直立性低血压。

2. 胃肠道自主神经病变

（1）胃轻瘫　胃排空闪烁扫描为诊断胃轻瘫的"金标准"。扫描前需要优化血糖水平，以避免假阳性结果。^{13}C-辛酸呼气试验及胃电图也有助于诊断胃轻瘫。

（2）其他消化道功能紊乱

1）小肠功能障碍：没有特异性的诊断性试验，但测压法可以明确是否存在肠道动力异常。

2）大肠功能障碍：钡剂测压可辅助诊断。

3）胆囊功能障碍：功能超声可辅助诊断。

3. 膀胱功能障碍

膀胱功能障碍亦称为神经源性膀胱，表现为尿失禁、夜尿多、尿频、尿急、尿潴留、排尿无力等。对于有反复下尿路感染、肾盂肾炎、尿失禁或尿潴留的糖尿病患者，建议进行膀胱功能评估。膀胱测压（包括排尿前后膀胱容量评估）、尿动力学检查等可辅助诊断糖尿病膀胱自主神经病变。超声检查可判定膀胱容量、残余尿量，有助于诊断糖尿病神经源性膀胱。

4. 其他自主神经功能障碍

（1）泌汗功能障碍 主要表现为多汗症或无汗症，出汗减少可导致患者皮肤干燥、皲裂，增加发生感染的风险。泌汗功能障碍是远端小纤维神经病变（SFN）中最早可检测到的神经生理异常表现之一，传统的检测手段有定量泌汗轴突反射检测和皮肤交感反应，近年来有一些新型设备在临床上被证明有良好的实用性，如 Sudoscan 电导分析仪、神经贴片（Neuropad）等。

（2）无症状低血糖 对低血糖感知异常，当支配内分泌腺体的自主神经发生病变时，糖尿病患者在低血糖状态下应激激素如儿茶酚胺、生长激素等分泌常延迟或减少，造成患者对低血糖感知减退或无反应，低血糖恢复的过程延长，严重时可危及生命。

（3）瞳孔功能异常 研究发现，CAN 患者的瞳孔反应显著下降，主要表现为瞳孔直径减小、对可卡因和磷脂酰胆碱测试的反应减弱、使用滴眼液后瞳孔大小不均等。

（三）单神经病变

糖尿病患者比非糖尿病患者更容易发生单神经病变，糖尿病单神经病变常累及正中神经、尺神经、桡神经和腓总神经。脑神经病变较罕见，一般为急性发作，最容易累及动眼神经，表现为上睑下垂，累及其他脑神经（包括Ⅳ、Ⅵ和Ⅱ）时表现为面瘫、面部疼痛、眼球固定等，通常会在几个月内自行缓解。同时累及多个单神经的神经病变为多发性单神经炎，需与多发性神经病变相鉴别。

（四）神经根或神经丛病变

患者通常表现为大腿单侧剧烈疼痛和体重减轻，然后是运动无力、肌萎缩，该疾病通常是自限性的。

五、鉴 别 诊 断

（一）脑梗死

脑梗死起病前可有头晕、头痛、短暂性肢体麻木、无力等症状，脑梗死起病后也可见肢体麻木、疼痛，但多为偏侧肢体麻木，非对称性，且急性起病，伴偏瘫、口角㖞斜、流涎等症状，结合相关影像学检查可鉴别。

（二）吉兰-巴雷综合征

此病可见四肢呈对称性下运动神经元性瘫痪，且常自下肢开始，逐渐波及双上肢，也可从一侧到另一侧。通常在 1～2 周内病情发展到最高峰，以后趋于稳定。瘫痪一般近端较重，四肢肌张力低下，腱反射减弱或消失。起病 2～3 周后逐渐出现肌萎缩，也可多从四肢末端的麻木、针刺感开始。检查时牵拉神经根可使疼痛加剧（如克尼格征阳性），肌肉可有明显压痛（双侧腓肠肌尤著）。客观检查可有手套、袜套样和（或）三叉神经支配区的感觉减退，也可无感觉障碍。感觉障碍一般比运动障碍较轻，是本病特点之一，且发病前有上呼吸道或消化道感染症状。

六、西 医 治 疗

（一）病因治疗

1. 血糖控制

积极严格地控制高血糖并减少血糖波动是预防和治疗糖尿病神经病变的最重要措施。

2. 神经修复

常用药物有甲钴胺、神经生长因子等。

3. 改善微循环

周围神经血流减少是导致糖尿病神经病变发生的一个重要因素。通过扩张血管、改善血液高凝状态和微循环，提高神经细胞的血氧供应，可有效改善糖尿病神经病变的临床症状。常用药物为前列腺素 E_1、贝前列素钠片、西洛他唑、己酮可可碱、胰激肽原酶、钙拮抗剂和活血化瘀类中药等。

4. 其他

神经营养因子、肌醇、神经节苷脂和亚麻酸等。

（二）神经病变的发病机制治疗

1. 抗氧化应激

通过抑制脂质过氧化，增加神经营养血管的血流量，增加神经钠钾 ATP 酶活性，保护血管内皮功能。常用药物为α-硫辛酸。

2. 醛糖还原酶抑制剂

糖尿病可引起多元醇通路过度激活，醛糖还原酶抑制剂通过作用于醛糖还原酶而抑制多元醇通路。常用药物为依帕司他。

（三）疼痛管理（治疗糖尿病痛性神经病变）

1. 抗惊厥药

抗惊厥药包括普瑞巴林、加巴喷丁、丙戊酸钠和卡马西平等。普瑞巴林（或加巴喷丁）可以作为初始治疗药物，改善症状。

2. 抗抑郁药物

抗抑郁药物包括度洛西汀、文拉法辛、阿米替林、丙米嗪和西肽普兰等。度洛西汀可以作为疼痛的初始治疗药物。

3. 其他

阿片类药物（曲马多、羟考酮）和辣椒素等。由于具有成瘾性且发生其他并发症的风险较高，阿片类药物不推荐作为治疗痛性神经病变的一、二线药物。

（四）自主神经病变的治疗

1. 体位性低血压

除了非药物治疗外，米多君和屈昔多巴可用于治疗体位性低血压。此外，患者仰卧位血压较高时，可考虑在就寝时使用短效降压药（如卡托普利、可乐定等）。

2. 胃轻瘫

采用低纤维、低脂肪膳食，避免使用减弱胃肠动力的药物，可考虑短期使用胃动力药（如甲氧氯普胺等）。

3. 勃起功能障碍

除了控制其他危险因素（如高血压和血脂异常）外，主要治疗药物为磷酸二酯酶-5 抑制剂。经尿道前列腺素海绵体内注射、真空装置和阴茎假体可以改善患者的生活质量。

七、中 医 治 疗

（一）辨证论治

1. 气虚血瘀证

症状：手足麻木，如有蚁行，肢末时痛，多呈刺痛，下肢为主，入夜痛甚，少气懒言，神疲倦怠，腰腿酸软，或面色白，自汗畏风，易于感冒，舌质淡紫，或有紫斑，苔薄白，脉沉涩。

治法：补气活血，化瘀通痹。

方药：补阳还五汤加减。生黄芪 120g，当归尾 6g，川芎 3g，赤芍 5g，桃仁 3g，红花 3g，地龙 3g。

加减：病变以上肢为主加桑枝、桂枝尖，以下肢为主加川牛膝、木瓜；若四末冷痛，得温痛减，遇寒痛增，下肢为著，入夜更甚，可选用当归四逆汤合黄芪桂枝五物汤。

2. 阴虚血瘀证

症状：腿足挛急，酸胀疼痛，肢体麻木，或小腿抽搐，夜间为甚，五心烦热，失眠多梦，腰膝酸软，头晕耳鸣，口干少饮，多有便秘，舌质嫩红或暗红，苔花剥少津，脉细数或细涩。

治法：滋阴活血，柔肝（筋）缓急。

方药：芍药甘草汤合四物汤加减。白芍 12g，甘草 12g，熟地 12g，当归 10g，川芎 8g，木瓜 10g，牛膝 8g，炒枳壳 10g。

加减：腿足挛急、时发抽搐加全蝎、蜈蚣；五心烦热加地骨皮、胡黄连。

3. 痰瘀阻络证

症状：麻木不止，常有定处，足如踩棉，肢体困倦，头重如裹，昏蒙不清，体多肥胖，口黏乏味，胸闷纳呆，腹胀不适，大便黏滞，舌质紫暗，舌体胖大有齿痕，苔白厚腻，脉沉滑或沉涩。

治法：祛瘀化痰，宣痹通络。

方药：桂枝茯苓丸合黄芪桂枝五物汤加减。茯苓6g，姜半夏6g，枳壳6g，黄芪9g，桂枝9g，白芍9g，苍术6g，川芎6g，生甘草6g，薏苡仁9g，生姜18g，大枣4枚。

加减：胸闷呕恶、口黏加藿香、佩兰，枳壳易为枳实；肢体麻木如蚁行较重者加独活、防风、僵蚕；疼痛部位固定不移者加白附子、白芥子。

4. 肝肾亏虚证

症状：肢体痿软无力，肌肉萎缩，甚者痿废不用，腰膝酸软，骨松齿摇，头晕耳鸣，舌质淡，少苔或无苔，脉沉细无力。

治法：滋补肝肾，填髓充肉。

方药：壮骨丸（《丹溪心法》）加减。龟板30g，黄柏30g，知母30g，熟地30g，白芍25g，锁阳30g，虎骨（用狗骨或牛骨代替）30g，牛膝25g，当归25g。

加减：肾精不足明显者加牛骨髓、菟丝子；阴虚明显者加枸杞子、女贞子。

（二）中成药治疗

1. 木丹颗粒

主要成分为黄芪、延胡索、三七、赤芍、丹参、川芎、红花、苏木、鸡血藤。功效：益气活血，通络止痛。对糖尿病患者的神经损伤有修复作用。用法：口服，一次1袋（7g），每日3次。

2. 复方丹参滴丸

主要成分为丹参、三七、冰片。功效：活血化瘀，理气止痛。可以改善DSPN患者的症状及神经传导速度。用法：口服，一次10丸，每日3次。

（三）针灸治疗

1. 体针

（1）气虚血瘀证　取穴以气海、血海、足三里为主穴，可配合三阴交、曲池、内关。手法：施捻转平补平泻法。

（2）阴虚血瘀证　取穴以肝俞、肾俞、足三里为主穴，可配合三阴交、太溪、曲池、合谷。手法：施捻转平补平泻法。

（3）阳虚血瘀证　取穴以肾俞、命门、腰阳关、关元为主穴，可配合环跳、阳陵泉、绝骨、照海、足临泣。手法：施捻转平补平泻法，出针后加灸。

（4）痰阻络瘀证　取穴以胃俞、曲池、脾俞、足三里为主穴，可配合三焦俞、三阴交、丰隆、解溪、太冲。手法：施捻转平补平泻法，出针后加灸。

2. 梅花针

取穴以脊柱两侧为主，病变在上肢加刺臂内、外侧，手掌、手背及指端点刺放血。病变在下肢加刺小腿内外侧、足背，以及足趾端点刺放血。手法：中度或重度刺激。

3. 粗针

取穴为神道透至阳、命门透阳关、中府、足三里、手三里、合谷、环跳、绝骨。手法：神道透至阳，命门透阳关，用直径 0.8mm 粗针，留针 2 小时，余穴强刺激不留针。

（孙宏巍）

第八节　糖 尿 病 足

糖尿病足（diabetes foot，DF）是指初诊糖尿病或有糖尿病病史的患者，足部出现感染、溃疡或组织的破坏，通常伴有下肢神经病变和（或）周围动脉病变（PAD）。糖尿病足是糖尿病严重和治疗费用高的慢性并发症之一，重者可以导致截肢和死亡。我国 50 岁以上糖尿病患者 1 年内新发足溃疡的发生率为 8.1%，治愈后的糖尿病足患者 1 年内新发足溃疡的发生率为 31.6%。2010 年调查研究显示，我国三甲医院中，糖尿病所致截肢占全部截肢的 27.3%，占非创伤性截肢的一半以上，2012～2013 年研究发现，糖尿病患者的死亡率为 14.4%，而截肢（包括大截肢和小截肢）后的 5 年死亡率高达 40%。因此，预防和治疗足溃疡可以明显降低截肢率及死亡率。

一、临 床 表 现

（一）症状

糖尿病足患者会出现皮肤瘙痒，干燥，无汗，毫毛少，颜色变黑伴有色素沉着，肢端发凉，或浮肿，或干燥等症状；也会出现肢端感觉异常，如双足袜套样麻木以及感觉迟钝或丧失。多数可出现痛觉减退或消失，少数出现患处针刺样、刀割样、烧灼样疼痛，夜间或遇热时加重。常有鸭步行走、间歇性跛行、静息痛等。若肢端皮肤干裂，或形成水疱，足部发红、肿胀、糜烂、溃疡，可出现足部坏疽和坏死。

（二）体征

肢端肌肉萎缩，肌张力差，易出现韧带损伤，骨质破坏，甚至病理性骨折。可出现跖骨头下陷，跖趾关节弯曲等足部畸形，形成弓形足、槌状趾、鸡爪趾、沙尔科（Charcot）关节等。肢端动脉搏动减弱或消失，双足皮色青紫，有时血管狭窄处可闻及血管杂音，深浅反射迟钝或消失。足部感染的征象包括红肿、疼痛和触痛，脓性分泌物渗出，有捻发音或深部窦道等。

二、发病机制及病因病机

（一）发病机制

1. 神经病变

糖尿病足的发生与许多病理因素有关，但最重要的是糖尿病性外周神经病变致足部感觉丧失，患足不能感知外来伤痛并对其做出保护性反应而容易受伤。神经病变还可通过影响脚趾屈肌和伸肌的平衡而改变足的外形，表现为爪状趾或杵状趾，致骨突出增加，在反复受力（如行走等）情形下，由于对疼痛感觉减退或缺如，患者不能及时调整步态以减轻体重压力，易致局部溃疡形成。此外，糖尿病性神经病变还可致沙尔科足以及骨质疏松等，降低了足部对体重的承受能力，增加了足溃疡形成和足坏死的发生率。

2. 外周血管疾病

糖尿病患者外周血管病变比非糖尿病患者发生率要高出 2.5 倍，且进展速度更快。由于大、小动脉粥样硬化，血液黏稠度增加，微循环易发生障碍而致肢端缺血、溃烂、感染、坏疽或坏死。维持皮肤完整需要更多的血液供给，但糖尿病患者不能有效地调节血液分配，更易发生供血间断和缺血。

3. 伤口难愈合

血糖控制不良患者可影响伤口愈合。血糖增高时，中性粒细胞和吞噬细胞功能受损，转移因子未能相应地增加以促进伤口愈合，加上外周血管疾病的存在，降低了伤口愈合的速度，易发生感染和加重组织损伤。

（二）中医病因病机

糖尿病足的出现与营卫失调、饮食不节、情志失调、寒邪入经等有密切关系，《素问·生气通天论》曰：“营气不从，逆于肉理，乃生痈肿”，“膏粱之变，足生大疔”。消渴病的本质为阴虚火旺，虚火灼伤阴津，血液黏滞，运行不畅；或热邪耗伤气阴，气阴两虚，阴虚则血稠，气虚则无力运血，亦可致血行不畅；或消渴日久，阴损及阳，阳虚则不能温养四肢，无力鼓动血脉，而致血瘀停滞，气血不通，经络阻遏，不通则痛，四肢气血不充，失于濡养，致皮肉枯槁不荣，久则溃烂。若肝肾亏虚，精血亏损，或复感毒邪，热淫内腐，以致肢端焦黑坏死甚则脱落。

三、实验室检查及其他相关检查

（一）踝臂指数（ABI）测定

踝动脉—肱动脉血压比值是反映下肢血压与肢体血运状况非常有价值的指标。正常值为 0.9~1.3，其中 0.71~0.89 为轻度缺血，0.40~0.70 为中度缺血，<0.4 为重度缺血，重度缺血患

者容易发生下肢（趾）坏疽。如果踝动脉收缩压＞200mmHg 或 ABI＞1.3，则应高度怀疑患者下肢动脉钙化。

（二）下肢血管彩色多普勒检查

血管超声和造影检查均可用于了解下肢血管闭塞程度、闭塞部位和有无粥样斑块，既可为决定截肢平面提供依据，又可为血管旁路手术做准备。

（三）血管造影

血管造影包括数字减影血管造影、CT 动脉造影、磁共振动脉造影。明确受损动脉病变的范围、程度和性质。

（四）X 线检查

X 线检查可发现肢端骨质疏松、脱钙、骨破坏、骨关节病变及动脉钙化，亦可发现肢体感染时软组织改变。

四、诊 断 标 准

糖尿病足的诊断正确与否，取决于详细询问病史及各项检查的综合判断，特别是对于高危足的诊断。患者的主诉往往提示病变的关键和检查的重点。比如，糖尿病患者主诉为双下肢行走无力、小腿腓肠肌胀痛，尤其是发生间歇性跛行，应高度警惕由腘动脉阻塞引起的下肢缺血；腓肠肌胀痛是动脉血管狭窄或阻塞的早期信号；股部或臀部疼痛则提示病变可能是髂动脉或髂股动脉受阻。主诉间歇跛行而且行走距离日益缩短，并出现静息痛，表明血管病变程度较为严重。患者主诉足部感觉异常或感觉减退/丧失，提示糖尿病性周围神经病变的存在。高危足患者随时可能发生溃疡或坏疽。因此，诊断糖尿病足时，必须注意充分利用问、视、触、叩、量、听诊等传统的检查手段，结合实验室检查结果综合分析，早期发现病变。

糖尿病足一旦确诊，应立即进行分级评估，目前临床上广为接受的分级方法主要是 Wagner 分级方法（表 6-4）和 Texas 分级方法（表 6-5）。Wagner 分级方法是目前临床及科研中应用最为广泛的分级方法。Texas 分级方法从病变程度和病因两个方面对糖尿病足溃疡及坏疽进行评估，更好地体现了创面感染和缺血的情况。

表 6-4　不同 Wagner 分级糖尿病足的临床特点《中国 2 型糖尿病防治指南（2020 年版）》

Wagner 分级	临床表现
0 级	有发生足溃疡的危险因素，但目前无溃疡
1 级	足部浅表溃疡，无感染征象，突出表现为神经性溃疡
2 级	较深溃疡，常合并软组织感染，无骨髓炎或深部脓肿
3 级	深部溃疡，有脓肿或骨髓炎
4 级	局限性坏疽（趾、足跟或前足背），其特征为缺血性坏疽，通常合并神经病变
5 级	全足坏疽

表 6-5　不同 Texas 分级及分期糖尿病足的临床特征 [《中国 2 型糖尿病防治指南（2020 年版）》]

Texas 分级及分期	临床表现
分级	
0 级	足部溃疡史
1 级	浅表溃疡
2 级	溃疡累及肌腱
3 级	溃疡累及骨和关节
分期	
A 期	无感染和缺血
B 期	合并感染
C 期	合并缺血
D 期	感染和缺血并存

五、鉴 别 诊 断

（一）血栓性闭塞性脉管炎

本病好发于<40 岁的青壮年男性，多有吸烟、寒冻、外伤史。血栓性闭塞性脉管炎是由中小动脉及伴行静脉无菌性、阶段性、非化脓性炎症伴腔内血栓形成导致的肢体动脉缺血性疾病。40%左右的患者同时伴有游走性血栓性浅静脉炎。手足均可发病，表现为疼痛、发凉、坏疽。坏疽多局限于指趾，且以干性坏疽居多，继发感染者，可伴有湿性坏疽或混合性坏疽。X线、造影、CTA、MRA 检查显示无动脉粥样硬化。患者无糖尿病病史。

（二）动脉硬化性闭塞症

本病多发于中老年患者，男性较多，同时伴有心脑动脉硬化、高血压、高脂血症等，是由动脉粥样硬化引发肢体管腔狭窄或闭塞所致。病变主要发于大中动脉，呈阶段性，坏疽多为干性、疼痛剧烈，远端动脉搏动减弱或消失。血糖正常，尿糖阴性。

六、西 医 治 疗

（一）内科治疗

内科综合治疗基本原则：外科血管重建术及介入放射学治疗仅能解决大血管病变引起的坏疽，对微血管病变、神经病变引起的坏疽显得无能为力。因此，内科综合治疗微血管病变、神经病变及相关并发症非常重要。通过多年的临床实践，总结出规律性的治疗方法，在内科治疗的整个过程中分为三个治疗阶段和六项措施。

1.三个治疗阶段

（1）基础治疗阶段　这一阶段的治疗用药需要贯穿治疗的始终。主要包括控制血糖、抗感染、大血管再疏通、改善微循环、纠正相关急慢性并发症和支持治疗。此阶段应对坏疽局部保持引流畅通，但不宜过分清创处理。

（2）去腐阶段　患者经过基础治疗后一般病情好转，血糖和感染得到控制，循环及微循环得到改善，各种并发症得到基本纠正。在此基础上进入去腐阶段，手术清创，逐渐清除坏死组织，加大引流深度，保持创面清洁，为组织再生创造条件。

（3）生肌阶段　患者经过以上两个联合治疗，全身情况明显好转，循环和微循环障碍得到明显改善，血糖及感染得到明显控制，相关并发症得到明显纠正，坏疽组织逐渐清除，分泌物明显减少，此阶段重点是运用各种生肌药物，促进肉芽组织生长，使创面早日愈合。以上三个阶段不可能绝对分开，要根据患者具体情况把握时机。基础治疗阶段时间长短不一，少则十多天，多则数十天，依病情进展而定。如果不经过基础治疗，急于彻底清创或手术，坏疽可能蔓延扩大，甚至导致截肢而危及生命。这就是糖尿病坏疽的特殊性和划分三个阶段治疗的必要性及重要性。

2. 六项措施

（1）控制高血糖　利用节制饮食、口服降糖药或胰岛素，将血糖降低到接近正常，有利于坏疽的愈合。

（2）抗感染　选用有效抗生素控制感染。常用链霉素、庆大霉素、头孢菌素等肌内注射或静脉滴注，直到感染得到控制。

（3）扩血管、抗凝、溶栓　活血化瘀，改善微循环与血液循环。常用药物有山莨菪碱、川芎嗪、脉络宁、丹参注射液、蝮蛇抗栓酶、曲克芦丁等，分批静脉滴注，一般 3 周为一个疗程。促进侧支循环形成和肉芽新生，使坏疽早日愈合。

（4）恢复神经功能　选用药物有康洛素、前列腺素 E1、山莨菪碱（654-2）、维生素 B_1 和维生素 B_{12}、ATP。

（5）封闭腰 2、3、4 交感神经节　国外报道使用全套式石膏管型，有效率为 72.7%；苏格兰管型靴，有效率为 87.5%。

（6）纠正相关急慢性并发症　如酮症酸中毒、低蛋白血症、心脑肾疾病及各种影响坏疽愈合的不良因素。

3. 坏疽局部处理

在基础治疗阶段，不宜急于做大面积彻底清创手术；在去腐阶段多采取"蚕食"的方法逐渐清除坏死组织，保持引流通畅，切忌过分冲洗以免细菌沿肌腱、韧带间隙蔓延扩大；在生肌阶段，局部可选用山莨菪碱、康复新、苯妥英钠、生肌膏、表皮生长因子等局部贴敷，促进肉芽组织生长。对大血管导致坏疽者，除选用血管重建术及介入治疗外，还可选用山莨菪碱、妥拉唑林股动脉注射。厌氧菌感染者可选用高压氧舱治疗。

总之局部治疗需要在全身综合治疗的基础上，根据坏疽性质、范围和程度，分期、分阶段处理为宜。

（二）外科治疗

1. 一般外科治疗

局部清创，清除坏死组织，放置引流，常规消毒换药等是最基本的治疗方法。

2. 动脉重建术

动脉重建术是治疗糖尿病坏疽患者大血管病变的重要方法之一。它可使部分大血管病变引起的肢端坏疽患者免于截肢手术。常用的方法有以下几种：

（1）血管搭桥术　术后大血管畅通率约为80%，胫部小血管通畅率为68%，救治率为56%；死亡率为2.3%，70岁以上死亡率为7.5%，手术失败后截肢可能性大。

（2）动脉内膜切除术　只限于大血管和局限性动脉阻塞或狭窄。由于术后血管内膜不光滑，部分患者容易形成血栓再次阻塞血管腔。

（3）带蒂大网膜移植术　常用于胫前、胫后及腓动脉阻塞者。

（4）截肢术　虽然会使患者残废，但为了挽救生命，仍是不得不采取的最终手段。

3. 介入放射学治疗

目前常用的方法有经皮血管腔成形术、血管内支架成形术、血管内血栓球囊取出术、动脉粥样硬化斑块旋切术、激光血管内成形术等。以上治疗方法均有一定适应证和禁忌证。对大血管效果较好，对膝以下小血管效果较差。如操作不熟练可发生局部血肿、血管壁破裂、动脉夹层瘤或远端小血管栓塞等并发症。但为了保全肢体，仍是一种较好的、有效的治疗方法。

七、中　医　治　疗

辨证论治

1. 气阴两虚证

症状：四肢麻木，行走如踩棉，皮肤干燥，肌肉萎缩，足温异常，灼热或灼痛，形体消瘦，神疲乏力，少气懒言，手足心热或五心烦热，口干欲饮，舌淡暗，脉细或脉细数。

治法：益气养阴，活血通络。

方药：生脉散加减。人参15g，麦冬15g，五味子15g。

加减：气阴亏虚明显者可酌加黄芪、枸杞子、山萸肉、黄精等益气养阴清热；肢体麻木者加鸡血藤、丝瓜络等活络之品；唇舌色暗者加当归、川芎、丹参等养血活血；手足灼热疼痛者加银花藤以清热止痛。

2. 气滞血瘀证

症状：四肢麻木，或胀痛、游走痛、刺痛，两胁作痛，肌肤甲错，面色晦暗，口唇发紫，舌质紫暗，苔薄，脉涩。

治法：疏肝行气，活血通络。

方药：四逆散合桃红四物汤加减。柴胡15g，芍药15g，枳实10g，熟地10g，川芎8g，当归8g，桃仁10g，红花10g，甘草6g。

加减：血瘀重者加丹参、地龙、蜈蚣等活血化瘀通络；疼痛较重，皮色发暗，口唇青紫，加巴戟天、制附片以温通经络。

3. 脾肾阳虚证

症状：四肢麻木，伴有寒冷疼痛，入夜更甚，得热则舒，形寒畏冷，面色晦暗，口唇发紫，舌质暗淡，苔白，脉沉细涩。

治法：温经通脉，活血通络。

方药：右归丸加减。熟地 30g，炮附子 6g，肉桂 6g，山药 15g，山茱萸 15g，菟丝子 10g，鹿角胶 15g，枸杞子 15g，当归 10g，盐杜仲 15g。

加减：疼痛较甚者，加延胡索、桃仁、红花；久病顽痪可加全蝎、蜈蚣、乌梢蛇以祛风通络止痛。

4. 热毒炽盛证

症状：时发热或不发热，咽干，口渴；或壮热而不恶寒，汗出，口渴，便秘，小便黄，舌红或绛，苔黄或黄腻，脉数。患肢局部皮肤焮红，灼热，有灼痛或跳痛感；或破溃糜烂，分泌物稠厚臭秽，或同时伴有部分组织发黑，发黑的组织周围红肿，有脓性分泌物。

治法：清热解毒，利腐消脓。

方药：五味消毒饮合黄连解毒汤或四妙勇安汤加减。金银花 20g，野菊花 15g，蒲公英 15g，紫花地丁 15g，紫背天葵子 15g，黄连 9g，黄芩 6g，黄柏 6g，栀子 9g。

加减：热甚加生石膏、水牛角等以清热泻火；红肿疼痛重者酌加土茯苓、连翘等清热解毒凉血；脓液排出不畅或脓成而未溃破者可加透脓散以透脓；分泌物多者加黄柏、苍术、薏苡仁、土茯苓清热燥湿；大便秘结、口臭者加生大黄粉（分冲）、玄明粉（分冲）通腑泄热。

5. 湿热内蕴证

症状：口干咽燥，心烦易怒，舌质红，苔黄厚或黄腻，脉滑数或弦数，患肢红肿溃烂，局部皮温高，有分泌物，创面界限不清，腐肉不脱，或部分组织发黑。

治法：清热利湿，活血通络。

方药：四妙散加减。苍术 15g，黄柏 15g，牛膝 15g，薏苡仁 15g。

加减：可酌加黄连、金银花、土茯苓、紫花地丁、蒲公英等清热解毒利湿；肿痛甚加皂角刺、乳香、没药以活血排脓止痛。

6. 寒湿流注证

症状：神疲乏力，怕冷，气短懒言，舌淡胖，苔白腻，脉细无力，患肢局部皮肤肿胀，颜色淡暗或发白，足背动脉搏动减弱或消失，分泌物稀薄，无明显臭秽气味，或部分组织发黑，呈湿性坏疽。

治法：补益气血，温阳散寒除湿。

方药：四物汤合阳和汤加减。熟地 30g，鹿角胶 9g（另烊化），白芥子 6g，肉桂、炮姜炭、甘草各 3g，麻黄 2g，芍药 12g，川芎 8g，当归 10g。

加减：五更泻者加补骨脂、山药、白术等温补脾肾；下肢逆冷，皮色青紫者加制附子、牛膝；苔腻者加半夏、苍术、厚朴以温化痰湿。

（马雪菲）

第九节 养生指导与康复

一、一 般 护 理

（一）积极控制高血糖

糖尿病并发症的出现是糖尿病长期高血糖作用的结果，尤其是餐后高血糖，因此首要任务是控制血糖。

（二）积极控制心脑血管疾病的危险因素

高血压、高脂血症、高黏滞血症、肥胖均是心脑血管病的高危因素。血压控制在 130/80mmHg 以下，血脂及血液黏度也应控制在正常范围。

（三）定期监测各项指标

定期监测血糖、血压、血脂、体重指数、心电图等。调整不合理饮食结构，进行科学、合理的饮食，适当限制脂肪及钠盐的摄入，以清淡饮食为主。同时多吃新鲜水果蔬菜，戒烟限酒，保持大便通畅。

（四）坚持运动

运动能减轻体重，改善胰岛素敏感性，降低血糖水平。同时，运动是减肥的有效方法，可纠正高脂血症，降低血压，使心肺功能得到锻炼。但是糖尿病患者的运动应遵循适量、循序渐进和长期坚持的原则。坚持经常锻炼，至少每周 3 次以上。每次运动的时间不少于 20~30 分钟，一般不超过 1 小时，包括运动前准备及运动后恢复动作。最好以持续、缓慢的方式来运动，如行走、散步、爬山。

（五）保持良好的心态

糖尿病并发症的出现会引起患者的恐惧感，不利于病情的稳定。因此治疗糖尿病并发症的同时必须重视心理护理，提高患者战胜疾病的信心，正确对待自己的疾病，达到平衡心理，从而有利于糖尿病及并发症的控制。

二、糖尿病足的护理

（一）保护足部，减轻足部压力

不宜穿袜口弹性过紧的袜子，选择宽头的鞋子。勤洗脚、勤换鞋袜、保持足部清洁，保持趾间干燥，冬季足部要保暖。注意观察足部颜色、温度、动脉搏动等变化。严格控制血糖，控制感染，促进下肢或局部的血液循环，加快溃疡愈合。及时治疗足部疾病及足癣等。

（二）预防感染，保持足部卫生

当皮肤有外伤或感染时，不可随意用药，避免使用碘酒和紫药水等强刺激性药品或深色消毒剂，必须在医生的指导下正确用药。注射胰岛素时局部皮肤应严格消毒，以防感染。注意个人卫生，保持全身和局部清洁，尤其要加强会阴部、皮肤和口部的护理。

糖尿病足患者每晚可用温水洗足，洗后用柔软毛巾擦脚，保持趾间干燥，汗多者可适量撒滑石粉。手足冰冷需使用热水袋或用热水清洗时，应特别小心以防烫伤。经常检查有无外伤、鸡眼、水疱、趾甲异常等，并及时就医处理；剪趾甲时注意剪平，但不要伤及甲沟；应忌烟，以避免血管受影响；进行适当的体育活动，可促进循环，改善神经营养供给。足部有溃疡、坏疽时，每日观察足背动脉搏动及皮肤色泽。有条件者，可用红外线灯照射、高压氧治疗，能改善全身症状及促进创面愈合。已形成化脓灶者，在应用抗生素的同时，尽早切开排脓，消除坏死组织，用过氧化氢溶液、生理盐水冲洗，用 1∶5000 高锰酸钾温液泡脚。每日换药 1～2 次。创面有肉芽后，可根据创面大小，局部滴用胰岛素 8～12U。

三、神经病变的护理

有剧烈疼痛者，除应用止痛剂外，还可进行局部按摩及理疗，以改善血液循环，保护皮肤，一旦发生烫伤及溃疡，应按时换药，注意无菌操作，防止发生感染。有膀胱功能障碍者，除用药物及针灸治疗外，还应帮助患者按压下腹部，使膀胱残余尿尽量排出，必要时应留置导尿管。

四、眼部病变者的护理

如患者出现视物模糊，应减少活动，保持大便通畅，以免因用力排便导致视网膜剥离。当患者视力下降时，应注意加强日常生活的协助和安全护理，以防止意外发生。

五、小　　结

糖尿病并发症的预防和治疗应贯穿糖尿病治疗的全过程，所以必须做好糖尿病患者的健康教育，提高患者的依从性，增强患者自身健康的自觉性，对于确诊 5 年以上的糖尿病患者，应定期复查，监测糖尿病及并发症的进展，做到早发现、早诊断、早治疗，提高糖尿病患者的生存质量，降低糖尿病患者的致残率和致死率。

（张书娟）

第七章

高脂血症

第一节　疾病认识

　　高脂血症是指由各种原因导致的血浆中胆固醇（TC）或三酰甘油（TG）水平升高或二者都升高的一类疾病。血浆中胆固醇、三酰甘油水平升高往往表现为血浆中某一类和某几类脂蛋白水平升高，所以严格来说，高脂血症应该称为高脂蛋白血症。

　　传统中医学中没有高脂血症的病名，现代中医根据其临床表现和病理生理学，一般将之归属于传统中医学的"痰浊"、"血瘀"范畴。中医虽无血脂的概念，但对人体"脂"、"膏"则早已有所认识，常把膏脂并称，且由于过多的膏脂浊化而成湿浊、痰饮，使气血运行障碍，脏腑功能失调，而成高脂血症。上述理论源于《内经》的中医"膏脂学说"，是认识本病的理论依据。

一、流行病学特征

　　近 30 年来，中国人群的血脂水平逐步升高，血脂异常患病率明显增加。2012 年全国调查结果显示，成人血清总胆固醇平均为 4.50mmol/L，高胆固醇血症的患病率为 4.9%；三酰甘油平均为 1.38mmol/L，高三酰甘油血症的患病率为 13.1%；高密度脂蛋白胆固醇（HDL-C）平均为 1.19mmol/L，低 HDL-C 血症的患病率为 33.9%。中国成人血脂异常总体患病率高达 40.40%，较 2002 年呈大幅度上升。人群血清胆固醇水平的升高将导致 2010～2030 年期间我国心血管病事件约增加 920 万。我国儿童青少年高胆固醇血症患病率也有明显升高，预示未来中国成人血脂异常患病及相关疾病负担将持续加重。

　　以低密度脂蛋白胆固醇（LDL-C）或胆固醇升高为特点的血脂异常是动脉粥样硬化性心血管疾病（ASCVD）的重要危险因素；降低 LDL-C 水平，可显著减少 ASCVD 的发病及死亡风险。其他类型的血脂异常，如 TG 增高或 HDL-C 降低与 ASCVD 发病风险的升高也存在一定的关联。有效控制血脂异常，对我国 ASCVD 防控具有重要意义。鼓励民众采取健康的生活方式，是防治血脂异常和 ASCVD 的基本策略；对血脂异常患者，防治工作重点是提高血脂异常的知晓率、治疗率和控制率。

二、血脂异常分类

（一）血脂异常病因分类

1. 继发性高脂血症

继发性高脂血症是指由于其他疾病所引起的血脂异常。可引起血脂异常的疾病主要有肥胖、糖尿病、肾病综合征、甲减、肾衰竭、肝脏疾病、系统性红斑狼疮、糖原贮积症、骨髓瘤、脂肪萎缩症、急性卟啉病、多囊卵巢综合征等。此外，某些药物如利尿剂、非心脏选择性β受体阻滞剂、糖皮质激素等也可能引起继发性血脂异常。

2. 原发性高脂血症

除了不良生活方式（如高脂和高糖饮食、过度饮酒等）与血脂异常有关外，大部分原发性高脂血症是由于单一基因或多个基因突变所致。由于基因突变所致的高脂血症多具有家族聚集性，有明显的遗传倾向，特别是单一基因突变者，故临床上通常称为家族性高脂血症。

（二）血脂异常临床分类

从实用角度出发，血脂异常可进行简易的临床分类（表 7-1）。

表 7-1　中国 ASCVD 一级预防人群血脂适合水平和异常分层标准 [mmol/L（mg/dl）]

分层	TC	LDL-C	HDL-C	非 HDL-C	TG
理想水平		<2.6（100）		<3.4（130）	
合适水平	<5.2（200）	<3.4（130）		<4.1（160）	<1.7（150）
边缘升高	≥5.2（200）且<6.2（240）	≥3.4（130）且<4.1（160）		≥4.1（160）且<4.9（190）	≥1.7（150）且<2.3（200）
升高	≥6.2（240）	≥4.1（160）		≥4.9（190）	≥2.3（200）
降低			<1.0（40）		

注：ASCVD.动脉粥样硬化性心血管疾病；TC.总胆固醇；LDL-C.低密度脂蛋白胆固醇；HDL-C.高密度脂蛋白胆固醇；非 HDL-C.非高密度脂蛋白胆固醇；TG.三酰甘油

三、临　床　表　现

血脂异常可见于不同年龄、性别的人群，患病率随年龄的增长而增高，高胆固醇血症高峰在 50～69 岁，50 岁以前男性高于女性，50 岁以后女性高于男性。某些家族性血脂异常可发生于婴幼儿。多数血脂异常患者无任何症状和异常体征，而于常规血液生化检查时被发现。血脂异常的主要临床表现如下：

（一）黄色瘤、早发性角膜环

血脂异常由于脂质局部沉积所引起，其中以黄色瘤较为常见。黄色瘤是一种异常的局限性皮肤隆起，颜色可为黄色、橘黄色或棕红色，多呈结节、斑块或丘疹形状，质地一般柔软，最常见的是眼睑周围扁平黄色瘤。早发性角膜环出现于 40 岁以下，多伴有血脂异常。

（二）视力下降

高脂血症在眼睛内部引起的病变，其后果比皮肤或肌腱等部位的黄色瘤严重得多，是引起视网膜血栓形成的最常见原因。当患者有严重的高脂血症时，血液中含有大量富含三酰甘油的脂蛋白，可使视网膜血管颜色变淡而接近乳白色。而这些脂蛋白有可能进一步从毛细血管中漏出，即视网膜脂质渗出，在视网膜上呈现出黄色斑片的原因。如果脂质渗出侵犯到黄斑时则可严重影响视力。高脂血症还可导致视网膜静脉血栓形成，其后果更加严重，而且不易被及时发现。高浓度的血脂可以激活血小板，使其释放凝血因子，造成血小板聚集性增高，血管内血栓形成。若血栓发生于眼睛内，可以造成视网膜血管阻塞。中央静脉阻塞可以表现为视盘周围环状出血和渗出及视网膜静脉扩张，这种情况可引起视力严重下降。

（三）动脉粥样硬化

动脉粥样硬化逐渐成为我国患者的主要死亡原因，临床上最常见的是冠状动脉硬化和脑血管硬化，并最终可导致冠心病和脑卒中。根据临床研究显示，有一些危险因素与动脉粥样硬化有着密切关系。这些因素包括血脂异常、吸烟、高血压、糖尿病、运动少、遗传因素以及年龄、性别等其他因素。其中血脂异常与动脉粥样硬化的关系最为密切。

人体血浆中血脂的含量及比例与动脉粥样硬化具有直接关系。血浆中的血脂根据脂蛋白的颗粒大小及密度分为四类：乳糜微粒、极低密度脂蛋白、低密度脂蛋白、高密度脂蛋白。欧洲血脂管理指南将血脂蛋白 B（APOB）列入新的治疗靶点。各种脂蛋白导致动脉粥样硬化的危险程度不同。

（四）头晕

头晕是各种高脂血症的常见症状，主要原因是长期的脑动脉硬化和血液黏度增高，导致脑部缺血缺氧。

（五）心绞痛

高脂血症合并冠心病时，常有心绞痛发作，产生的主要原因是长期的冠状动脉粥样硬化和血液黏度增高。

（六）腹痛

高脂血症还可以引起反复发作的饱餐后短暂腹痛，这是由于肠系膜硬化引起的胃肠缺血。

（七）肢体乏力疼痛

长期高脂血症导致的闭塞性动脉硬化、脂肪代谢紊乱及循环障碍，可表现为肢体乏力或活动后疼痛，下肢发冷、麻木和间歇性跛行，以致出现痉挛性疼痛，甚至引起肢体萎缩，下肢末端发绀，继发性血栓形成，因血流中断而发生缺血性坏死，最终形成坏疽，高位截肢在所难免。

四、高脂血症合并其他疾病

（一）高血压

高血压是一种世界性常见疾病，国外患病率在 20%以上，可导致脑血管、心脏、肾脏的病变，是危害人类健康的主要疾病。尽管高血压的发病原因尚未明确，但其发生、发展与血脂存在密切的关系。普遍认为高血压是在一定遗传背景下由于多种环境因素参与使正常血压调节机制紊乱所致。而血脂异常患者绝大多数也有遗传基因缺陷，或与环境因素相互作用。临床上发现很多高血压患者都合并存在高脂血症。血脂异常与高血压关系可能较为复杂，但血管内皮细胞功能很可能是二者联系在一起的纽带。当血管内皮功能受损时，可影响到血管扩张功能，导致血压升高，并与高血压靶器官损害及其他合并症密切相关。这种损伤持续存在可引起小动脉痉挛，进而引起内膜结缔组织增生，管腔变窄，由此促使周身小动脉硬化而造成血压升高。

同时，在高血压发生过程中，血管紧张素Ⅱ发挥着重要作用，它可使小动脉收缩，外周血管阻力增加，并刺激醛固酮分泌增加，是参与高血压发病并使之持续的重要机制。血管紧张素Ⅱ对血压的作用在很大程度上受血浆胆固醇水平尤其是受低密度脂蛋白水平的影响。此外，正常人体动脉可根据血压水平进行自我调整，使血压保持平稳，称为压力感受性反射，但受损的主动脉此功能出现异常。血清游离脂肪酸浓度升高对主动脉压力感受反射有急性损害作用，特别是肥胖个体。因此，肥胖伴有高血压的患者，其血脂代谢紊乱可能通过损害压力感受反射，加重血压升高，促发心血管事件发生。

（二）冠心病

高血脂是引起冠心病的重要危险因素之一。血脂过高，患者的血液黏度加大，容易在血管壁上沉积，形成动脉粥样硬化，逐渐堵塞血管，使血流速变慢，毛细血管发生瘀滞，严重时使冠状动脉内血流受阻、中断，血管腔内变窄，减少心肌注血量，引起心脏缺血，导致心肌功能的紊乱。调节血脂是防治冠心病最基本疗法，可以减少冠心病、心绞痛、心肌梗死的发生率和死亡率。

（三）脑梗死

当血液中胆固醇增高，出现高血脂时，容易形成动脉硬化斑块，这些斑块在动脉壁内堆积，致动脉管腔狭窄，血管动脉发生痉挛，阻塞血液流入，引起脑功能受损，而致脑梗死，长期调脂治疗能预防和治疗脑梗死。脑血管在硬化后还可能破裂致脑卒中等。降血脂治疗能明显降低脑卒中的发生率。

（四）糖尿病

很多糖尿病患者合并存在血脂的异常。资料显示，糖尿病合并高脂血症占糖尿病患者的1/2。高脂血症会增加糖尿病发生大血管并发症如冠心病、脑中风等疾病的概率，严重威胁糖尿病患者的生命。

当糖尿病合并高血脂时，一方面可明显加速大动脉粥样硬化的进展，高血糖以及其糖基化作用刺激血管内皮造成其损伤，使血脂更易沉积；另一个方面是在糖尿病小血管病变的基础上再合并大、中动脉粥样硬化，更加重了相关器官的缺血，加速器官功能的衰竭。根据有关资料统计，有高脂血症的糖尿病患者，其冠心病发病率比无高脂血症糖尿病患者高 3 倍。糖尿病性肾病的发生约占糖尿病患者总数的一半。

（五）脂肪肝

长期高血脂可导致肝脏发生损伤，脂肪肝是脂肪在肝内大量蓄积所致，患者的肝动脉和肝小叶都会受到损伤，因此部分患者可发生肝硬化。一般认为，脂肪在肝内蓄积超过肝重的 5%时，即可称为脂肪肝。肝内所含脂肪量达到肝重的 5%～10%时，为轻度脂肪肝；如果达到肝重的 10%～25%，则为中度脂肪肝，超过 25%就是重度脂肪肝。脂肪肝的发病率日益升高，在我国已经成为仅次于病毒性肝炎的第二大肝病，被公认为隐蔽性肝硬化的常见原因。目前认为，脂肪肝发生的原因有很多，常见的有单纯性肥胖、营养不良、糖尿病、酒精中毒、高脂血症等。此外，内分泌障碍、长期服用激素类药物、妊娠、肠道手术后、长期胃肠外营养、肿瘤患者放化疗后均可引起脂肪肝。

（六）高脂血症性急性胰腺炎

目前认为，高脂血症是继胆源性和酒精性之后引起急性胰腺炎的第三大常见病因。对于三酰甘油（TG）多高会引起胰腺炎，目前还没有明确的临界值，一般认为越高引起胰腺炎的风险越大。TG 的升高，特别是当 TG>11.3mmol/L 时，诱发急性胰腺炎发生的风险会大大提高。另外，各种原因引起的急性胰腺炎发作时有 12%～38%伴有高脂血症。可见，急性胰腺炎的发生与高脂血症在一定程度上互为因果，形成了恶性循环。

高脂血症诱发急性胰腺炎的发病机制复杂。目前认为主要由 TG 分解产物游离脂肪酸对腺泡细胞的直接损伤，使胰蛋白酶原激活加速，致胰腺微循环障碍引起。一方面，胰腺及胰周高浓度的 TG 被胰脂肪酶水解，局部产生大量游离脂肪酸，诱发酸中毒，激活胰蛋白酶原，从而促发一系列的胰酶酶原活化，进而导致胰腺发生严重的自身消化。另一方面，游离脂肪酸本身就是胰腺腺泡细胞和间质组织的有毒物质，其皂化剂样作用可以使胰腺间质崩解，使胰腺发生自溶，释放更多的有毒物质进入循环。此外，高水平的 TG 会损伤血管内皮，同时增加血液黏滞度，使血液细胞成分流经血管的阻力加大，血液瘀滞。重症胰腺炎患者其胰腺局部和胰外脏器在多种炎症因子作用下，血浆成分大量渗出，血液浓缩，此时，如果患者合并有高脂血症，胰腺微循环障碍将进一步加剧，从而导致胰缺血、胰梗死以及全身炎症反应综合征（sIRs）或多脏器功能衰竭等严重后果。

（刘　岩）

第二节　发病机制及病因病机

一、发病机制

高脂血症是一类较常见的疾病，除少数由于全身性疾病所致外（继发性高脂血症），绝大多数是因遗传基因缺陷（或与环境因素相互作用）引起（原发性高脂血症）。

继发性高脂血症即继发于其他疾病的高脂血症，如糖尿病、肾病综合征、甲状腺功能低下、原发性胆汁肝硬化、肥胖症、酒精中毒、胰腺炎及痛风等。另外，噻嗪类利尿剂、孕激素、类固醇激素亦能干扰正常血脂代谢而造成血脂紊乱。

原发性高脂血症是指原因不明的高脂血症，一般认为它与环境及遗传两大因素有关，多数情况是两者相互作用的结果。轻至中度血脂异常多是由于环境因素所致，最常见的原因是高饱和脂肪酸及高胆固醇饮食；明显的血脂异常多数是遗传因素所致。遗传可通过多种机制引起高脂血症，某些可能发生在细胞水平上，主要表现为细胞表面脂蛋白受体缺陷以及细胞内某些酶的缺陷（如脂蛋白脂酶的缺陷或缺乏），也可发生在脂蛋白或载脂蛋白的分子上，多由于基因缺陷引起。饮食因素作用比较复杂，大多高脂血症患者患病与饮食因素密切相关。糖类摄入过多，可影响胰岛素分泌，加速肝脏极低密度脂蛋白的合成，易引起高三酰甘油血症。胆固醇和动物脂肪摄入过多与高胆固醇血症形成有关，其他膳食成分，如长期摄入过量的蛋白质、脂肪、碳水化合物，以及膳食纤维摄入过少等，也与本病发生有关。

（一）高胆固醇血症

1. 低密度脂蛋白胆固醇

低密度脂蛋白是富含胆固醇的脂蛋白，目前认为血浆中低密度脂蛋白胆固醇的来源有两条途径：主要途径是由极低密度脂蛋白代谢转变而来；次要途径是经肝脏运送到全身组织，高密度脂蛋白将各组织的胆固醇送回肝脏代谢。低密度脂蛋白胆固醇可通俗地理解为"坏"胆固醇，因为当血浆中低密度脂蛋白胆固醇含量过多时，可深入动脉内皮，堆积形成动脉粥样硬化斑块，导致动脉血管狭窄甚至阻塞，诱发心脑血管疾病，甚至有些斑块还会破裂，诱发血栓，堵塞动脉，引起急性心肌梗死、中风甚至猝死。临床上 85%以上的急性心肌梗死由此引起。另外，研究显示，低密度脂蛋白胆固醇水平低的人群，冠心病发生率也低；低密度脂蛋白胆固醇高者，冠心病发生率也高。通常低密度脂蛋白胆固醇升高在先，冠心病患病在后。胆固醇每降低 1%，患冠心病的危险就会减少 2%。此外，低密度脂蛋白胆固醇对脑血管病发生的影响也不可忽视，冠心病、糖尿病、高血压患者中，其水平每降低 10%，脑卒中发生的危险就会减少 15.6%。而长期出现低密度脂蛋白胆固醇偏高，可能激发脂肪肝。

但是低密度脂蛋白胆固醇并不是越低越好，低密度脂蛋白胆固醇的正常范围是 1.57～3.66mmol/L。现在研究发现，低密度脂蛋白胆固醇太低会影响血红蛋白携带氧的能力，使细胞缺氧，反而会引起贫血或加重心脏负担。低密度脂蛋白胆固醇降低主要见于甲亢、严重贫血、吸收不良综合征、营养不良、门静脉性肝硬化等。

2. 高密度脂蛋白胆固醇

胆固醇在血液中的流动通过脂蛋白作为载体来完成。通过化学反应连接到低密度蛋白上的胆固醇称为低密度脂蛋白胆固醇，而连接到高密度脂蛋白上的胆固醇为高密度脂蛋白胆固醇。高密度脂蛋白胆固醇主要由肝脏合成。通俗来说，高密度脂蛋白胆固醇是有益于人体的胆固醇，而低密度脂蛋白胆固醇是不利于人体的胆固醇。低密度脂蛋白胆固醇越高，患冠心病的概率越大，在标准范围内高密度脂蛋白水平比较高，患心脏病的风险就会降低，它是脂质的清道夫，对人体起到一定保护作用。

低密度脂蛋白是将胆固醇带进身体组织的主要"载体"，而高密度脂蛋白则是将胆固醇从身体组织中"带"出去。当高密度脂蛋白胆固醇水平比较高时，意味着更多的高密度脂蛋白正在将胆固醇从动脉壁带到肝脏中。肝脏随后将这些胆固醇分子分解掉，最后将它们排出体外，进而阻止动脉硬化发生恶化。

3. 常见病因

胆固醇转化为胆汁酸延缓，肝内胆固醇含量升高，低密度脂蛋白受体活性受到抑制等原因均可导致血胆固醇升高。常见病因如下：

（1）饮食因素 高热量、高胆固醇、高饱和脂肪酸饮食能够促进胆固醇合成，肝脏胆固醇含量增加，低密度脂蛋白受体合成减少，降低细胞表面低密度脂蛋白受体活性，降低低密度脂蛋白与低密度脂蛋白受体的亲和性，从而使血胆固醇升高。低热量饮食、不饱和脂肪酸可影响胆固醇合成中酶的活性，使血胆固醇降低。食物中的纤维素可减少胆固醇吸收。

（2）肥胖因素 肥胖是血浆胆固醇升高的一个重要因素。有研究认为肥胖能促进肝脏输出含 ApoB 的脂蛋白，继而使低密度脂蛋白生成增加；肥胖可使全身的胆固醇合成增加，抑制低密度脂蛋白受体的合成。

（3）年龄因素 年龄增加而伴随的胆固醇升高。60 岁以上老年人的低密度脂蛋白受体活性减退，低密度脂蛋白分解代谢率降低。可能是由于随着年龄的增加，胆汁酸合成减少，使肝内胆固醇含量增加，进一步抑制低密度脂蛋白受体的活性。

（4）雌激素作用 在 50 岁前，女性的血胆固醇低于男性，绝经后则常会升高。绝经后胆固醇水平升高很可能是由于体内雌激素减少所致，而雌激素能增加低密度脂蛋白受体的活性。

（5）个体差异 个体的胆固醇吸收率、合成率、肝脏胆汁分泌率以及体内低密度脂蛋白分解代谢率不同，可能与个体间某些遗传基因的差异有关。

（6）基因异常 由于异常基因的存在，使体内低密度脂蛋白分解代谢速率降低，低密度脂蛋白合成增加或低密度脂蛋白结构改变。已知有几种基因异常能引起高胆固醇血症，如低密度脂蛋白受体缺陷导致家族性高胆固醇血症；家族性 ApoB100 缺陷导致低密度脂蛋白清除率低下。

（二）高三酰甘油血症

1. 三酰甘油

三酰甘油是长链脂肪酸和甘油形成的脂肪因子，是人体内含量最多的脂类。血中三酰甘油和胆固醇一样，也都是存在于各种脂蛋白中。而血三酰甘油则是所有脂蛋白中的三酰甘油总和。血中颗粒大而密度低的脂蛋白所含三酰甘油的量多。当患者的血三酰甘油含量特别高（颗粒大、密度低的脂蛋白过多）时，血液会呈乳白色，将这种血静置一段时间后，血的表面会形成厚厚的一层奶油样物质，这便是化验单上报告的所谓的"脂血"。

三酰甘油的功能与胆固醇截然不同，三酰甘油是人体主要的能量储存库。如同其名称一样，三酰甘油是人体的脂肪成分，如果以猪肉为例，三酰甘油就是白色的肥肉部分，人体的皮下脂肪就是三酰甘油蓄积而成的。它根据身体所需会被分解，大部分组织均可以利用三酰甘油分解产物供给能量，同时肝脏、脂肪等组织还可以进行三酰甘油的合成，在脂肪组织中贮存。尽管三酰甘油有诸多生理功能，但凡事物极必反，过多的三酰甘油会导致脂肪细胞功能改变和血液黏稠度增加，并增加患冠心病的危险，而且，血液中三酰甘油过高还会引起急性胰腺炎。

三酰甘油是血脂检查中比较重要的一项指标。重度的高三酰甘油血症，多与糖尿病、肝病、慢性肾炎等有关，一般为继发性疾病。

我国正常人血脂水平比相应年龄、性别的欧美人为低。理想的血清三酰甘油水平是 $0.34\sim1.7mmol/L$。血清三酰甘油水平 $>1.7mmol/L$ 即可确诊高三酰甘油血症。

2. 常见原因

（1）饮食因素　进食糖类的比例过高，刺激胰岛素分泌增加，出现高胰岛素血症，可促进肝脏合成三酰甘油和 VLDL 增加，因而引起血浆三酰甘油浓度升高。此外，高糖饮食还可诱发 ApoCⅢ 基因表达增加，使血浆 ApoCⅢ 浓度增高。血浆中 ApoCⅢ 增高可造成 LPL 活性降低，继而影响 CM 和 VLDL 中三酰甘油的水解，引起高三酰甘油血症。食物中，肉、动物内脏、蛋、乳类主要含饱和脂肪酸和大量的胆固醇，过多摄入后使血液中三酰甘油和胆固醇的合成增加，促进高脂血症的发生和发展。谷类主要含有淀粉，如食用过多超过人体需要，可促进脂肪的合成，引起血三酰甘油升高。

（2）饮酒　许多研究表明，酒精可升高血高密度脂蛋白胆固醇水平及其亚组分高密度脂蛋白 2-胆固醇水平。高密度脂蛋白 2-胆固醇具有将周围组织细胞的胆固醇转运到肝脏进行分解代谢和排出的功能。有关饮酒能升高血高密度脂蛋白胆固醇的确切机制尚不清楚，多数认为可能与酒精对促进高密度脂蛋白在肝脏合成和代谢的脂蛋白酯酶的活性有关。饮酒对血浆三酰甘油水平也有明显影响。酒精可增加体内脂质的合成率，减少氧化脂肪酸的比例，并增加酯化脂肪酸的比例。此外，酒精还可降低 LPL 的活性，而使三酰甘油分解代谢减慢。

（3）吸烟　可增加血浆三酰甘油水平，可能与脂肪组织中 LPL 活性短暂上升有关。根据研究及流行病学调查发现，吸烟对血脂代谢的影响如下：升高血总胆固醇水平，流行病学调查研究发现，吸烟者血总胆固醇水平较不吸烟者高，两者有显著的差异，总胆固醇升高的程度与吸烟多少呈正相关。经过大量流行病学研究，现已公认，吸烟作为冠状动脉粥样硬化的主要危险因素是可逆的，停止吸烟，危险程度迅速下降，戒烟 1 年，危险度可降低 50%，甚至与不吸烟者相似。如前所述，吸烟与血清高密度脂蛋白胆固醇水平呈负相关，但停止吸烟 1 年，血清高密度脂蛋白胆固醇可增至不吸烟者水平。需特别指出的是，被动吸烟者血清高密度脂蛋白水平也可下降，胆固醇水平也可升高，对此应给予足够重视。

（4）基因异常　如 LPL 和 ApoCⅡ 的基因缺陷将导致三酰甘油水解障碍，因而引起严重的高三酰甘油血症。ApoE 基因异常使 CM 和 VLDL 代谢障碍。血浆中 CM 和 VLDL 残粒浓度增加，因而常见高三酰甘油血症。

（5）继发性因素　许多代谢性疾病、肾病及药物可引起高三酰甘油血症，这种情况一般称为继发性高三酰甘油血症。

二、病因病机

高脂血症在中医学属"痰湿"、"浊阻"、"肥胖"等范畴。古人虽未明确记载血脂增高，但对于其危害，尤其对过食肥甘引起高脂血症的危害性早有认识，如《素问·生气通天论》曰："膏粱之变，足生大疗"；《三因极一病证方论》曰："饮食饥饱，生冷甜腻，聚结不散，或作痞块，膨胀满闷。"高脂血症属中医学"污血病"范畴，"污血者，不洁之血，乃饮食水谷之浊气，水谷不化之痰浊，瘀滞不通之血液结于脉中而成"。主要由饮食伤脾、年老精亏所致；其病位在血脂，涉及心、肝等脏腑，而脾弱肾虚，痰瘀阻脉为病理基础。

中医学认为，膏脂虽为人体的营养物质，但过多则形成高脂血症。凡导致人体摄入膏脂过多，以及膏脂转输、利用、排泄失常的因素均可使血脂升高，其病因有以下几点：

（一）饮食偏差，脾胃失调

脾胃受纳水谷，化其精微上注于肺，化为血液，濡养全身，若饮食无度，酗酒过量，损伤脾胃，致脾胃运化失常，使精微不归正化，水湿内停，聚湿生痰，酿成脂膏，混入血中，加上恣食肥腻甘甜，过多的脂膏进入人体，输布转化不及滞于血中，而成脂浊。

（二）情志内伤，肝胆不利

肝主疏泄，胆附于肝，胆汁可以净脂化浊，有助脾胃受纳化膏脂。若情志内伤，气机郁滞，致肝胆不利，使肝胆疏泄条达失常，影响膏脂的输布、转化、排泄，使血脂升高发为脂浊症。

（三）年老体衰，肾气不足

高脂血症多见于年老之人，因为年高五脏六腑功能衰退，尤以肾脏为甚，"肾主五液"为气血、津液、膏脂之主宰，若肾阳不足，则膏脂的转化利用减少，而滞留血中；肾阴不足则膏脂不藏，渗入血中，促使脂浊症的产生；或人虽未老，房劳过度，纵欲无节，致使肾气亏损，亦常有脂浊症的发生。

（四）禀赋异常，多静少动

临床上高脂血症患者多有家族疾病史，因此禀赋异常亦是产生高脂血症的原因之一。父母肥胖，自幼即多脂肪，成年后形体更丰，行动迟缓，膏脂利用减少，致血中膏脂增多，或生性喜静，多坐少动，加上饱食贪睡，膏脂利用不及，沉积体内，致为脂浊症。综合以上几个原因，高脂血症的发生和饮食不均衡、不良的生活习惯及普遍缺乏运动确实有密切的联系。

（刘　岩）

第三节　高脂血症的诊断

一、实验室检查

血脂异常是通过实验室检查而发现、诊断及分型的。基本检查项目为血浆或血清 TC、TG、LDL-C 和 HDL-C，ApoA、ApoB 对预测冠心病有一定意义。

心脑血管疾病是由高脂血症经过相当缓慢的过程而导致的。一般的心脑血管疾病患者从青壮年时期血管就开始被侵袭。早期患者几乎没有任何不良反应与不适感，所以人们时常忽视。实际上，定期检查血脂应为日常生活中非常重要的事情。在血脂检查前，应注意以下事项：

禁食：空腹 12 小时以上晨间取血最佳。因此，采血的前一天晚上 9～10 时开始禁食，次日早上 10 时左右采集静脉血。

切忌服用药物时做检查：避孕药、噻嗪类利尿剂（如氢氯噻嗪、氯噻酮）、激素类药物等会直接影响血脂水平，导致检查结果有误差。

取血检验前忌用高脂食物和饮酒：高脂食物可以直接使检验结果受到影响，至于饮酒，则会明显升高血浆中的三酰甘油的脂蛋白及高密度脂蛋白浓度，从而导致检验结果有误差。

化验应当在生理和病理状态比较稳定的情况下进行：血脂水平可随生理及病理状态的变化而变化，比如创伤、急性感染、发热、心肌梗死、妇女月经和妊娠等都很容易造成影响。血脂检查很容易受到许多外在因素的影响，因此在医院检查前务必做好准备，以确保化验结果的准确无误。

检查项目主要有以下几个方面：

1. 血浆外观检查

可判断血浆中的乳糜微粒（CM）含量。将血浆放置于 4℃冰箱中过夜后，如见到"奶油样"顶层，而下层澄清，表明 CM 的含量较高；Ⅱa 型和 Ⅱb 型者的血浆澄清或轻度混浊；Ⅲ型的血浆混浊，可见模糊的"奶油样"顶层；Ⅳ型澄清或混浊，一般无"奶油样"顶层；Ⅴ型可见"奶油样"顶层，下层混浊。家族性脂蛋白脂酶缺陷症和家族性载脂蛋白 CⅡ 缺陷症患者的新鲜血浆呈乳白色，于 4℃放置 12 小时后，可见血浆表面有一层白色漂浮物。

2. 脂蛋白电泳

脂蛋白电泳可分为 CM、前β、β和α四条脂蛋白区带。电泳时 CM 滞留在原位，α区带含HDL2 和 HDL3，β区带包括 IDL 和 LDL；前β区带代表 VLDL、CM、VLDL、IDL、LDL 和HDL 的密度依次增加，颗粒逐渐变小，LP（a）的密度大于 LDL。家族性脂蛋白脂酶缺陷症表现为 CM 增多；家族性高 TC 血症和Ⅲ型高脂蛋白血症的β带增宽（亦见于Ⅰ1b 或Ⅴ型高脂蛋白血症）。若将血浆高速离心，用分离出的 VLDL 进行琼脂糖电泳，出现β带对Ⅲ型高脂蛋白血症的诊断价值更大。聚丙烯酰胺梯度凝胶电泳可有效分离血浆中的各种脂蛋白成分，结合等电聚焦，可鉴别载脂蛋白 E 异构物，也有助于Ⅲ型高脂蛋白血症的诊断。

3. 超速离心

超速离心可分辨 CM、VLDL、IDL、LDL 和 HDL 等组分。

4. 脂蛋白代谢分析

将脂蛋白或载脂蛋白用放射性碘标记，注入受试者体内，取血样分析其代谢变化。

5. 基因突变分析

脂蛋白脂酶、胆固醇酯化酶和合酶、LDL 受体、ApoB 和 ApoB 等的基因突变分析可明确血脂异常的分子病因。

二、诊 断 标 准

详细询问病史，包括个人饮食和生活习惯、有无引起继发性血脂异常的相关疾病、引起血脂异常的药物应用史以及家族史。体格检查需注意有无黄色瘤、角膜环等。

血脂异常的诊断可参考《中国成人血脂异常防治指南（2016 年修订版）》关于我国血脂合适水平及异常分层标准。

检测禁食 12～14 小时后的血脂水平：TC≥4.5mmol/L；TG≥1.7mmol/L；LDL-C≥2.6mmol/L；男性 HDL-C≤1.0mmol/L，女性 HDL-C≤1.3mmol/L。

血脂检查的重点对象包括：已有冠心病、脑血管病或周围动脉粥样硬化病者；有高血压、糖尿病、肥胖、过量饮酒以及吸烟者；有冠心病或动脉粥样硬化家族病史者，尤其是直系亲属中有早发冠心病或其他动脉粥样硬化证据者；有皮肤黄色瘤者；有家族性高脂血症者。

从预防的角度出发，建议 20 岁以上的成年人至少每 5 年测定一次血脂，40 岁以上男性和绝经期后女性每年进行血脂检查；对于缺血性心血管疾病及其高危人群，则应每 3～6 个月测量一次。首次发现血脂异常时应在 2～4 周内复查，若仍属异常，则可确立诊断。有家族史、长期吃糖过多、体形肥胖、长期吸烟、酗酒、习惯静坐、生活无规律、情绪易激动、精神常处于紧张状态者以及那些已经有心血管疾病，如高血压、冠心病、脑血栓及高脂血症的患者，应该在医生的指导下进行定期检查血脂。一般检查血脂的项目有 TC：总胆固醇；TG：三酰甘油；HDL-C：高密度脂蛋白胆固醇；LDL-C：低密度脂蛋白胆固醇；APOA1：载脂蛋白 A1；APOB：载脂蛋白 B。

三、鉴 别 诊 断

根据病因对高脂血症进行表型分类，并鉴别原发性血脂异常和继发性血脂异常。继发性血脂异常多存在原发病的临床表现和病理特征，尤其要对下列疾病引起的继发性血脂异常进行鉴别：

（一）甲减

甲减患者常伴发血脂异常，多表现为单纯高胆固醇血症或混合型高脂血症。甲减对血清总胆固醇以及低密度脂蛋白胆固醇影响最大。甲减引起血脂异常的主要机制是，甲状腺激素分泌减少导致低密度脂蛋白胆固醇摄取减少、胆固醇合成增加和转化减少。TSH 则可以直接调节脂质代谢，促进胆固醇和三酰甘油合成、抑制胆固醇转化。二者主要通过实验室检查进行鉴别诊断，甲减患者通常血清 TSH 水平升高、甲状腺激素（T_3、T_4）水平降低。

（二）皮质醇增多症

本病引起的血脂异常多表现为混合型高脂血症。肾上腺糖皮质激素可以动员脂肪、促进三酰甘油分解；同时刺激胰岛β细胞分泌胰岛素，促进脂肪合成。皮质醇增多症者脂肪动员和合成均增加，但促进合成作用更强，导致脂肪总量增加。本病诊断主要根据典型症状和体征，如向心性肥胖、紫纹、毛发增多、性功能障碍等。实验室诊断包括血皮质类固醇升高并失去昼夜变化节律、尿 17-羟皮质类固醇排出量显著增高、小剂量地塞米松抑制试验显示不能被抑制。

（三）肾病综合征

高脂血症是肾病综合征临床特征之一，其特点是几乎所有血脂和脂蛋白成分均增加。肾病综合征引起血脂异常的主要机制是低白蛋白血症导致脂蛋白合成增加、分解减少。本病主要根据大量蛋白尿（>3.5g/d）和低白蛋白血症（<30g/L）进行鉴别诊断。

继发性血脂异常应以治疗原发病为主，如糖尿病、甲减经控制后，血脂有可能恢复正常。但是原发性血脂异常和继发性血脂异常可能同时存在，如原发病经过治疗正常一段时期后，血脂异常仍然存在，考虑同时有原发性血脂异常，需给予相应治疗。治疗措施中综合性的生活方式干预是首要的基本的治疗措施，药物治疗需严格掌握指征，必要时考虑血浆净化疗法或外科治疗，基因治疗尚在探索之中。

防治目标：治疗血脂异常最主要的目的在于防治缺血性心血管疾病。《中国成人血脂异常防治指南（2016年修订版）》建议（图 7-1）：

符合下列任意条件者，可直接列为高危或极高危人群

极高危：ASCVD患者

高危：1.LDL-C≥4.9mmol/L或TC≥7.2mmol/L

2.糖尿病患者1.8mmol/L≤LDL-C<4.9mmol/L或3.1mmol/L≤TC<7.2mmol/L且年龄≥40岁

不符合上述条件者，评估10年ASCVD发病危险

↓

危险因素个数*	血清胆固醇水平分层(mmol/L)		
	3.1≤TC<4.1 或1.8≤LDL-C<2.6	4.1≤TC<5.2 或2.6≤LDL-C<3.4	5.2≤TC<7.2 或3.4≤LDL-C<4.9
无高血压 0~1个	低危(<5%)	低危(<5%)	低危(<5%)
无高血压 2个	低危(<5%)	低危(<5%)	中危(5%~9%)
无高血压 3个	低危(<5%)	中危(5%~9%)	中危(5%~9%)
有高血压 0个	低危(<5%)	低危(<5%)	低危(<5%)
有高血压 1个	低危(<5%)	中危(5%~9%)	中危(5%~9%)
有高血压 2个	中危(5%~9%)	高危(≥10%)	高危(≥10%)
有高血压 3个	高危(≥10%)	高危(≥10%)	高危(≥10%)
*包括吸烟、低HDL-C及男性≥45岁或女性≥55岁			

ASCVD10年发病危险为中危且年龄小于55岁者，评估余生危险

具有以下任意2项及以上危险因素者，定义为高危：

1. 收缩压≥160mmHg或舒张压≥100mmHg

2. BMI≥28kg/m²

3. 非HDL-C≥5.2mmol/L（200mg/dl）

4. 吸烟

5. HDL-C<1.0mmol/L（40mg/dl）

注：ASCVD.动脉粥样硬化性心血管疾病；TC.总胆固醇；LDL-C.低密度脂蛋白胆固醇；HDL-C.高密度脂蛋白胆固醇；非HDL-C.非高密度脂蛋白胆固醇；BMI.体重指数；1mmHg=0.133kPa

图 7-1 成人血脂异常防治思路

（刘 岩）

第四节 高脂血症的治疗

对于高脂血症，应坚持长期综合治疗。强调以饮食控制、运动锻炼为基础，根据病情、危险因素、血脂水平决定是否或何时开始药物治疗。继发性高脂血症应积极治疗原发病。本病为本虚标实之证，扶正祛邪、标本兼治为其治疗原则。治标常用化痰泄浊、燥湿化饮、清热泻火、导滞通腑、理气活血等法；治本则根据脏腑及气血阴阳的亏损进行补益，常用的有健脾养心、滋补肝肾、温补脾肾、益气养阴等法。

一、西 医 治 疗

（一）生活方式的改变

1. 控制饮食

建议每日摄入碳水化合物占总能量的 50%～65%。选择使用富含膳食纤维和低升糖指数的碳水化合物替代饱和脂肪酸，每日饮食应包含 25～40g 膳食纤维（其中 7～13g 为水溶性膳食纤维）。碳水化合物摄入以谷类、薯类和全谷物为主，其中添加糖摄入不应超过总能量的 10%（对于肥胖和高三酰甘油血症者要求比例更低）。食物添加剂如植物固醇/烷醇（2～3g/d），水溶性/黏性膳食纤维（10～25g/d）有利于血脂控制，但应长期监测其安全性。

2. 控制体重

肥胖是血脂代谢异常的重要危险因素。血脂代谢紊乱的超重或肥胖者的能量摄入应低于身体能量消耗，以控制体重增长，并争取逐渐减少体重至理想状态。减少每日食物总能量（每日减少 300～500kcal），改善饮食结构，增加身体活动，可使超重和肥胖者体重减少 10%以上。维持健康体重（BMI20.0～23.9kg/m²），有利于血脂控制。

3. 加强运动

建议每周 5～7 天、每次 30 分钟中等强度运动。对于 ASCVD 患者应先进行运动负荷试验，充分评估其安全性后，再进行身体活动。

4. 戒烟

完全戒烟和有效避免吸入二手烟，有利于预防 ASCVD，并升高 HDL-C 水平。可以选择戒烟门诊、戒烟热线咨询以及药物来协助戒烟。

5. 限制饮酒

中等量饮酒（男性每天 20～30g 酒精，女性每天 10～20g 酒精）能升高 HDL-C 水平。但即使少量饮酒也可使高三酰甘油血症患者三酰甘油水平进一步升高。饮酒对于心血管事件的影响尚无确切证据，提倡限制饮酒。

（二）调脂药物治疗

人体血脂代谢途径复杂，有诸多酶、受体和转运蛋白参与。临床上可供选用的调脂药物有许多种，大体上可分为两大类：主要降低胆固醇的药物和主要降低三酰甘油的药物。其中部分调脂药物既能降低胆固醇，又能降低三酰甘油。对于严重的高脂血症，常需多种调脂药联合应用，才能获得良好疗效。

1. 主要降低胆固醇的药物

这类药物的主要作用机制是抑制肝细胞内胆固醇的合成，加速 LDL 分解或减少肠道内胆固醇的吸收，包括他汀类、依折麦布、普罗布考、胆汁酸螯合剂及其他调脂药等。

（1）他汀类　他汀类临床试验是从 20 世纪 70 年代开展的，大量临床试验证实其是一种具有显著调脂疗效的甲基戊二酰辅酶 A（HMG-CoA）还原酶抑制剂，也是目前临床应用最为普遍的一类可以调节体内血脂浓度的药物。他汀类药物的调脂机制为抑制机体胆固醇的生物合成。阿托伐他汀和洛伐他汀等都是近年来常用的他汀类药物。他汀类药物的适用人群是胆固醇吸收较少，而合成胆固醇较多的患者。在他汀类药物中，阿托伐他汀可竞争性抑制肝细胞中 TC 的合成，同时可以使 LDL-C 受体的合成增多，这是一种代偿性增多，从而使 LDL-C 的降解也增多，因此可有效地降低 TC 和 LDL-C 的水平，并可明显地降低 TG 的水平，还可使血清中 HDL-C 水平增高。阿托伐他汀用于 TC 和 TG 均增高的混合型高脂血症，疗效更为显著。临床上使用其钙盐的形式，即阿托伐他汀钙。阿托伐他汀钙治疗高脂血症不仅效果十分肯定，发生不良反应的概率也小，适合临床推广。现在临床上使用的阿托伐他汀钙有片剂和胶囊剂两种剂型。

但是，同时必须重视他汀类药物带来的不良反应，即他汀类相关性肌病。2001 年横纹肌溶解症等致死性不良反应的出现（拜斯亭事件）引起了国内外学者注意，其开始广泛地关注他汀类药物引起的肌毒性。他汀类相关性肌病的主要表现为肌炎、肌痛、横纹肌溶解症。他汀类引起肌病的主要机制尚不清楚，目前有研究可能和以下五个方面有关：①细胞膜兴奋性改变；②线粒体功能异常和辅酶 Q10 缺乏；③稳态的障碍；④硒蛋白减少；⑤遗传因素。因此在使用他汀类药物时应掌握好药物剂量，从小剂量开始，使用药物治疗一段时间后保证没有任何不良反应发生，方可根据实际情况适当增加剂量，并关注患者的特殊心理、病理因素，必要时监测肌酸激酶及肾功能。

（2）依折麦布　是全球首创的选择性胆固醇吸收抑制剂，主要抑制外源性吸收胆固醇的途径。其通过口服迅速被吸收，并产生广泛的结合反应，生成能在小肠细胞的刷状缘发挥作用的依折麦布——葡萄糖苷酸，令 NPC1L1 转运蛋白的活性减小，从而可以有选择性地减少来自胆汁和膳食中的胆固醇，并抑制胆固醇通过小肠壁转运到肝，进而使胆固醇存储量减少，LDL受体合成增加，LDL-C 水平相应降低。由于该药可能会引发皮疹、荨麻疹和血小板减少性紫癜等不太常见的不良反应，甚至会导致肌肉骨骼损害，故还需要进行长期的干预试验来检测联合用药的不良反应。

（3）普罗布考　是一种抗氧化剂，能显著减缓纯合子、杂合子型高胆固醇血症及非家族性和家族性高胆固醇血症。其主要通过减少胆固醇的合成量及加快胆固醇的清除速率的方式来降低血清中胆固醇的浓度，竞争性抑制胆固醇合成系统中的相应酶，从而导致体内胆固醇的合成量减少，相应载脂蛋白 B 的合成量减少，进而使 LDL-C 生成量减少，使血浆中胆固醇酯转移蛋白的水平增加，改变载脂蛋白的结构，减少其合成，并增加载脂蛋白 E mRNA 的表达水平，升高载脂蛋白 E 水平，进而使胆固醇逆运转系统的活性增强，加快外周组织（包括病变的动脉壁）将胆固醇转运到肝脏的过程。同时普罗布考对高密度脂蛋白也具有调节作用。虽然普罗布考降低了血浆中 HDL-C 水平，但由于其加快了胆固醇的逆向转运过程，因而表现有较明显的抗动脉粥样硬化作用。

（4）胆汁酸螯合剂　胆汁酸螯合剂为碱性阴离子交换树脂，可阻断肠道内胆汁酸中胆固醇的重吸收。临床用法：考来烯胺每次 5g，3 次/日；考来替泊每次 5g，3 次/日；考来维仑每次 1.875g，2 次/日。与他汀类联用，可明显提高调脂疗效。常见不良反应有胃肠道不适、便秘和影响某些药物的吸收。此类药物的绝对禁忌证为异常β脂蛋白血症和血清 TG＞4.5mmol/L（400mg/dl）。

2. 主要降低三酰甘油的药物

主要降低 TG 的药物有 3 种：贝特类、烟酸类和高纯度鱼油制剂。

（1）贝特类　贝特类通过激活过氧化物酶体增殖物激活受体α（PPARα）和激活脂蛋白脂酶（LPL）而降低血清 TG 水平和升高 HDL-C 水平。常用的贝特类药物：非诺贝特片每次 0.1g，3 次/日；微粒化非诺贝特每次 0.2g，1 次/日；吉非贝齐每次 0.6g，2 次/日；苯扎贝特每次 0.2g，3 次/日。常见不良反应与他汀类药物类似，包括肝脏损害、肌肉损害和肾毒性等，血清肌酸激酶和 ALT 水平升高的发生率均＜1%。临床试验结果荟萃分析提示贝特类药物能使高 TG 伴低 HDL-C 人群心血管事件风险降低 10%左右，以降低非致死性心肌梗死和冠状动脉血运重建术的风险为主，对心血管死亡、致死性心肌梗死或卒中无明显影响。

（2）烟酸类　烟酸也称作维生素 B_3，属于人体必需维生素。大剂量时具有降低 TC、LDL-C 和 TG 以及升高 HDL-C 的作用。调脂作用与抑制脂肪组织中激素敏感脂酶活性、减少游离脂肪酸进入肝脏和降低 VLDL 分泌有关。烟酸有普通和缓释 2 种剂型，以缓释剂型更为常用。缓释片常用量为每次 1～2g，1 次/日。建议从小剂量（0.375～0.5g/d）开始，睡前服；4 周后逐渐加量至最大常用剂量。最常见的不良反应是颜面潮红，其他有肝脏损害、高尿酸血症、高血糖、棘皮症和消化道不适等，慢性活动性肝病、活动性消化性溃疡和严重痛风者禁用。早期临床试验结果荟萃分析发现，烟酸无论是单用还是与其他调脂药物合用均可改善心血管预后，使心血管事件发生率减少 34%，冠状动脉事件发生率减少 25%。由于在他汀基础上联合烟酸的临床研究提示与单用他汀类药物相比无心血管保护作用，欧美多国已将烟酸类药物淡出调脂药物市场。

（3）高纯度鱼油制剂　鱼油主要成分为 n-3 脂肪酸即 ω-3 脂肪酸。常用剂量为每次 0.5～1.0g，3 次/日，主要用于治疗高 TG 血症。不良反应少见，发生率为 2%～3%，包括消化道症状，少数病例出现转氨酶或肌酸激酶轻度升高，偶见出血倾向。早期有临床研究显示高纯度鱼油制剂可降低心血管事件，但未被随后的临床试验证实。

3. 老年人用降脂药注意事项

（1）受益原则　首先要有明确的用药适应证，要保证用药的受益大于药物带来的风险。即便有明确的降血脂适应证，但用药带来的风险大于治疗的效果时，就不应给予药物治疗。并非所有的冠心病患者都适合进行降胆固醇的治疗，70 岁以上高龄的老年患者，慢性充血性心力衰竭、痴呆、晚期脑血管疾病或活动性恶性肿瘤的患者，都不宜采取调脂治疗。

（2）五种药物原则　老年人同时用任何药都不能超过 5 种。老年人因多病共存，常采用多种药物治疗，这不仅加重了患者的经济负担，降低了患者依从性，且易导致耐药性的发生。所以，在高脂血症与其他疾病并存时，治疗药物的应用要着重加以选择。

（3）小剂量原则　老年人除维生素、微量元素和消化酶类等药物可以用成年人剂量外，其他所有药物都应低于成年人剂量。因为老年人的肝肾功能减退、白蛋白降低、脂肪组织增加，应用成年人剂量可出现较高的血药浓度，使药物效应和不良反应增加。

（4）择时原则　是根据时间生物学和时间药理学的原理，选择最合适的用药时间进行治疗。最大限度发挥药物作用，尽可能降低不良反应。

（5）暂停用药原则　老年人用药期间应注意密切观察，一旦发生任何新的症状，包括躯体、认识或情感方面的症状，应暂停用药。停药受益明显多于加药受益，所以暂停用药原则成为现代老年病学中最简单、最有效的干预措施。

（6）根据血脂情况调整用药量　血脂一过性升高时，采用饮食非药物治疗 3～6 个月后复查血脂，如能达到降脂要求则继续治疗，但仍需每 6 个月至 1 年复查 1 次，如持续达到要求，每年复查 1 次。若饮食及非药物治疗无效时，则改为药物治疗，药物治疗 1～3 个月复查血脂，如能达到要求，逐步改为每 6～12 个月复查 1 次。如治疗 3～6 个月复查血脂仍未达到要求则调整剂量，加量或调换药物种类。3～6 个月后再复查，达到要求后延长为每 6～12 个月复查 1 次。

4. 降脂药的不良反应

（1）不良反应的类型　降脂药的药效在短时间内很难发挥作用，因此，患者无一例外可以完全摆脱药物不良反应问题。长期服用降脂药常出现的几种不良反应：

1）神经系统表现：多数为头痛、失眠，少数可出现精神症状。

2）肝功能异常：表现为肝肿大、转氨酶升高、黄疸指数升高等。

3）消化道反应：如厌食、恶心、呕吐、腹胀、腹泻、胆结石等。

4）肌肉影响：出现肌无力、肿胀、疼痛，甚至出现横纹肌溶解的表现，血中磷酸肌酸激酶升高，更为严重的还可导致肾衰竭。

5）其他：皮疹、白内障等。

每一种不良反应的出现，对于这些服药的患者而言都是雪上加霜，因此避免不良反应出现以及出现不良反应后采取什么措施，成了人们更为关注的问题。

（2）不良反应的处置 服用降脂药时，一旦出现不良反应如何解决呢？应明确了解与药物不良反应相关的因素，这是问题的关键。

1）个体差异：每个人对药物的敏感性不同。有的患者服药很长时间，肝功能仍正常；然而，在服药很短的时间内，也会有人出现肝功能损害的现象。

2）药物之间的差异：如他汀类药物有时可引起转氨酶升高。

3）合用药物：如贝特类药物与他汀类药物合用就很容易出现不良反应，或合用了其他影响肝功能的药物。

4）原来疾病的情况：自身身体并不怎么好，曾患过肝病者用时要慎重。

5）剂量：大量用药易致肝损害。

降低血脂药一般都需长期服用，甚至需终身服用。不同个体对同一药物的疗效及不良反应存在相当大的差别。但是，服药后1～3个月应复查血脂、肝肾功能，并且定期复查肌酸激酶及血尿酸水平。长年服药者，可每3～6个月进行1次复查。同时，有关的随诊观察也是完全有必要的，以便及时调整剂量或更换药物。

大家应该了解这一点常识，即使出现肝损害，也不必惊慌失措。药物性肝损害大多为一过性，也就是说，一旦停止用药后，很快就可以恢复。当转氨酶升高至正常值的3倍左右时，应马上停止服药，等肝功能恢复正常后，再改服对肝功能损害较小的降脂药物，一定要在医生的指导下进行；如转氨酶略有升高，可适当减服降脂药，或检查是否有其他原因；若转氨酶升高明显但低于正常值的1/3，可在医生指导下用一些保护肝脏的药物，并且要适当休息，绝大多数患者很快就可以恢复，并且完全可以坚持长期治疗。

（三）其他治疗方式

1.外科手术治疗

外科手术治疗包括肝脏移植和部分小肠切除等，但现在基本上已不采用。

2.透析疗法

虽然通过血液体外转流的方法能够降低TC和LDL-C水平，但是该法对HDL-C和TG却不起作用，而且作用效果一般也只持续1周左右。所以目前对高血脂的治疗方法主要仍为药物治疗。

3.基因治疗

基因治疗是一种有希望的疗法，尤其是对于由单基因缺陷所导致的家族性高胆固醇血症的治疗，但目前基因治疗的技术还不够成熟。

二、中 医 治 疗

（一）内治法

1. 辨证论治

（1）痰浊阻遏证

症状：形体肥胖，头重如裹，胸闷，呕恶痰涎，肢体沉重，舌胖，苔滑腻，脉弦滑。

治法：健脾助运，祛痰化浊。

方药：七味白术散合涤痰汤加减。党参 20g，苍术 15g，白术 12g，薏苡仁 12g，砂仁 10g，葛根 15g，木香 6g，陈皮 6g，半夏 8g，制南星 8g，枳实 6g，茯苓 6g，竹茹 2g，石菖蒲 3g。

加减：若肢体麻木，属痰瘀阻络者，酌加胆南星、苏木、鸡血藤以化痰祛瘀、活血通络。

（2）脾肾阳虚证

症状：面色㿠白，畏寒肢冷，腰膝疼痛，少腹拘急，久泻久痢，甚至五更泻，或者出现小便不利、水肿的表现。舌淡苔白滑，脉沉细无力。

治法：健脾益肾，温阳化浊。

方药：济生肾气丸合保元汤加减。附子 8g，肉桂 8g，熟地 15g，山药 15g，泽泻 10g，丹皮 8g，茯苓 10g，怀牛膝 10g，车前子 30g，巴戟天 10g，淫羊藿 10g，黄芪 10g，人参 10g，菟丝子 10g。

加减：若气虚明显，伴见气短、自汗者，加人参、黄芪；水湿内停明显者，症见尿少水肿，加泽泻、猪苓、大腹皮。

（3）肝肾阴虚证

症状：眩晕耳鸣，两目干涩，颧红咽干，盗汗，腰膝酸软，五心烦热，或男子梦遗，女子月经不调。舌红少苔，脉弦细数。

治法：滋补肝肾，养血益阴。

方药：杞菊地黄丸加减。枸杞子 9g，菊花 9g，熟地 24g，干山药 12g，山萸肉 12g，泽泻 9g，丹皮 9g，茯苓 9g。

加减：若阴虚火旺，加黄柏、知母、地骨皮；若心神不宁，而见心烦不寐者，加酸枣仁、炒栀子、合欢皮。

（4）阴虚阳亢证

症状：眩晕耳鸣，头痛，失眠多梦，头重脚轻，面红目赤，急躁易怒，口干舌燥，潮热盗汗。舌红干燥少苔，脉弦细。

治法：滋阴潜阳，祛浊扬清。

方药：知柏地黄丸加减。熟地 24g，山萸肉 12g，山药 12g，枸杞子 10g，何首乌 10g，黄精 12g，桑寄生 10g，怀牛膝 12g，生白芍 10g，泽泻 9g，丹皮 9g，茯苓 9g，葛根 15g，菊花 10g。

加减：若肝火上炎，烦躁易怒者，加龙胆草、夏枯草；若阴虚较甚，加何首乌、生地、麦冬、玄参等。

（5）气滞血瘀证

症状：面色晦暗黧黑，性情急躁，胸胁胀闷，走窜疼痛，心前区刺痛，妇女可见闭经或痛经，经色紫暗，夹有血块。舌紫暗或有瘀斑，脉细弱或涩。

治法：行气化瘀，活血通络。

方药：桃红四物汤加减。桃仁 9g，红花 6g，熟地 15g，当归 9g，白芍 9g，川芎 6g。

加减：若胸闷明显者，加五灵脂、蒲黄；若疼痛甚者，加沉香、檀香、降香理气止痛之药。

2. 单味中药治疗

（1）决明子 味甘、苦、咸，性微寒；归肝、大肠经。长期使用能够清肝明目、润肠通便、降脂降压。适用于高脂血症，症见目赤涩痛，羞明多泪、头痛眩晕，目暗不明、大便秘结者。

（2）山楂 味酸、甘，性微温；归脾、胃、肝经。消食化积、活血散瘀、行气健胃、祛脂减肥。适用于积滞型高脂血症，有增加心脏收缩功能及增强冠状动脉血流量、降低血清胆固醇及血脂等作用。有胃病的患者慎用。

（3）大黄 味苦，性寒；归脾、胃、大肠、肝、心包经。将大黄提炼成大黄片，早餐、晚餐前半小时各服 2～3 片保持每日大便 2 次，一般可用 6 个月。通过其泻下作用影响肠道对胆固醇的吸收，泻热通便、凉血解毒、逐瘀通经、降脂减肥。主要用于瘀热积滞型高脂血症。

（4）薏苡仁 味甘、淡，性凉；归脾、胃、肺经。利水渗湿，健脾除痹清热排脓，常服薏苡仁，其中所含有的薏苡仁素、薏苡仁油能健脾轻身，并起到一定的降压、降血脂作用，适用于脾肾亏虚型高脂血症。

3. 中成药治疗

（1）血脂灵片 主要成分为山楂、泽泻、决明子、制何首乌。功效：化浊降脂，润肠通便。适用于痰瘀互阻型高脂血症。用法：口服，一次 4～5 片，一日 3 次。

（2）脂必妥胶囊 主要成分为白术、山楂、红曲。功效：消痰化瘀、健脾和胃。适用于脾虚痰瘀互阻型高脂血症，症见气短、乏力、头晕、头痛、胸闷、腹胀、食少纳呆等。用法：口服，一次 3 粒，一日 2 次。

（3）心可舒片 主要成分为山楂、三七、木香、丹参、葛根。功效：活血化瘀、行气止痛。适用于血瘀型高脂血症，症见胸闷、心悸、头晕、头痛、颈项疼痛等。用法：口服，一次 4 片，一日 3 次。

（二）针灸治疗

作为中国传统医学中的针灸疗法，以其操作简便，疗效确切，毒副作用少而具有独特的优势。针灸降脂多从虚、痰、瘀三个方面论治，治疗原则主要有益气健脾、平补肝肾、化痰降浊、活血化瘀。

1. 益气健脾

脾为后天之本，气血津液生化之源，主运化升清，主肌肉四肢。脾维系着人体水谷精微的运输及代谢，其中自然包括了现代医学所言的脂质代谢。中医的脾参与了脂质代谢中吸收、合成、清除与排泄等各过程。因此，若脾气亏虚，失于健运，水谷精微无以运化，内聚而变生浊质，就会造成血脂的异常。

取穴：足三里、内关、丰隆、神阙。

2. 平补肝肾

肾为先天之本，生命之源，藏真阴而寓元阳，是人体阴阳调节的中心，温煦和濡养人体各脏腑组织，主持全身水液代谢，调节体内水液代谢平衡。肝肾不足，虚火内生，灼耗津液，炼液为痰可致阴虚痰凝之候；阴虚液亏，无以充脉，血行涩滞可致阴虚血瘀之候。可见，肾阴对痰浊的生成有一定影响。

取穴：三阴交、肝俞、肾俞、太溪。

3. 化痰降浊

痰，泛指脏腑功能失调，或疾病过程中由于水液代谢障碍而产生的病理产物。临床上高脂血症以本虚标实多见。痰瘀互结是高脂血症的重要发病原因之一。因此，化痰降浊法是重要的治疗原则之一。

取穴：内关、足三里、三阴交；痰湿壅盛型加丰隆、公孙、太白、阳陵泉。

4. 活血化瘀

血液在脉道的正常循行有赖于气之推动，阴津滋润，阳气温煦以及脉道的畅通。气血阴阳亏损和脉道不畅均可导致血行涩滞乃至血瘀的形成。瘀血阻滞是高脂血症的重要病理基础。因此，活血化瘀是治疗高脂血症的又一重要原则。

取穴：三阴交、膈俞、内关。

（刘　岩）

第五节　养生指导与康复

确诊高脂血症，人们一定要及时治疗。治疗方法有药物治疗、饮食治疗。人们如果能够及时发现，在早期是可以恢复正常的。近几年来，三高问题的发病率越来越严重，高脂血症也是典型的三高疾病之一。高脂血症的发生会使人们身体的血脂水平过高，同时影响身体的其他部位，带来很多并发症，大家要做好对这些并发症的及时预防。

一、一　般　护　理

（一）枕头不宜过高

因为血脂过高时，其血液流动比正常人慢，睡眠时更慢，如果再睡高枕，血液流向头部的速度就会减慢，流量也会减少，就容易发生缺血性脑中风，即脑梗死。

（二）不宜吃得太饱

因为饭后胃肠蠕动增强，血液流向胃肠部，此时，流向头部、心脏的血液减少，对高血脂患者来说，会增加诱发脑梗死、冠心病的风险。

（三）不宜加盖厚重棉被

将厚重棉被压盖人体，不仅影响呼吸，还会使全身血液运行受阻，容易导致脑血流障碍和缺氧，从而使颅内压增高，诱发脑卒中。

（四）不宜服用大量安眠药及降压药

因为这些药物均在不同程度上减慢睡眠时的血液流速，并使血液黏稠度相对增加。高血脂患者原本血液黏稠度就高，血液流速相对较慢，容易诱发脑卒中，故不宜服用。高血压患者夜间血压会较白天低，也不宜睡前服药。

二、饮 食 指 导

（一）脂类的摄入

脂类是人体重要的能源物质，每 1g 脂肪在体内氧化产生 9kcal 能量，远超过蛋白质和糖类（都是 4kcal）。在体内，脂肪也是人体储存能量最主要的形式。不过，过多的脂肪（还有胆固醇）摄入也会给身体健康带来麻烦——肥胖、高血脂、动脉硬化、冠心病、脂肪肝等和癌症都与脂肪摄入过多有密切关系。血液中脂类（三酰甘油、胆固醇和游离的脂肪酸）的来源主要有两个：其一是饮食，食物中的脂肪和胆固醇等被消化吸收后进入血液，经过肝脏加工处理后成为血脂（血液中的脂类）；其二是体内的合成，肝脏可以合成胆固醇和三酰甘油。

控制脂肪总量：高血脂患者必须减少脂肪摄入，即低脂肪饮食。根据中国营养学会制定的《中国居民膳食指南（2007）》，健康人每天摄入脂肪的合理数量是脂肪提供的能量（供能比）占总能量的 20%～30%。在理论上，高血脂患者的低脂肪饮食要求脂肪供能比应该比健康人低一些，如 18%，但在实践中，如此低比例（18%）的脂肪摄入量与我们日常饮食（目前城市居民膳食中脂肪供能比平均为 35.0%）差距太大，加之还要保证蛋白质的摄入量（高蛋白的食物通常也是高脂肪），所以几乎是不可能做到的。因此，除病情严重的住院患者外，目前一般主张高血脂患者低脂肪饮食中脂肪供能比控制在 25% 以下（每天大致摄入 40～50g 脂肪）即可。

低脂肪饮食的策略如下：

1. 充足的优质蛋白

保证鱼、肉、蛋、奶和大豆制品等高蛋白食物的摄入，而这些食物又通常含有较多的脂肪，怎么解决这一矛盾呢？第一，选择"瘦"（脂肪含量相对少）的肉类，如鱼虾、海鲜、鸡肉、火鸡肉、牛肉、瘦猪肉、瘦羊肉、兔肉等，尽量不选脂肪含量高的肉类，如肥肉、肥猪肉、五花肉、肥牛肉、肥羊肉、猪排、牛排、鸭肉、鹅肉等。此外，还可以增加大豆制品（含脂肪较低）代替一部分肉类。第二，用脱脂牛奶或低脂牛奶代替普通牛奶。第三，吃蛋清不吃蛋黄（因为鸡蛋所含脂肪主要集中于蛋黄中）。第四，在烹调的时候把肉眼可见的脂肪剔除，如鸡皮、肥肉、肉皮、鱼子等。

2. 减少烹调油食用量

每天摄入 20g 左右（两汤匙）或更少一些的食用油。这一数量与我们平时实际食用的数量差距很大，只相当于实际食用量的一半。根据 2004 年发布的调查结果（《2002 综合报告中国居民营养与健康状况调查报告之一》，王陇德主编，人民卫生出版社 2005 年 6 月出版），目前城市居民人均每天食用烹调油为 44g。如何才能把食用油从每天 44g 减至 20g 左右呢？首先，坚决避免油炸或过油烹调；其次，烹调时多选择凉拌、蘸酱（生吃）、蒸等不用放油或放油很少的加工方法，倡导"无油烹调"；最后，炒菜时少放油，不要淋明油，通过其他调味方法来改善菜肴味道和色泽，倡导天然口味。

（二）蛋白质的摄入

蛋白质是生命的基础，没有蛋白质就没有生命，我们的身体从脚后跟到头发梢主要都是由蛋白质构成的。儿童时期，身体不停发育，需要摄入大量的蛋白质；成年时期虽停止发育，但身体内蛋白质需要不断更新（新陈代谢），也需要每天摄入适量蛋白质。蛋白质不但构成我们的身体，还以激素、酶、抗体、血红蛋白、脂蛋白等活性形式参与各种生理过程的调节和调控，具有不可替代的、不可缺乏的重要作用。此外，蛋白质也可以为人体提供能量，每 1g 蛋白质在体内产生 4kcal 能量。

膳食蛋白质与高血脂的关系比较复杂，目前比较一致的看法是，高血脂患者应保证饮食中足够的蛋白质摄入量，《中国成人血脂异常防治指南（2007）》建议高血脂患者每日蛋白质摄入量应占总能量的 15% 左右。按每天总能量为 1800kcal 估算，高血脂患者每日应摄入蛋白质 67g 左右（1800×15%÷4＝67.5）。应该强调的是，高血脂患者应该保证优质蛋白（来自鱼肉蛋奶和大豆制品）的摄入量。那种认为高血脂患者应该少吃肉，甚至只吃素的说法是错误的。

（三）糖类的摄入

糖类又称碳水化合物，食物中可利用的碳水化合物主要是淀粉和各种带甜味的糖，它们被肠道消化吸收后会直接或间接转化为血液中的葡萄糖（即血糖），被身体作为能源利用的主要是葡萄糖。葡萄糖（也包括少量其他单糖）代谢成 CO_2、H_2O 和能量，不遗留任何其他代谢废物，是体内最主要、最环保的能源。此外，葡萄糖的代谢还具有直接、快速的特点，因此可以说它是体内最好的能源。从食物中消化吸收来的葡萄糖一部分被直接消耗（释放出能量满足需要），还有一部分会转化为脂肪储存起来，以供不时之需。

进食大量糖类使糖代谢增强，促使脂肪合成。研究表明，过多摄入糖类，特别是蔗糖、葡萄糖等简单糖类，可使血液三酰甘油、胆固醇和低密度脂蛋白胆固醇（LDL-C）水平升高，尤其是三酰甘油升高较为明显。我国居民膳食结构中糖类含量较高，所以人群中高三酰甘油血症较为常见。高血脂患者应避免摄入过多的糖类，每日摄入糖类应占总能量的 55%～65%。因为糖类是最主要的能量来源，所以控制糖类摄入实际上就是控制能量摄入。控制能量摄入要以维持适宜的体重为标准，体重超标者只能吃"八成饱"。

富含糖类的食物可以分成两类：一类是以淀粉（复杂糖类）为主，如粮食、杂豆和薯类等；另一类是以各种甜味的糖（简单糖类）为主，如白糖、糖果、甜食、饮料和水果等。

（四）维生素的摄入

人体大概需要十余种维生素，如维生素 A、维生素 C、维生素 D、维生素 E、维生素 K、维生素 B_1、维生素 B_2、维生素 B_6、维生素 B_{12}、叶酸等。体内维生素的量很少，每天所需不多，但其作用很大，缺一不可，每一种维生素缺乏都会引起相应的缺乏病。每一种维生素的生理作用各不相同，缺乏时表现出来的症状也各不相同，很多症状缺乏特异性，这给诊断维生素缺乏带来很大困难，即使辅之有关实验室检查，有时候也难以确诊或排除某种维生素缺乏。在营养学发展的早期，针对当时人们生活水平普遍比较低下的现实，研究者格外重视"缺乏"，对各种维生素缺乏症进行了大量细致研究，积累了丰富的资料。不过，现在我们知道，维生素的作用不仅仅局限于预防维生素缺乏症，它们对一些常见疾病可能还有一定的治疗或保健作用。对高血脂患者而言，维生素 C 和维生素 E 最为重要。

（五）矿物质的摄入

与前面几种营养素完全不同，矿物质是无机物而不是有机物，包括钙、镁、磷、钾、钠、铁、锌、硒、碘、铬、氟、氯、铜等近 20 种，其中铁、锌、硒、碘、铬、氟等 10 余种元素在体内含量极低，还不足体重的万分之一，被称为微量元素；而钙、磷、钠、钾等元素在体内含量较多，被称为常量元素。整体而言，矿物质与脂肪代谢的直接关系较小，从预防心脑血管疾病，尤其是高血压的角度来说，主张限制食盐（氯化钠，NaCl）的摄入，每天不要超过 5~6g。

三、心 理 指 导

心情的好坏影响着疾病的发展，良好的心情状态能提高治疗效果，阻碍病程进展，患者应该学会自我疏导，学会自主调节心情，避免情绪降低的诱因，给自己一个良好的心理状态。

四、运 动 指 导

随着社会的发展，人们生活水平也在不断提高，高脂血症也越来越趋向年轻化。由于精神紧张，工作压力大，饮食不规律，遗传因素，缺乏体力活动和锻炼，吸烟饮酒等因素导致高脂血症的产生，"迈开腿"运动对机体的脂质代谢具有积极影响。提高脂蛋白酯酶的活性，加速脂质的运转、分解和排泄。因此适当进行一些运动对预防起着重要作用。可以根据自身年龄、病情、体力情况和爱好选择运动方式，如散步、慢跑、做操、打太极拳等。运动量应因人而异、循序渐进，运动时间掌握在早餐、午餐后的 1 小时左右为宜，此时血糖浓度较高，运动可以降低血糖、改善高脂血症、降低体重和血压。督促年轻人站起来、动起来、参加适宜的体育锻炼，强壮体魄，更好地预防高脂血症的年轻化。

五、推拿康复指导

（一）上肢按摩法

在日常生活中，手的应用是最经常的。往往因长时间重复或停留在一个动作上，导致手某部位的劳损。比如肘关节部位的肱骨外上髁炎（网球肘）、腕关节部位的腱鞘囊肿。上肢按摩不仅能很好地防止上肢的劳损，还可通经活络、活血降脂。具体操作方法如下：

1. 拿揉上肢

本法具有舒经活血、通络止痛的作用。用右手从肩关节到腕关节拿揉左上肢，用左手从肩关节到腕关节拿揉右上肢，力量大小以自我适应为度，重复操作 8 次。尽可能大范围地拿揉手臂上的肌肉，使肌肉有微微发热感。在操作过程中，对一些感觉酸痛或胀的肌肉，应给予更多的重复操作。

2. 弹拨前臂六条经脉

根据经络的走向先弹拨前臂背侧的 3 条经脉，每条各 3 次。然后弹拨前臂内侧的 3 条经脉。弹拨时力量大小适中。如果发现有些经脉特别酸痛，那么就要多弹拨几次该经脉。

很多高血脂患者手上的大肠经、三焦经和小肠经经脉在弹拨过程中会有酸胀不适的感觉。在弹拨之后会觉得舒服一些。由此可见，不通则痛，通则不痛。弹拨大肠经、三焦经和小肠经经脉可以疏通经脉，达到活血降脂的作用。

（二）下肢按摩法

1. 拿揉下肢

此法可舒经活血，通络止痛。用右手从髋关节到踝关节拿揉左下肢，用左手从髋关节到踝关节拿揉右下肢，力度大小以自我适应为度。重复操作 8 次。尽可能大范围地拿揉下肢的肌肉，使肌肉有微微发热感。如果发现有些部位特别酸胀，那么就多拿揉该部位几次，使之缓解。

2. 弹拨下肢 6 条经脉

先了解下肢几条重要的经络。在下肢外侧中间那条是胆经，下肢后侧中央是膀胱经，外侧的内缘是胃经。在内侧前缘是脾经，内侧中央是肝经，内侧后缘是肾经。根据经络的走向先弹拨下肢内侧的 3 条经脉，每条各 3 次。然后弹拨下肢外侧的 3 条经脉。弹拨时力量大小适中，如果发现有些经脉特别酸胀，那么就要多弹拨几次该经脉。

六、常用药膳

（一）通腑降脂茶

［组成］绿茶 6g，大黄 3g。
［制法］将绿茶、大黄放入茶杯中，用沸水冲泡。
［功效］清热、泻火、通便、消积、去脂。
［用途］适用于高脂血症、肥胖症。
［用法］代茶饮。

（二）荷叶茶

［组成］绿茶 2g，干荷叶 5g。

［制法］将绿茶、干荷叶放入茶杯中，加沸水冲泡，加盖焖5分钟即成。

［功效］明目清脑、解暑生津。

［用途］适用于高血压、高脂血症。

［用法］每日代茶饮。

（三）降脂茶

［组成］绿茶10g，制何首乌10g，泽泻10g，丹参10g。

［制法］将绿茶、制何首乌、泽泻、丹参一同放入砂锅中，加水煎汤，去渣取汁。

［功效］活血利湿、降脂减肥。

［用途］适用于高脂血症。

［用法］代茶饮。

七、小 结

由于高脂血症的发病原因较多，单纯作用点的药物可能很难达到较为可观的疗效。目前，治疗高脂血症的药物中，化学药物仍然占主导地位。化学药物因作用机制明确而被广泛使用，但其具有一定的毒副作用。中药是天然药物，其作用大多为多途径和多系统的，而且中药较化学药物毒副作用小，经多年的验证，降血脂中药活性物质和疗效受到越来越多人的关注，随着国内外研究人员对其研究的深入，其主要成分的结构特性愈发明确，其作用机制愈发清晰，所以中药降血脂应为未来研究的重点。

（刘 岩）

第八章

肥　胖

第一节　疾　病　认　识

肥胖症是指机体脂肪总含量过多和（或）局部含量增多及分布异常，是由遗传和环境等多种因素共同作用而导致的慢性代谢性疾病。肥胖主要包括 3 个特征：脂肪细胞的数量增多、体脂分布的失调以及局部脂肪沉积。按发病机制及病因，肥胖症可分为单纯性肥胖症和继发性肥胖症两大类。单纯性肥胖症又称原发性肥胖，无明显内分泌、代谢病的病因可寻；其根据发病年龄和脂肪组织病理又可分为体质性肥胖症（幼年起病性肥胖症）和获得性肥胖症（成年起病性肥胖症）。而继发性肥胖症是指继发于神经-内分泌-代谢紊乱基础上的肥胖症。

此外，依据脂肪积聚部位，肥胖可分为向心性肥胖（腹型肥胖）和周围性肥胖（皮下脂肪型肥胖）。向心性肥胖以脂肪主要蓄积于腹部为特征，内脏脂肪增加，腰部增粗，呈现"梨形"肥胖，此型肥胖患者更易患糖尿病等代谢性疾病。周围性肥胖以脂肪积聚于股部、臀部等处为特征，呈现"苹果形"肥胖。

根据其临床表现如体内膏脂堆积过多，运动量少，进食量大，使体重超过一定范围，或伴有头晕乏力、神疲懒言、少动气短等，应归属于中医学"肥贵人"范畴。历代医籍对肥胖症的论述颇多。最早记载见于《内经》，系统地记载了肥胖症的病因病机及症状，并对肥胖进行了分类。如《素问·通评虚实论》有"肥贵人"的描述。《灵枢·卫气失常》根据人皮肉血的多少将肥胖分为"有肥、有膏、有肉"三种类型。病因方面，《素问·奇病论》记载"喜食甘美而多肥"；《素问·异法方宜论》还记载"西方者，其民华食而脂肥"，说明肥胖的发生与过食肥甘、地理环境等多种因素有关。除此之外，《内经》还认为肥胖与其他多种病证有关，认识到肥胖可转化为消渴，还与"仆击"、"偏枯"、"痿厥"、"气满发逆"等多种疾病有关。

一、流行病学特征

近 30 年，肥胖症的患病率明显增长，已成为全球共同面临的重大公共卫生危机。目前我国面对的肥胖形势也非常严峻，《中国居民营养与慢性病状况报告（2015 年）》显示，2012 年全国 18 岁及以上成人超重率为 30.1%，肥胖率为 11.9%，比 2002 年分别上升了 7.3% 和 4.8%；而 6～17 岁儿童和青少年超重率为 9.6%，肥胖率为 6.4%，比 2002 年分别上升了 5.1% 和 4.3%。

同时，我国的肥胖患病率呈现北方高于南方、大城市高于中小城市及女性高于男性的流行特点，与人群的地理位置、生活方式和习惯、经济收入水平、体力劳动强度、文化结构有密切关系。近年来，随着人们对肥胖危害的认知度提高，减重的治疗方法也在不断更新。

二、临床表现

肥胖症可见于任何年龄、性别。患者多有进食过多和（或）运动不足病史，常有肥胖家族史。肥胖的临床表现包括肥胖本身的症状和肥胖并发症的症状。

轻度肥胖症多无症状，仅表现为体重增加、腰围增加、体脂率增加超过诊断标准。较为严重的肥胖症患者可以有胸闷、气急、胃纳亢进、便秘腹胀、关节痛、肌肉酸痛、易疲劳、倦怠以及焦虑、抑郁等症状。

肥胖症患者常合并血脂异常、脂肪肝、高血压、糖耐量异常或糖尿病等疾病。肥胖症还可伴随或并发阻塞性睡眠呼吸暂停、胆囊疾病、胃食管反流病、高尿酸血症和痛风、骨关节病、静脉血栓、生育功能受损（女性出现多囊卵巢综合征，男性多有阳痿、不育、类无睾症）及社会和心理问题。肥胖症患者某些肿瘤（女性乳腺癌、子宫内膜癌，男性前列腺癌、结肠癌、直肠癌等）发病率增高，且麻醉或手术并发症增多。

（孙　琳）

第二节　发病机制及病因病机

一、发　病　机　制

（一）肥胖

能量代谢平衡失调，热量摄入多于消耗使脂肪合成增加是肥胖的基础。它是遗传、环境等多种因素相互作用的结果。

肥胖具有明显的家族聚集性，提示遗传因素在肥胖的发生、发展中起重要作用，但肥胖的遗传机制目前尚未明确。极少数肥胖者属于单基因突变肥胖病，突变基因包括瘦素基因、瘦素受体基因、阿片黑素促皮质素原基因、激素原转化酶基因、黑皮质素受体-4基因、酪氨酸激酶受体 B（TrkB）基因等。大多数人类肥胖并非单基因病，而是多基因及环境因素共同参与的代谢性疾病。除多基因肥胖病外，还有一些存在肥胖表型的遗传综合征如普拉德-威利综合征等。

环境因素主要包括饮食和体力活动。当进食能量超过消耗所需的能量时，除了以肝糖原、肌糖原的形式储存外，几乎全部转化为脂肪，储藏于全身脂库中。

（二）肥胖合并其他疾病

1. 代谢综合征、糖尿病前期和糖尿病

据统计，在正常人群中，糖尿病的发病率为 0.7%，而在肥胖病患者中，发病率高达 2%，最高可达到 10%。肥胖时间长久的人，更容易发生糖尿病。肥胖症患者中，糖尿病很常见。肥胖状态使胰岛素需要量增加，胰岛功能负担过大，肥胖影响胰岛素敏感性，参与胰岛素抵抗的形成和发展。与体重正常人群相比，超重和肥胖人群的 2 型糖尿病发病风险均明显增高，且女性肥胖患者比男性肥胖患者发病风险高，西方肥胖患者比东方肥胖患者发病风险高。向心性肥胖导致 2 型糖尿病的风险性增加。有数据显示：患 2 型糖尿病的成人中，肥胖者约占 55%。美国第三次全国健康营养调查数据显示：大于 50 岁的糖尿病患者中有 86% 存在糖代谢异常。肥胖是 2 型糖尿病的最终危险因素，而糖尿病也是慢性肾病和后天失明的首要原因。肥胖引起的糖尿病患者，常常在体重减轻后，糖代谢功能会有所恢复，有利于血糖的平稳。

2. 血脂异常

肥胖人群的脂肪代谢特点是血浆游离脂肪酸浓度升高，胆固醇、三酰甘油等血脂成分普遍增高，出现了脂肪代谢紊乱。目前 LDL-C 常用来预测患心血管疾病的风险，在肥胖患者中，LDL-C 水平是正常的，LDL-C 的组成中包括小而重的去胆固醇粒子和大而轻的富脂肪粒子，在肥胖患者中常伴随小而重的去胆固醇粒子的增加，三酰甘油的升高，或高密度脂蛋白的降低。粥样硬化与肥胖尤其是内脏脂肪的增加高度相关。

3. 高血压

高血压在肥胖患者中常见，是脑卒中、肾衰竭等发生的诱因，也是重要的心脑血管疾病的危险因素。肥胖症，特别是向心性肥胖的患者容易患动脉粥样硬化。人群调查发现：BMI 指数与血压高低呈正相关，BMI 每增加 $3kg/m^2$，4 年内男性发生高血压的风险增加 50%，女性增加 57%。无论男女，其体重的变化和收缩压均有线性相关。体重每增加 4.5kg，男性收缩压升高 4.4mmHg，女性收缩压升高 4.2mmHg，而体重减轻后血压会随之降低。

4. 消化系统疾病

在肥胖人群中，胆囊炎、胆囊结石、胃食管反流病的患病率也比普通人群高。肥胖患者中，胰岛素抵抗通过炎性细胞因子增加了游离脂肪酸，导致脂肪组织在肝沉积，肝细胞胰岛素抵抗增加和脂肪生成加重，导致或加重非酒精性脂肪肝的发生和进展。

5. 泌尿生殖系统疾病

肥胖者多伴有性腺功能减低，垂体促性腺激素减少，睾酮对促性腺激素的反应减低；伴有血雌激素水平增高，女性可伴有月经紊乱，并且与雌激素相关肿瘤的发病率明显增高，男性伴有性欲减退和女性化。肥胖的女性常易有月经不调的情况发生，如时间过长、不规律、量过大，以及出现多毛症（因内分泌代谢不平衡所引起的体毛反常生长），肥胖还会导致阴道感染。肥胖的女性会分泌过量的雌激素，当体内雌激素过多、黄体素过少时，可能会引起水肿或脑水肿，从而使体重增加。

6. 肺泡低换气综合征

中重度肥胖患者会患有肺泡低换气综合征。由于大量脂肪堆积于体内,活动时消耗的能量、耗氧量亦增多,故肥胖症患者一般不喜运动,活动少而思睡,稍多活动或体力劳动后易疲乏无力,肥胖症患者总摄氧量增加,但按单位体表面积计算则比正常人低。患者胸腹部脂肪较多时,腹壁增厚,横膈抬高,换气困难,甚至发生继发性红细胞增多症、肺动脉高压,渐成慢性肺心病而心力衰竭,在体重减轻后可恢复。

7. 骨科疾病

负荷过重引起腰椎前弯、腰痛、椎间盘损伤、坐骨神经痛、骨老化、骨质疏松;肥胖会导致膝关节畸形,造成膝关节外翻(俗称 X 形腿)及 O 形腿,继发髌骨半脱位,引起髌股关节高压症,随后引起胫骨关节退变。

8. 抑郁

肥胖患者由于体型肥胖,常伴有活动不便、行动困难、不愿意与别人交往,从而引发焦虑、抑郁、心理压力大等不良情绪问题,影响了其日常生活和工作。

二、病 因 病 机

中医学早在《灵枢·卫气失常》曾记载:"众人皮肉脂膏,不能相加也,血与气,不能相多,故其形不小不大,各自称其身,命曰众人。"又说:"腘肉坚,皮满者,脂。腘肉不坚,皮缓者,膏","膏者,多气而皮纵缓,故能纵腹垂腴。患者身体客大脂者,其身收小"。所描述的"众人"即正常体重的人,"脂人"、"膏人"即肥胖之人。自《内经》之后,历代医家对肥胖的病因病机也做了一些论述,大抵以"饮食肥甘厚味"、"脾虚"、"气虚"、"痰湿内盛"为主。到了现代基本承袭了历代医家的观点,趋同于肥胖的病因病机为脏腑功能失调,水湿、痰浊、膏脂滞留。

(一)饮食不节

饮食结构不合理和不良的饮食习惯,在中医学病因学中属于饮食不节。《素问·痹论》说:"饮食自倍,肠胃乃伤。"暴饮暴食或过饱易损伤脾胃。如饮食五味偏嗜,还会使相应脏腑功能偏盛,久之可损伤内脏。故《素问·生气通天论》说:"味过于酸,肝气以津,脾气乃绝。味过于咸,大骨气劳,短肌,心气抑。味过于甘,心气喘满,色黑,肾气不衡。味过于苦,脾气不濡,胃气乃厚。味过于辛,筋脉沮弛,精神乃央。"如长期的摄纳过量,势必会超过脾胃的受纳和运化功能,饮食五味不得化生水谷精微营养周身,反而停滞不化,聚湿生痰,化为赘余之膏脂,沉积于皮肉和脏腑之间,发为肥胖。同时内停之痰湿又将进一步损伤脾胃的运化功能及气血津液的正常运行,如此反复,肥胖日重,病情也趋于复杂。

(二)情志所伤

中医学认为,脾在志为思,"思伤脾",脾伤则运化失健,水湿痰浊膏脂内生。情志抑郁,则引起肝气不疏,气机失调,津液输布失常,水湿滞留;二则肝郁,"木不达土",影响脾胃;

还可引起气滞血瘀，出现血瘀的证候。

（三）劳逸所伤

"脾主身之肌肉"，脾又主四肢。《素问集注·五脏生成》说："脾主运化水谷之精，以生养肌肉，故主肉。"《素问·经脉别论》说："食气入胃，散精于肝，淫气于筋。"可见，四肢肌肉筋脉的营养以及功能均有赖于脾胃之水谷精微。反过来看，四肢肌肉筋脉之"用"会耗用一定的水谷精微，所以其活动有助于防止有余的水谷精微化为水湿痰浊膏脂，使体重不至于超重。《灵枢·卫气失常》所描述的"膏者，多气而皮纵缓，故能纵腹垂腴"的"膏人"，即是现代医学所谓的由于运动量少，腹部脂肪堆积为特点的腹型肥胖。

（四）先天不足

肥胖的发病是由不良的环境因素作用于特定的遗传背景而引发，与"肾"的关系密切。"肾主水"，"肾为先天之本"。如禀赋不足，先天不充，或后天失养，损及肾本，导致肾对水液蒸腾气化不利，则水湿不化，泛滥肌肤为臃肿。下丘脑-垂体-肾上腺轴是人体主要的内分泌轴，属"命门"的范畴，与肾关系密切。《难经》提出"左肾右命门"。若命门功能虚衰，往往表现为内分泌紊乱，如生长激素、儿茶酚胺分泌紊乱，进而影响脂肪代谢导致肥胖。

（孙　琳）

第三节　肥胖的诊断

一、实验室检查及其他相关检查

（一）询问病史

包括个人饮食、生活习惯、体力活动、病程、家族史、引起肥胖的用药史、有无心理障碍等，结合辅助检查可诊断。

（二）检测指标

肥胖实际上就是检测体内的脂肪总量和脂肪的分布情况，一般通过身体的外表特征测量值间接反映体内的脂肪含量和分布，这些指标包括体重指数（BMI）、腰围（WC）和腰臀比（WHR）等。研究和试验中则采用更多的方法，如 X 线计算机体层摄影（CT）和磁共振成像（MRI）测量脂肪含量。

1. 体重指数

体重指数（BMI）又称体重指数、身体质量指数，是与体内脂肪总含量密切相关的指标，该指标考虑了体重和身高两个因素，其计算方法是：BMI=体重/身高的平方（kg/m^2）。BMI 简单易测量，且不受性别的影响。BMI 主要反映全身性超重和肥胖。

使用这个指标的目的在于消除不同身高对体重指数的影响，以便于人群或个体间比较。单纯应用 BMI 来诊断肥胖特异度较高，灵敏度不足，会漏掉相当一部分 BMI 正常但身体脂肪超过正常范围的人。

2. 腰围

腰围（WC）可以反映腹部脂肪积累的程度。公认腰围是衡量脂肪在腹部蓄积程度最简单、最常用的指标。在 BMI 并不高时，腹部脂肪增加可作为危险性预测的因素，同时使用 BMI 与腰围测量能更好地估计与多种慢性疾病的关系。腰围的增大会增加心脑血管疾病、2 型糖尿病的患病率及死亡的风险。我国相关研究表明，腰围是预测 2 型糖尿病的最佳指标。评估方法：受试者取站立位，双足分开 25～30cm，使体重均匀分配，测量髂前上棘和第 12 肋下缘连线的中点水平；测量者坐在被测者一旁，将测量尺紧围软组织，但不能压迫，测量周径读到 0.1cm。

3. 腰臀比

腰臀比（WHR）是腰围和臀围的比值，是 WHO 最早推荐用于向心性肥胖的指标。臀围的测量方法为测量环绕臀部的骨盆最突出点的周径。因为腰围测量方法的不一致，腰臀比结果也相应地有所差异。

腰臀比与肥胖相关疾病的关联程度并不优于腰围，且臀围在现场测量较为复杂，因此在公共卫生实践和相关研究中，更倾向于用腰围代替腰臀比来评测向心性脂肪含量，因此 WHO 推荐用其代替 WHR 作为评价向心性肥胖的指标。

4. 腰围身高比

腰围身高比（WHtR）又称腰身指数、向心性肥胖指数。WHtR 与 WC 高度相关，且无性别差异，是评价向心性肥胖的理想指标，同时 WHtR 可作为预测单纯肥胖人群发生代谢综合征发病风险的指标。近年来，越来越多的国内外研究结果表明，WHtR 在预测 2 型糖尿病、冠心病等疾病上优于腰围、腰臀比和 BMI 等人体测量指标，特别是在评价按照 BMI 和腰围的标准都正常的"健康人"时，以及在身材过高或过矮的人群中，用 WHtR 评价向心性肥胖的效果要优于用腰围的评价效果。

5. 脂肪百分比

研究发现，在 BMI 正常的人群中，约有 1/4 的人代谢异常。这部分人体重正常，甚至腰围也正常，但身体脂肪含量超过正常水平，被称为正常体重肥胖。正常体重肥胖容易被忽视，患者长期处于代谢异常，容易发展成慢性病。这部分人通过干预可以转变为正常人，是公共卫生干预的重点人群。

6. 皮褶厚度

皮褶厚度是推断全身脂肪含量、判断皮下脂肪分布情况的一项重要指标。皮褶厚度和体脂含量相关，通过皮褶厚度的测量值估计人体体脂含量百分比，从而判定肥胖程度。因其测量简单，成本低，测量工具相对便宜便携而在基层中广泛应用，皮褶厚度可用 X 线、超声、皮褶卡尺等方法测量。

7. 生物电阻抗分析法

生物电阻抗分析法，通过测量身体的导电性或电阻间接估算人体脂肪组织百分比。这种测量方法的优点是价格相对低廉、快速简便、测量工具便携性好，可用于肥胖者的自我管理和评价，如减肥训练中评价体脂随时间变化的情况。但因在不同人群测量值稳定性和可重复性较低，不适用于流行病学调查比较不同人群。该测量法的影响因素较多，如体位、体温、脱水等，不能测量局部体脂。应用生物电阻抗分析法评价肥胖的另一个问题是目前尚无国际或国内公认的标准，目前用于估算电阻抗的方程大多由国外研究获得，是否适用于我国人群还有待于进一步研究验证。

8. CT 与 MRI

计算机体层成像和磁共振成像这两种方法可以精细地区分腹部皮下脂肪和内脏脂肪，常用作对比性研究的金标准。因其两种检查成本较高，CT 检查还有暴露于 X 线辐射的风险；MRI 检查测量复杂，耗费时间长，且不能应用于特别肥胖的患者，因此这两种测量方法目前主要用于临床及相关研究。

二、诊 断 标 准

（一）以体重指数（BMI）诊断肥胖

临床上采用 BMI 作为判断肥胖的常用简易指标。BMI（kg/m^2）=体重/身高的平方（表 8-1）。

表 8-1　BMI 值诊断肥胖的标准

分类	BMI（kg/m^2）
体重过低	<18.5
体重正常	18.5～23.9
超重	24～28
肥胖	>28

（二）以腰围诊断向心性肥胖

测量腰围可以诊断向心性肥胖和周围性肥胖。腰围测量方法为被测量者取立位，测量腋中线肋弓下缘和髂嵴连线中点的水平位置处体围的周径（表8-2）。向心性肥胖较为精确的诊断方法为采用 CT 或 MRI，选取第 4 腰椎与第 5 腰椎间层面图像，测量内脏脂肪面积含量，中国人群面积≥$80cm^2$定义为向心性肥胖。

表 8-2　腰围诊断向心性肥胖的标准

分类	男性腰围（cm）	女性腰围（cm）
向心性肥胖前期	85～<90	80～<85
向心性肥胖	≥90	≥85

（三）以体脂率诊断肥胖

根据生物电阻抗分析法测量的人体脂肪的含量（体脂率），其可用于肥胖的判断。一般来说，正常成年男性体内脂肪含量占体重的 10%～20%，女性为 15%～25%。男性体脂率＞25%，女性＞30%，可考虑为肥胖。但生物电阻抗分析法测量的精度不高，测定值仅作为参考。

（四）Broca 法

标准体重（kg）＝［身高（cm）-100］，男性×0.9，女性×0.85。简易计算法：标准体重（kg）＝身高（cm）-105（cm），一般实测体重超过标准体重的 10%而小于 20%者为超重，实测体重超过标准体重的 20%为肥胖。

（五）儿童诊断标准

标准体重（kg）＝（年龄×2）+8。体重超过标准体重的 10%，称为超重；超出标准体重的 20%，称为轻度肥胖；超出标准体重的 30%，称为中度肥胖；当超过标准体重的 50%时，称为重度肥胖。

肥胖症诊断确定后需排除继发性肥胖症，同时需进一步评估肥胖症的相关并发症。

三、鉴 别 诊 断

肥胖症诊断确定后需结合病史、体征及实验室检查等排除继发性肥胖症。

1. 皮质醇增多症

主要临床表现有向心性肥胖、满月脸、多血质、紫纹、痤疮、糖代谢异常、高血压、骨质疏松等。需要测定血尿皮质醇，根据血尿皮质醇水平、皮质醇节律及小剂量地塞米松抑制试验结果等加以鉴别。

2. 甲减

可能由于代谢率低下，脂肪动员相对较少，且伴有黏液性水肿而导致肥胖。可表现为怕冷、水肿、乏力、嗜睡、记忆力下降、体重增加、大便秘结等症状，需测定甲状腺功能以资鉴别。

3. 下丘脑或垂体疾病

本病患者可出现一系列内分泌功能异常的临床表现，宜进行垂体及靶腺激素测定和必要的内分泌功能试验，检查视野、视力，必要时需做头颅（鞍区）MRI 检查。

4. 胰岛相关疾病

由于胰岛素分泌过多，脂肪合成过度所致疾病，如 2 型糖尿病早期、胰岛β细胞瘤、功能性自发性低血糖症。临床表现为交感神经兴奋症状和（或）神经缺糖症状，交感神经兴奋症状包括饥饿感、心悸、出汗、头晕、乏力、手抖，神经症状包括精神行为异常、抽搐、意识改变。应进一步完善血糖、胰岛素、C 肽、延长口服葡萄糖耐量试验（OGTT）等指标，必要时行 72 小时饥饿试验、胰腺薄层 CT 扫描等检查。

5. 性腺功能减退症

本病患者可有性功能减退、月经稀发/闭经、不育、男性乳房发育等表现。部分肥胖女性合并有多囊卵巢综合征，表现为月经稀发/闭经、多发痤疮（尤其是下颌和胸背部痤疮）、多毛、卵巢多囊样改变等。建议检查垂体促性腺激素和性激素、妇科 B 超、睾丸 B 超等。

其他类型少见的肥胖症，可结合其临床特点分析判断。

（刘超祥）

第四节　肥胖的治疗

通过减重预防和治疗肥胖相关性并发症改善患者的健康状况。肥胖症患者体重减轻 5%～15%或更多可以显著改善高血压、血脂异常、非酒精性脂肪性肝病，有助于 2 型糖尿病患者更好地控制血糖，降低 2 型糖尿病和心血管并发症的发生率。

肥胖症的中医治疗要根据中医传统理论按照辨证论治的思路进行。本病初期时年轻体壮者以实证为主，中年以上肥胖患者以虚证为主。补虚泻实是本病治疗的基本原则。虚则补之，宜健脾益气；脾病及肾，则结合益气补肾。实则泻之，常用清胃降浊或祛湿化痰法，并结合消导通腑、行气利水、行气化痰或痰瘀同治等法，以消除膏脂、痰浊、水湿、瘀血及郁热。虚实夹杂者，当补虚、泻实并举。无论痰湿内盛证还是气郁血瘀证，病延日久，均可转化为痰瘀互结证，治疗当以活血化瘀、祛瘀通络为主。

本病需采取终身综合防治措施，提倡健康的生活及饮食方式，减少脂肪及热量的摄入，尤其注重减少晚餐进食过多热量，加强锻炼，注重早期预防。对于无明显症状可辨、舌脉正常而体型偏胖者，可嘱患者用鲜山楂或鲜荷叶煎水代茶饮，长期服用有减肥的效果。治疗上强调以饮食、生活习惯调理为关键，药物治疗为辅的原则，终身治疗，并注意预防与肥胖相关疾病的发生及发展。

一、西 医 治 疗

减少热量的摄取及加强热量的消耗是治疗肥胖的两个中心环节。一般予以改变现有的生活方式、规范科学的饮食、加强运动为主的综合治疗，必要时增加药物治疗与手术治疗。对于继发性肥胖症患者，应针对病因进行治疗，伴随症状及并发症的出现应给予相应处理。肥胖是高脂血症、高血压、心血管疾病、痛风等相关疾病的危险因素，研究发现肥胖患者体重减轻 5%～10%，就可明显减少并发症出现的概率。

进行肥胖治疗前，要根据患者实际情况制定合理的减重目标，不可急于求成，短时间内体重降低太多或迅速下降不能维持都会降低患者信心并影响治疗效果。

预防和控制肥胖的有效措施是做好宣传教育和健康宣讲，使人们对肥胖有基本的认识并了解肥胖相关疾病发生对人体的影响。注意膳食平衡，避免摄入量远多于消耗量。坚持预防为主，从儿童、青少年开始，预防超重入手，并终身坚持，改变不良的生活习惯，矫正不良饮食时间。

坚持合理减重运动，循序渐进不可急于求成。在治疗的同时考虑可能发生的相关代谢疾病。

（一）行为治疗

建立节食意识，每餐不过饱；按时进餐，减少暴饮暴食频率；细嚼慢咽，增加进食时间，能在进餐结束前给大脑吃饱的信号，有助于减少摄入；餐具可选用体型较小类，食物看起来丰盛也不单调；自我有意识地限制食量，七分饱即可，餐后吃少量水果可以增加饱腹感，使下一餐前不至于有饥饿感而进食增多；制定减重目标要合理、具体，以"每天运动半小时或走路10000步"代替"每天多运动"；逐渐增加运动量，第一天运动20分钟，第二天运动25分钟，逐步增加运动时间和运动量等。监测每天运动量、运动时间、饮食摄入的种类、摄入量、吃饭时间等行为变化，对患者的监测有利于评价患者的进步，也能让患者增加信心。确定自己真实的运动量不但能很好地树立减重目标，而且在治疗中起着关键作用。

（二）饮食营养治疗

规范科学饮食总体原则是制定个体化饮食方案，合理设定膳食结构与食量，长期坚持并缓降体重。控制总进食量，减少高热量、高脂肪的食物，补充适当优质蛋白及蔬菜、水果、糙米等低热量食品。合理减重膳食应在满足每日膳食营养均衡条件下减少摄入量。当摄入的能量不能满足正常生理需要时会产生一定程度的负平衡，使储存在体内的脂肪组织氧化分解以维持机体消耗所需而达到减重的目的。在平衡的膳食结构中，蛋白质、碳水化合物、脂肪所占含量应该是分别占用总能量的15%～20%、60%～65%、25%左右。轻度肥胖症患者，饮食上仅需限制高脂肪、蛋糕甜品、啤酒等高热量食物的摄入，加之适当体力劳动和体育锻炼，若体重每月减轻1kg左右逐渐降至正常，则不必考虑药物治疗。中度以上肥胖症患者对于热量摄取的要求要更为严格，从每日正常摄取量减少30%，体重控制不理想则考虑配合药物治疗。

虽然控制热量摄取是解决肥胖的关键一步，但是也要求搭配合理，科学饮食。饮食的合理构成极为重要，含有适量优质蛋白质、复杂糖类（如谷类）、足够新鲜蔬菜（400～500g/d）和水果（100～200g/d）、适量维生素和微量营养素。避免油炸食品、方便食品、快餐、巧克力和零食等，少吃甜食，少吃盐。适当增加膳食纤维、非吸收物及无热量液体以满足饱腹感。

（三）体力活动和体育运动

控制饮食摄入是减重的第一步，配合运动锻炼至关重要。有氧运动可以增加肌肉活力，快速提高脂肪氧化功能，脂肪细胞体积显著减少，从而加大能量消耗，有助于机体脂肪率得到明显控制并能够使机体形态以及血脂代谢获得显著改善。

（四）药物治疗

1. 适合药物治疗的人群

轻度肥胖患者，饮食调控和运动治疗是解决问题的关键步骤。但由于患者难以长时间维持，会导致下降的体重迅速回升，影响患者治疗的信心，此时考虑应用药物治疗。因此对中度及以上肥胖患者更加倾向于应用药物进行减重治疗，应用药物的同时做到饮食和运动的坚持，调整生活状态。

根据《中国成人超重和肥胖症预防控制指南（试用）》，减重药物的适用人群：食欲旺盛，餐前饥饿难忍，每餐进食量较多；合并高血糖、高血压、血脂异常和脂肪肝；合并负重关节疼痛；肥胖引起呼吸困难或有阻塞型睡眠呼吸暂停低通气综合征；BMI≥24kg/m^2 有上述合并症情况，或 BMI≥28kg/m^2 不论是否有合并症，经过 3～6 个月单纯控制饮食和增加运动量处理仍不能减重 5%，甚至体重仍有上升趋势者，可考虑用药物辅助治疗。

减重药物的不适合人群：儿童、孕妇、乳母；对该类药物有不良反应者；正在服用其他选择性血清素再摄取抑制剂者。

开展药物治疗的前 3 个月应该至少每月对药物的有效性和安全性进行评估，之后也应该每 3 个月评估 1 次。但是药物的选择必须慎重，充分考虑用药适应证与存在的潜在风险，根据患者个人情况衡量选择出最大受益的方案。

2. 常用减重药物

目前，美国食品药品监督管理局（FDA）批准的治疗肥胖的药物主要有环丙甲羟二氢吗啡酮（纳屈酮）/安非他酮、氯卡色林、芬特明/托吡酯、奥利司他、利拉鲁肽。但目前在我国，获得国家药品监督管理局批准用于肥胖治疗的药物只有奥利司他。

（1）奥利司他（非中枢作用减重药）　是一种强效、选择性强、长效、可逆的胃肠道脂肪酶抑制剂，是由链霉素生成的天然的脂肪酶抑制剂（lipostatin）合成的衍生物，能够抑制胰腺、胃肠道的羧酸酯酶和磷脂酶 A2 的活性，阻碍胃肠道黏膜细胞吸收脂肪酸和单硬脂酸甘油酯，减慢胃肠道中食物脂肪的水解过程，从而减少 30%摄入脂肪的吸收，增加粪便的排泄，达到减重的目的。在减重的同时能够控制血糖，降低糖尿病的发生率。其主要表现为对肠道的不良反应，如腹泻、腹胀、油性大便、排便次数增多、便急和尿失禁，但这些不良反应随着治疗时间的延长可缓解，无须停药也可以通过降低膳食中的脂肪含量来减弱。

（2）胰高血糖素样肽-1（GLP-1）类似物和胰高血糖素样肽-1 受体（GLP-1R）激动剂　代表药物有利拉鲁肽、艾塞那肽、利司那肽、阿必鲁肽等，而目前中国临床较为广泛应用的为利拉鲁肽和艾塞那肽。作用机制主要是通过对神经系统作用于下丘脑或副交感神经通路来实现食欲抑制，能够延缓机体餐后胃排空，减少热量摄入，促进白色脂肪褐色重塑和脂肪细胞褐变活化等。

GLP-1 类似物和 GLP-1R 激动剂是临床很好的降糖药，常用于 2 型糖尿病患者，在控制血糖的同时兼有减重作用。但利拉鲁肽降低体重是建立在患者本身血糖升高的基础上，对非糖尿病肥胖症患者能否安全应用，临床效果如何，是值得研究的。研究显示，利拉鲁肽不仅降糖减重效果好，而且对于肝脏、肾脏、心血管系统、中枢神经系统有直接保护作用。同时在使用过程中，应遵循医嘱，监测血糖。

（3）双胍类降糖药　临床上使用的双胍类药物主要是盐酸二甲双胍。国内指南提出，二甲双胍可以使体质量下降，还可减少肥胖 2 型糖尿病患者的心血管事件和死亡。在使用其他降糖药的基础上加用二甲双胍，可减轻某些降糖药对体质量的不良影响，对于肥胖的 2 型糖尿病患者可以作为首选药。

奥利司他主要抑制脂肪吸收，口服吸收少，全身性不良反应小，但因其抑制脂肪吸收可能引起胃肠道不适，如油性大便和腹泻等，对于某些职业（如司机）不适用。有心脏疾病或难控制的高血压患者应尽量避免使用中枢性减重药，并监测血压，定期随访。合并有糖尿病的超重和肥胖患者可以选用具有减重作用的降糖药，对于某些对体质量有不良影响的降糖药物，合用二甲双胍可以减轻对体质量的不良影响。GLP-1R 激动剂也有明显的减重作用，并且对于 BMI 基数越大的患者可能获益更多，其疗效具有剂量依赖性。低剂量的利拉鲁肽疗效与奥利司他相似或略优于奥利司他，而大剂量利拉鲁肽疗效明显优于奥利司他。有胰腺炎病史的患者禁用 GLP-1R 激动剂，这类药物需要皮下注射，患者依从性可能较差。

目前对不同作用机制的减重药物之间的有效性和安全性对比研究尚不完善，希望随着研究的不断深入，可以有更多的对比性研究评价不同药物的疗效和不良反应，为超重和肥胖患者提供更合理和更安全的治疗方案。

药物治疗仅适用于肥胖导致疾病危险性增加的患者，不应该用于美容。对于轻度、低危肥胖患者最好选择饮食运动疗法。若需要考虑药物治疗，必须在医生指导下规范治疗。不可随意购买使用减重药物。个别患者在服药初期并不见效果，即使加大剂量也无明显作用。若在 6 个月内控制有效则可继续使用。在服药期间，加强监测血压、心率及各项相关指标变化。药物治疗只是全面治疗的一部分，起着辅助作用。只有从根本出发，改变膳食结构，减少高热量的摄取，增加运动量，才能有良好的开端。药物的应用将在规范的饮食运动生活上发挥更好的作用。

（五）外科治疗

1. 外科治疗的适应证

（1）BMI≥37.5kg/m²，建议积极手术；32.5kg/m²≤BMI＜37.5kg/m²，推荐手术；27.5kg/m² ≤BMI＜32.5kg/m²，经改变生活方式和内科治疗难以控制，且至少符合 2 项代谢综合征组分，或存在合并症，综合评估后可考虑手术。

（2）男性腰围≥90cm、女性腰围≥85cm，参考影像学检查提示向心性肥胖，经多学科综合治疗协作组（MDT）广泛征询意见后可酌情提高手术推荐等级。

（3）建议手术年龄为 16～65 岁。

1）上述所提到的代谢综合征组分，根据国际糖尿病联盟定义包括：高三酰甘油（TG，空腹≥1.70mmol/L）、低高密度脂蛋白胆固醇（HDL-Ch，男性空腹＜1.03mmol/L，女性空腹＜1.29mmol/L）、高血压（动脉收缩压≥130mmHg 或动脉舒张压≥85mmHg，1mmHg=0.133kPa）。

2）合并症包括糖代谢异常及胰岛素抵抗，阻塞型睡眠呼吸暂停低通气综合征（OSAHS）、非酒精性脂肪性肝炎（NASH）、内分泌功能异常、高尿酸血症、男性性功能异常、多囊卵巢综合征、变形性关节炎、肾功能异常等，尤其是具有心血管风险因素或 2 型糖尿病（T2DM）等慢性并发症。

2. 外科治疗的禁忌证

减肥手术不能用来降低与 BMI 参数不相关的血糖或血脂水平，或用来降低与 BMI 参数不相关的心血管风险；尽管神经性贪食症在严重肥胖患者中罕见，但有神经性贪食的严重肥胖患者不适合减肥手术；在 65 岁以上老年人和 18 岁以下年轻人不建议手术治疗，但当患者有严重的共存疾病时可以考虑；躯体疾病和精神疾病，包括未治疗的重度抑郁症或精神病、暴食症、存在药物滥用和酗酒问题、严重的心脏疾病、严重的凝血病患者等；对手术预期不符合实际，不愿承担手术潜在并发症风险，不能配合术后饮食及生活习惯改变者；在临床实践中，对于国人，在 BMI＜32.5kg/m² 时，如果诊断为 1 型糖尿病，或者胰岛功能储备低，应为禁忌；而当 BMI＞32.5kg/m² 时，则不论是否合并有糖尿病，也不论 1 型糖尿病还是 2 型糖尿病，手术减肥可以作为主要途径。

3. 常见外科手术种类

减肥外科常见手术方式有吸收不良性手术、限制性手术和兼有两种作用的术式 3 种。

（1）吸收不良性手术　主要为肠道分流手术，如空回肠分流术、胆肠分流术、胆胰分流术等，这些术式因手术操作复杂，创伤大，死亡率高，术后并发症等因素，现已被其他术式所取代。

（2）限制性手术　包括可调节胃束带术、袖状胃切除术等术式，这类术式操作相对简单，术后并发症较少，曾在减肥手术中占有重要地位。可调节胃束带术治疗方式由于日益严重的并发症，基本退出历史舞台。而袖状胃切除术由于操作相对简单且效果显著，成为开展最多的减重术式。目前正在探索袖状胃切除术合并空肠和（或）回肠改道的相关术式，如腹腔镜胃袖状切除并十二指肠空肠旁路术联合单吻合口十二指肠回肠旁路并胃袖状切除术，但是尚待进一步的随访研究。

（3）兼有两种作用的术式　主要为腹腔镜 Roux-en-Y 胃旁路手术，该术式在胃肠分流的基础上减少了胃容积，能更好地达到减重的效果，该术式在 1967 年首次实施，是减肥外科实施最早的胃术式，也是目前最有效的减肥手术之一。

目前，减重代谢外科被广泛接受的术式包括腹腔镜胃袖状切除术、腹腔镜胃旁路术。腹腔镜胃袖状切除术操作相对简单。不改变消化道，不需要可逆，减重效果比较好，这也是目前胃袖状切除术占主流的原因，但是胃袖状切除术也有自身的不足，主要包括反流性食管炎，本术式不减少吸收，对于那些不停吃流质或者零食的人相对来说减重压力更大一些，要求更高一些。腹腔镜胃旁路术是减少摄入和吸收的复合型手术，减重降糖效果总体比胃袖状切除术好一些，也是最经典的手术。但是胃旁路术有自己的缺点：改变了消化道结构，远端旷置的大胃囊不能做胃镜，远期有发生倾倒综合征、低血糖、吻合口溃疡等可能，同时维生素缺乏和贫血的发生概率更高一些，但是如果遵守术后的饮食指导，一般这些并发症都可以预防和避免。除了上述两种经典主流的术式以外，还有胆胰转流十二指肠转位术，这种手术的减重降糖效果最好，但面临的营养问题更多，所以目前全球开展得也越来越少，代替的是各种胃袖状 Plus 的手术，实际上没有所谓完美的手术，目前美国代谢和减肥外科学会（ASMBS）推荐多种胃袖状 Plus 的手术。临床结果表明多种胃袖状 Plus 减重降糖结果接近胃旁路手术，而副作用和并发症远低于胃旁路手术。

二、特殊人群的处理

儿童：儿童的肥胖治疗不仅要防止体重继续增加、减轻现有体重，而且要补充营养、均衡饮食。治疗儿童肥胖最好、最有效的方法是鼓励整个家庭保持运动和健康膳食习惯，而并非单纯针对儿童本身。通过增加学校里的总体活动和较具有竞争性游戏或集体组织的运动更能有效地达到较高的能量消耗。看电视、用电脑和玩电子游戏正盛行不衰，这也是儿童不好动的主要原因。儿童和青少年肥胖的药物治疗作用尚未确定，但在一些极端的病例中可以考虑使用。目前几乎没有关于青少年（小于 18 岁）药物治疗的效果和功效的资料。至于肥胖儿童的膳食，只能小量减少热量摄入，以保证得到足够的能量和营养以维持正常生长和发育。儿童时期一般不推荐采用极低热量膳食。给儿童树立健康的观念，普及健康知识，制定适合的减肥方案。肥胖治疗的长期目标是要减轻多余体重，减少肥胖相关性疾病如糖尿病、高脂血症等的发生率。

女性：女孩和年轻女性特别注意自身体型和形象，多把纤细作为美的象征。他们对肥胖信息比较敏感，对体重有很高的要求，即使体重非常标准也提醒自己在"减肥"的路上。往往因饮食不当引起进食行为紊乱甚至营养失衡，也会出现神经性厌食或催吐等心理障碍及不当行为；处在孕期及哺乳期的女性会因生理需要摄食过多，内分泌等变化而体重持续增加。因此在孕期、哺乳期应坚持合理营养、母乳喂养等，不仅有利于胎儿，而且有利于预防产后肥胖、糖脂代谢紊乱等内分泌问题；中老年女性由于家庭生活稳定、负担较轻、内分泌的变化（绝经后雌雄激素的分泌减少），体脂蓄积而发为肥胖。所以对于年轻女生需要一定的心理疏导，养成良好生活习惯，在健康基础上合理规范饮食；对于处于孕期的妈妈，宣传讲解规范科学的孕期饮食十分必要，富有营养且补充身体所需；中老年女性建议控制饮食配合适当运动，保持愉快心情，定期检查身体。

吸烟者：长期吸烟患者在戒烟后往往会出现体重增加的现象。戒烟后减少了尼古丁和其他有害物质对身体的伤害，食用零食坚果控制对香烟的成瘾性，所以体重会有所增加。对于吸烟导致的肥胖可以进行干预治疗，控制零食与饮食摄入、增加运动量可避免出现戒烟后体重增加现象。吸烟导致的问题往往比戒烟引起的问题要严重，在戒烟后出现体重增加是可以有效预防的。

判断治疗成功的指标：减轻多余体重，体重减轻 5～6kg 或初始体重的 10%即为成功。因为体重恢复正常是不现实的，因此不一定以它作为减重策略的最终目标，而适当的减重确实有益健康。维持体重指数（BMI），具体数值应根据不同地区及人群而定，血压、血糖或糖化血红蛋白任何程度的下降均属成功。其他危险因素如血脂、血尿酸等任何程度的减少均属成功。

三、中 医 治 疗

（一）内治法

1. 辨证论治

（1）胃热火盛证

症状：形体肥胖、多食易饥。牙龈疼痛，口干口苦，渴喜冷饮，大便不爽，或干燥结块，小便黄或黄赤，舌质偏红，舌苔黄，脉数或洪数。

治法：清胃泻火，消积导滞。

方药：白虎汤合小承气汤加减。知母 18g，甘草 9g，粳米 15g，石膏 24g，大黄 9g，厚朴 6g，枳实 6g。

加减：热则气耗，兼见疲乏、气短、少力者加用太子参或西洋参以补气；热盛伤津，见口干多饮者加用葛根、天花粉等生津清热；多食易饥甚者，伴口苦、胃脘嘈杂可加用黄连以苦寒清火。

（2）痰湿内阻证

症状：形体肥胖、肢体沉重、困倦乏力。胸脘满闷，倦怠喜卧，少气懒动，喜食肥甘厚味，头晕，口干不欲饮，大便不畅或黏滞难行，舌体胖大，舌质淡，舌苔白腻或白滑，脉滑。

治法：利湿化痰，理气健脾。

方药：导痰汤合四苓散加减。猪苓 9g，泽泻 9g，茯苓 9g，白术 12g，陈皮 12g，半夏 9g，胆南星 9g，枳实 9g，苍术 9g。

加减：痰湿中阻见胸闷者，加瓜蒌皮、薤白化痰宽胸，理气散结；胃脘胀闷者加砂仁、豆蔻理气消痞；口干甚者加天花粉生津止渴；舌体胖大者加桂枝温化水气；大便不畅者加火麻仁、瓜蒌仁润肠通便。

（3）气郁血瘀证

症状：肥胖、胸胁作痛，痛有定处。面暗唇绀，胸闷气短，腹部胀满，嗜卧，记忆力减退，皮肤可见瘀斑，妇女经行不畅或闭经、痛经。舌质紫暗，苔薄或滑腻，脉沉细涩。

治法：解郁行气，活血化瘀。

方药：桃红四物汤加减。桃仁 9g，红花 9g，熟地 9g，当归 9g，芍药 12g，川芎 12g。

加减：脘腹冷痛可加肉桂、吴茱萸温中散寒止痛；胸胁胀满，刺痛加剧选川牛膝、延胡索活血行气止痛；兼气滞者加香附、青皮理气疏肝。

（4）肝郁脾虚证

症状：形体肥胖、两胁胀满、厌食乏力。胸胁胀痛，倦怠乏力，腹胀纳呆，情绪抑郁，喜太息，大便溏薄或干稀不调，舌体胖大，舌质淡，舌苔白，脉弦。

治法：疏肝理气，健脾化湿。

方药：大柴胡汤加减。柴胡 15g，黄芩 12g，白芍 9g，大黄 6g，枳实 9g，生姜 12g，半夏 9g。

加减：气机不畅，胸闷腹胀、便溏甚者，加用陈皮理气健脾；少气乏力，眩晕心悸者，加用白术益气健脾燥湿；脾虚利水功能欠佳，出现浮肿者，加用茯苓以补气健脾利湿。

（5）脾肾阳虚证

症状：形体肥胖、腰膝酸软、腹胀便溏。颜面虚浮，倦怠嗜睡，气短乏力，胀满溏泄，畏寒肢冷，下肢浮肿，夜尿频，舌体胖，舌质淡，舌苔白，脉沉细。

治法：温补脾肾，利水消肿。

方药：济生肾气丸加减。干生地 18g，泽泻 12g，山茱萸 15g，丹皮 12g，山药 15g，茯苓 12g，肉桂 9g，附子 9g，牛膝 15g，车前子 15g。

加减：小便不利者，加车前子、白茅根利尿通淋；水肿者，加党参、黄芪、薏苡仁等益气利水之品；女子停经，可加菟丝子、熟地等益养精血之品；以腰痛为主者，可加补骨脂、续断等补肾强腰之品。

2. 单味中药治疗

（1）桔梗　具有宣肺、利咽、祛痰、排脓的功效，郑毅男等用桔梗水提取物的高脂饲料喂小鼠，研究结果表明：含 5%桔梗水提取物的高脂饲料与对照组比较，小鼠体重和子宫周围脂肪质量均明显下降，同时肝脏中三酰甘油的水平也有所降低，并认为桔梗抗肥胖作用机制可能是桔梗皂苷类成分抑制胰脂肪酶活性，从而抑制脂肪的吸收。

（2）何首乌　苦甘涩，微温。入肝、肾经。具有养血滋阴、润肠通便、截疟、祛风、解毒的功效。李丽春等用何首乌提取物口服饲养大鼠，可明显降低大鼠摄食量和降低大鼠体重，并发现试验组的大鼠肝脏脂肪酸合酶活性低于对照组，说明何首乌提取物对脂肪酸合酶有很强的抑制作用。

（3）枸杞子　甘平。归肝、肾经。具有滋补肝肾、益精明目的功效。张民等用枸杞子提取物 LBP-4 制成溶液给下丘脑损伤性肥胖小鼠灌胃 30 天后，小鼠的体重和脂肪指数明显降低，并降低了三酰甘油、总胆固醇水平，提高了 HDL-C 的水平。

3. 中成药治疗

（1）红荷清降胶囊　主要成分是荷叶、苍术、山楂、法半夏、黄芩、黄连、党参、干姜等十二味中草药，提纯为浸膏后制成胶囊，每粒含 0.6g，相当于原生药 3g。有健脾消食、清泄郁热、消膏降浊的功效。董健等临床研究两组均给予健康教育、控制饮食、加强运动等生活方式重塑的干预方法。两组均以 120 天为 1 个疗程。治疗组体重、身高、体重指数及三酰甘油、总胆固醇、纤维蛋白原控制优于对照组（$P<0.05$）。

（2）六味能消胶囊　主要成分是大黄、诃子、干姜、藏木香、碱花、寒水石。每次 1 粒，每日 3 次，有宽中理气、润肠通便、调节血脂的功效，适用于胃脘胀痛、厌食、纳差及大便秘结，还适用于高脂血症及肥胖症。妊娠及哺乳期妇女忌用。胡金梅等临床随机对照试验共有 103 例患者完成了试验，治疗后试验组患者形体肥胖改善的总有效率为 33.33%，显著高于对照组（11.11%），两组比较差异有统计学意义（$P<0.05$）；两组患者身体重着、肢体困倦、头晕目眩等症状的总有效率及不良反应发生率比较，差异均无统计学意义（$P>0.05$）。

（3）调脂积冲剂　主要成分是莪术、郁金、莱菔子、半夏、生山楂、川厚朴、枳壳、泽泻、丹参、王不留行子、白蔻仁、虎杖、过路黄等，制成冲剂，每袋含生药 4.14g。临床进行了自身前后对照研究，60 例患者经过 2 个月的治疗，总有效率为 93.3%；治疗前后体重、BMI、腰围差异均有统计学意义（$P<0.05$），说明调脂积冲剂治疗腹型肥胖临床疗效良好，可明显降低患者脂肪含量，改善血脂异常。

（二）外治法

1. 针刺治疗

操作方法：操作者洗手消毒，使用一次性无菌针针刺，患者选择合适的体位，皮肤常规消毒后将无菌针直刺入穴位，得气后行平补平泻手法，使患者有酸麻重胀感，以患者耐受为度，留针 30 分钟。

针刺穴位选择常以天枢、大横、关元、三阴交、丰隆、足三里、中脘、气海、阴陵泉、水道、梁门、丰隆、章门等为主。配穴：胃肠腑热型配曲池、上巨虚、合谷、内庭等；脾虚湿盛型配阴陵泉、气海、太白、脾俞；气滞血瘀配膻中、血海、太冲、神门等；脾肾阳虚型配命门、脾俞、肾俞；肝郁气滞型取足三里、肝俞；阴虚内热型加肾俞、三阴交，如果患者合并便秘则加足三里、上巨虚、腹结等，达到刺激腧穴、疏通经络、加强脏腑的目的，调整气血阴阳，扶助正气，祛除停滞于体内的邪气，达到减肥效果。

2. 推拿治疗

中医推拿手法是通过按摩穴位、提拿肌肤等方式给肌肉组织一定的刺激，加快患者组织或细胞代谢，从而增加脂肪的燃烧速度。

常用推拿部位：肥胖各部位脂肪堆积程度，重点选择一个或几个部分推拿减肥。其中腹部和腰背部应作为重点操作部位，因为腹部不但有脾胃等脏腑器官，也是许多经脉循行和汇集之处。选取部位以脾经、胃经、肾经、带脉穴位等为主，主穴取天枢、足三里、内关、丰隆、三阴交等。

常用推拿方法：以按、摩、推、揉、拿等方式刺激人体相应穴位。

易操作、效果佳的常规操作有以下几种。摩腹：以神阙为中心，在腹部顺时针、逆时针各进行摩腹 5 分钟，使腹部产生微微发热并渗透到肌层的感觉；提拿肌肤：分别提拿中脘、气海处肌肤，拿起时轻轻揉搓，然后逐渐用力使局部产生酸胀感、温热感；大腿部以揉按法为主，臀部及肩背部以揉按法及拍打法为主；多食易饥者加拇指揉按足三里；便秘者揉按天枢、巨虚；嗜睡者揉按丰隆、足三里等。

3. 拔罐治疗

火罐疗法是针灸疗法的一部分，因此在传统针灸理论指导下我们选用脾经、胃经、膀胱经穴位为主，配合任脉、大肠经等穴位治疗单纯性肥胖病，可激发经气，起到减肥的作用。

取穴原则：腹部取穴，如中脘、关元、天枢、水道、外陵、大横、水分等；腰背部以膀胱经为主；局部肥胖可沿上臂（大肠经）、大腿（胃经）、臀部（膀胱经）等。

拔罐方法：局部常规消毒，用镊子夹紧棉球，蘸取适量酒精，点火燃着。腹部及局部肥胖用闪火法对上述穴位反复快速闪罐，约 20 分钟，直至皮肤潮红；腰背部采用走罐法，罐口涂好刮痧油或者凡士林，将火罐沿脊柱两侧膀胱经缓缓推动数次，以皮肤潮红为度。腹部一般选取大号罐，腿部和手臂部位选择中号罐。根据患者体质选择留罐时间，一般为 10～30 分钟。

4. 穴位埋线治疗

穴位埋线作为新型无创技术，是指将生物可降解线体埋置于机体规定经络穴位的一种技术，该技术可以通过刺激机体的经络穴位来达到降低患者体重的目的，埋线后的线体会在机体组织内进行软化、分解与刺激，且线体产生的生化刺激时间可以持续在半个月或 1 个月内，使之不断地调整人体局部组织的微循环，以此来达到塑身及减肥的功效；同时，也可以为患者节省减肥治疗时间。穴位埋线属于一种安全、有效的减肥方法；有治疗时间短、频次低、疗效持久、不易反弹、易于接受的特点，其已得到广泛认可并取得了很好的临床效果。

常选取的穴位：选穴原则以足太阴脾经、足阳明胃经穴为主。常选用天枢、中脘、大横、关元、足三里、丰隆、脾俞、胃俞、大肠俞、小肠俞、地机、水分、曲池等穴。根据对肥胖的辨证分析，可在治疗时选择相应适当的辅助穴位。配穴选择：脾虚湿阻，可选脾俞、气海、足三里、阳陵泉；胃热湿阻可选择梁丘、肾俞以及上巨虚；肝郁气滞可选择肝俞以及阳陵泉、太冲、气海、膈俞；脾肾阳虚可配合足三里、肾俞、三阴交、脾俞及阳陵泉等。

操作方法：选择合适的埋线穴位后对穴位周围皮肤进行消毒，操作人员洗手消毒，打开一次性埋线包，戴无菌手套，使用一次性埋线针，后拉出针芯，将一段医用可吸收线放置于埋线针管的前端，左手绷紧进针穴位，右手进针，待出现针感后，退针芯的同时向外退针管，将线体埋置于患者穴位的皮下组织内，出针后使用浓度为 75%的酒精进行压迫止血，并使用输液贴贴住患者的进针点，24 小时内避免碰水，以免发生感染现象，叮嘱患者，若埋线处出现红肿现象，应在此处涂抹清凉消肿膏，并告知患者埋线后出现局部肿胀情况属于正常现象，可自行消退，无需过多担心。

5. 耳穴压贴治疗

耳穴压贴疗法在治疗肥胖时具有无痛、安全、简便、经济、患者容易接受等优点，而且耳穴治疗相比于其他疗法可以给予更长的刺激。除此之外耳穴还可作为一种行为干预方式，提醒患者本人在减肥的治疗过程之中，有着独特的治疗感受。

常用穴位：主穴为胃、脾、交感、皮质下、内分泌、神门、饥点、三焦、大肠等。配穴：嗜睡者加耳穴神门、脑点；便秘者加便秘点、大肠点；选穴的目的性很强，主要起到抑制食欲、调节内分泌、促进代谢的作用，综合使用可减轻饥饿感，降低食欲，加强脂肪的分解，进而达到减肥塑形的效果。

操作方法：患者取坐位，在选定的耳穴上用 75%酒精棉球消毒，将王不留行子放于剪好的胶布上，分别贴压在耳穴各点处，每次贴压一侧耳穴，双耳交替进行。每日 3 餐前或空闲时按压耳穴，以局部发热疼痛为止，每 3 日更换一次。

6. 刮痧治疗

刮痧疗法历史悠久，起源于旧石器时代，最初在民间流传使用。它是一种物理治疗法，采用刮痧工具，按照一定的手法在选定的体表皮肤上进行刮拭以达到疏通经络、活血化瘀之目的。

现代医学认为，刮痧有着与针灸、推拿减肥相似的节制食欲的作用。刮痧通过对经穴或局部的刺激使人体神经末梢或感受器产生效应，促进新陈代谢，减少体内脂肪，对机体各部分产生协调作用。具有调节胃肠、改善人体营养吸收以及排毒解毒的功能，使人体的吸收和排泄达到平衡。此外，刮痧还可以促进局部的血液循环，使机体的局部血液供应达到良好的状态，如对胸部、臂部、腿部等穴位的刺激，可起到美腿美体瘦身的作用。

取穴原则：以足阳明胃经、足太阴脾经、足太阳膀胱经、任脉、局部病变为主。背腰部取肝俞、脾俞、胃俞、肾俞；腹部取上脘、中脘、下脘、天枢、大横、气海、关元、中极；上肢取曲池；下肢取足三里、丰隆、阴陵泉。脾虚湿阻型加水道；胃热湿阻型加梁门、内庭；肝郁气滞型加期门、太冲；脾肾两虚型加三阴交；阴虚内热型加太溪。

操作方法：刮足太阳膀胱经第一侧线，从上向下直线重刮，每侧刮拭25 次左右为宜，以肝俞、脾俞、胃俞、肾俞等背俞穴为重点；采用边刮法，从任脉上脘开始刮至下脘、气海、关元至中极，每次均可以采用点、压、按、揉法进行重点刮拭；肾经、胃经、脾经三条经脉可向下刮至腹股沟；重点按揉中脘、天枢、大横；上肢由上向下依次刮拭大肠经循行区域，曲池可采用点压法刮拭；下肢刮痧以膝关节为界，分上、下两段分别刮拭，每一部位刮拭 10～20 次为宜；足三里、丰隆、阴陵泉可采用击打法刮拭。穴位加减应根据患者证型而定，另外酌情选择阿是穴配伍治疗。在上述穴位主要用泻法刮拭，刮至皮肤出现痧痕为止。

（郝　明）

第五节　养生指导与康复

一、心理疏导

现今社会对肥胖症的治疗存在不少误解，认为通过节食减肥就可以解决体重问题，不需要药物、心理和其他治疗方式的干预。该错误观念导致许多肥胖症患者不能及时有效地采取治疗措施，最终不仅不能实现减重，还会引发更多的身体和心理问题。另外，肥胖症患者常存在认知偏差，总认为体重减轻并没有自己想象的多，即便接受减肥手术治疗，也不易获得满意的减肥治疗效果。因此，早期对肥胖症患者进行科学有效的心理干预治疗十分重要。心理治疗前应进行躯体检查，继发性肥胖症患者应积极治疗原发病，病情稳定后辅以心理调节；而单纯性肥胖症患者则应直接接受心理干预治疗。肥胖症的原因多种多样，应根据具体情况采取个体化的心理治疗方案进行治疗。

二、饮食指导

（一）控制总能量摄入

推荐的膳食构成蛋白质、脂肪和碳水化合物的供能比分别为 15%、<30%、50%～55%。总能量（kcal）=标准体重（kg）×能量供给标准 [kcal/（kg·d）]。若体重已经超标，能量限制应逐渐降低，避免体重骤然下降。

（二）改变营养素构成，选择低能量食物

常用的减肥膳食包括低脂、低碳水化合物和高蛋白膳食，食物选择应在保证营养的前提下，少食用脂肪含量高的食品，少喝饮料、酒类，多选择低能量、有饱腹感、富含膳食纤维的食物。

肥胖症的饮食推荐：宜高蛋白、瘦肉、鸡蛋、鱼类、豆类，宜减少主食，减少脂肪摄入量，限制总热量的摄入；多食富含 B 族维生素（维生素 B_1、维生素 B_2、维生素 B_6、烟酸等）的食物；宜多吃冬瓜、赤小豆、黄瓜、萝卜、竹笋、木耳、山楂、兔肉等具有减肥作用的食物；宜多食带酸味的食品，如话梅、酸梅、杨梅、杏干、山楂片等，有助于消食减肥；多食含纤维素食物如新鲜蔬菜、水果、豆类、豆制品和含辣椒素的食物。但要注意的是，在运动后不宜立即吃辣，易引起肥胖症。忌食含动物脂肪高的食物，如黄油、奶油、油酥点心、肥鹅、烤鸭、肥肉等；限制高胆固醇食物，如动物肝、脑、鱼子、蛋黄等。戒饮酒和咖啡；主食的碳水化合物控制在每日 250～300g，少吃或不吃甘薯、马铃薯、甜藕粉、果酱、蜂蜜、糖果、蜜饯、麦乳精果汁等。

三、运　动　指　导

（一）运动原则

1. 可接受性

所制定的运动方式应当让肥胖者拥有参与性，方便其长久坚持运动。相较于成年人，青少年儿童有着耐性差、好奇心强的心理特点，因此应当积极改变运动方式和内容。该类受试者的运动计划最好能够做到顺其自然、自得其乐，不要用成年人的标准要求青少年儿童，所需费用也应低廉，要求普通家庭也可以承受。

2. 安全性

在进行运动过程中，所利用的运动强度或者负荷必须依照肥胖者的自身肥胖水平、健康情况以及心脏肺部功能而设定。应当因人而异、区别对待，必须在不损害机体健康或者生长发育的情况下开展体育锻炼，具体形式以有氧运动为主。

3. 预后效果

进行体育运动锻炼之后，可令体质和体重降低到一定水平，心肺功能以及体质健康情况明显提升，且当停止运动 3～6 个月之后，肥胖程度不应反弹。

4. 循序渐进、因材施教原则

不同人群理解、完成运动的水平也存在一定差异，因此要结合受试者的年龄段制定出科学的运动处方，不可一味要求强度，导致运动失败。开具运动处方的对象可能罹患疾病，抑或是转归身体健康，运动时应当循序渐进，只有这样才能长期坚持运动。

5. 运动安全范围

有氧运动为肥胖症者常用的减肥方式。但值得说明的是，有氧运动也应依照具体受试人群而定，且需要测定受试者心率情况，查看处方强度核实性。使用当前国际通用标准为：运动强度心率=（220-实际年龄）×（70%～80%）；运动最佳心率=（机体最高心率-安静心率）×70%，在此之后加上安静心率。卡尔森运动强度心率测定法：持续性耐力训练的适合心率=（受试者最高心率-受试者个体运动前安静心率）/2，在此之后加上受试者安静心率等。

（二）合理规范运动

1. 运动方式

选择以大肌肉群参与的节律性有氧运动为主，如步行、慢跑、做健身操、骑自行车和游泳等，有助于维持能量平衡，长期保持可使肥胖者体重不反弹，提高心肺功能。其中，骑自行车和游泳尤适用于肥胖者。

2. 运动时间

每次靶强度运动时间应持续 40～60 分钟。根据不同年龄和体质配合运动强度调节运动量，由于机体存在生物节律周期，参加同样的运动，下午与晚上比上午多消耗 20% 的能量，因此，运动减肥活动宜安排在下午或晚上。

3. 运动频率

每周运动 5～7 次较为理想。若肥胖者情况允许，有氧运动也可每天早晚各一次，以增加热量的消耗，提高减肥效果。每次运动锻炼的内容分为准备、基本和结束三个部分。一般情况下，准备部分需要 5～10 分钟，基本部分需要 20 分钟以上，结束部分视情况而定，大概也要 5～10 分钟。

4. 注意事项

在实施减肥运动处方前，应让肥胖者进行一般的常规检查，了解心功能及有无心血管疾病；运动强度可在几天内逐渐达到，最好不要在一开始运动就达到既定的运动强度；在运动处方实施过程中，若出现意外情况，应立即停止运动，并去医院就诊。

5. 卡路里计算

卡路里限制不单是指减少食物，还需要监控摄入种类，必须确保食用合适的种类，合适的数量，还不能导致缺乏维生素 D、钙、铁等人体必需的关键营养物质。卡路里计算复杂，因此，要关注各类食物份额大小，要选择全谷物食品，蔬菜等高品质食品，还要选择鱼、蛋、禽等作为蛋白质来源。在调整正常饮食之前，咨询医生的意见。有些老年人在摄入足够卡路里及适当营养物质方面存在困难，这些老年人非必要地减轻体重，并不能有益于健康。

附多种食物所含热量（表 8-3）：

表 8-3　各种食物热量表

类别	食物名称	数量	热量（大卡）
五谷粮食类	米饭	200g	316
	面条	200g	262
	红豆类	200g	620
	玉米	200g	268
	番薯	200g	212
	马铃薯	200g	160
	芋头	200g	220
	米粥	200g	100
肉类	猪肉	60g	208
	牛肉	60g	80
	鸡肉	60g	68
	鱼肉	60g	65
	海鲜类	60g	60
	鸡蛋	1 个	86

续表

	食物名称	数量	热量（大卡）
水果类	香蕉	100g	80
	杧果	100g	64
	葡萄	100g	50
	番石榴	100g	48
	苹果	100g	39
	菠萝	100g	35
	甜橙	100g	35
	木瓜	100g	30
	榴梿	100g	153
	西瓜	100g	20
蔬菜类	青菜类	100g	20
	豌豆	100g	94
	黄豆芽	100g	45
	四季豆	100g	28
	胡萝卜	100g	37
	萝卜	100g	24
	洋葱	100g	38
	青椒	100g	26
	茄子	100g	18
	芦笋	100g	21
	竹笋	100g	20
	菜花	100g	20
	小白菜	100g	10
	海带	100g	36
牛奶、饮料类	啤酒	1罐	90
	葡萄酒	120ml	90
	全脂牛奶	1小盒	160
	低脂牛奶	1小盒	120
	奶昔	1杯	330
	养乐多	1瓶	100
	黄酒	120cc	120
	高粱酒	120cc	360
	豆浆	500cc	120
	汽水	1罐	150
	椰汁	500cc	114
	咖啡	1杯	20

附多种运动所消耗热量（表 8-4）：

表 8-4　60 分钟常见运动消耗热量表

运动项目	热量（大卡）	运动项目	热量（大卡）	运动项目	热量（大卡）
逛街	110	读书	88	游泳	1036
骑脚踏车	184	看电视	72	跳绳	448
打网球	352	打桌球	300	慢走	255
爬楼梯	480	骑马	276	快走	555
打拳	450	滑雪	354	慢跑	655
做体能训练	300	做仰卧起坐	432	快跑	700

（韩宇潇）

第九章

高尿酸血症与痛风

第一节　疾　病　认　识

高尿酸血症（HUA）是一种常见的生化异常，由尿酸盐生成过多和（或）肾脏尿酸排泄减少，或二者共同存在而引起。尿酸是嘌呤代谢的终产物，主要由细胞代谢分解的核酸和其他嘌呤类化合物以及食物中的嘌呤经酶的作用分解而产生。高尿酸血症分为原发性和继发性两类，两类高尿酸血症的病因各不相同。原发性高尿酸血症以嘌呤代谢障碍导致尿酸生成增多和尿酸转运失常引起尿酸排泄减少为主要病因，继发性高尿酸血症则由分解亢进、合成—摄入过多、尿酸排泄抑制或其他系统性疾病引起。

痛风（gout）是嘌呤代谢紊乱和（或）尿酸排泄障碍所致的一组异质性疾病，其临床特征为血清尿酸升高，反复发作性急性关节炎，痛风石及关节畸形，尿酸性肾结石，肾小球、肾小管、肾间质及血管性肾脏病变等。体内 37℃时尿酸的饱和浓度约为 420μmol/L（7mg/dl），超过此浓度，尿酸盐形成结晶沉积在多种组织，包括肾脏、关节滑膜，引起组织损伤。痛风分为原发性、继发性和特发性三类，原发性痛风占绝大多数。

高尿酸血症和痛风在发作前无明显临床症状，归属于中医学"未病"或"伏邪"范畴；当其发展为痛风性关节炎时，根据其关节肿痛、关节变形、肌肤麻木等症状，归属于中医学"痛风"、"痹证"、"痛痹"等范畴。

一、流行病学特征

受地域、民族、饮食习惯的影响，不同地区高尿酸血症患病率存在较大的差别。近 10 年的流行病学研究显示，我国高尿酸血症总体发病率为 5.46%～19.30%，其中男性为 9.2%～26.2%，女性为 0.7%～10.5%。临床上分为原发性和继发性两大类，前者多由先天性嘌呤代谢异常所致，常与肥胖、糖脂代谢紊乱、高血压、动脉硬化和冠心病等聚集发生有关，后者则由其他疾病、药物、膳食产品或毒素引起的尿酸盐生成过多或肾脏清除减少所致。少数患者可以发展为痛风，表现为急性关节炎、痛风肾和痛风石等临床症状与阳性体征。

痛风见于世界各地，发病率随着年龄的增长及血清尿酸浓度的升高和持续时间的延长而增加。临床研究显示，我国高尿酸血症人数已达 1.2 亿，其中痛风患者超过 1700 万人，而且正以每年 9.7% 的年增长率迅速增加。痛风具有明显的家族遗传史，但也有很大一部分痛风患者无明确痛风家族史，年龄、性别、饮食习惯等均会影响痛风遗传的表现形式。糖脂代谢紊乱、高血压、饮酒、体重是高尿酸血症的危险因素，而高尿酸血症和痛风的发病之间有密切的联系。痛风和高尿酸血症已成为我国仅次于糖尿病的第二大代谢性疾病。

二、临 床 表 现

大部分高尿酸血症患者无典型临床表现，多伴有代谢综合征的临床表现。临床上 5%～15% 的高尿酸血症患者会发展为痛风，表现为高尿酸血症、反复发作的急性关节炎、痛风石及慢性关节炎、尿酸性肾结石、痛风性肾病、急性肾衰竭。痛风的自然病程可分为无症状高尿酸血症期、急性痛风性关节炎期、间歇发作期、痛风石及慢性关节炎期四个阶段。

（一）无症状高尿酸血症期

无症状期仅有波动性或持续性高尿酸血症，从血尿酸增高至症状出现的时间可长达数年至数十年，有些可终身不出现症状，但随着年龄的增长，痛风的患病率增加，并与高尿酸血症的水平和持续时间有关。

（二）急性痛风性关节炎期

痛风性关节炎以中青年男性多见，常常首发于第 1 跖趾关节，或踝、膝等关节。起病急骤，24 小时内发展至高峰。初次发病常累及单个关节，持续数天至数周可完全缓解，反复发作则受累关节逐渐增多，症状持续时间延长，关节炎发作间歇期缩短，其特点归纳如下：

1）多在午夜或清晨突然起病，关节剧痛。

2）数小时内受累关节红、肿、热、痛和功能障碍。

3）单侧第 1 跖趾关节最常见；发作呈自限性，多在 2 周内自行缓解。

4）可伴高尿酸血症，但部分急性发作时血尿酸水平正常。

5）关节液或痛风石中发现尿酸盐结晶。

6）秋水仙碱可迅速缓解症状。

7）部分严重的患者发作时可伴有全身症状，如发热、寒战、乏力、心悸等。

8）发作前多有诱发因素，如饮酒、高嘌呤饮食、受冷和剧烈运动等。

（三）间歇发作期

急性关节炎缓解后，无明显后遗症，仅表现为血尿酸浓度升高，偶有炎症区皮肤色素沉着。两次发作的间隔时间无定论，但随着疾病的进展，痛风发作次数增多，症状持续时间延长，无症状期缩短，受累关节增多，症状逐渐不典型。

（四）痛风石及慢性关节炎期

痛风石是痛风的特征性临床表现，发病典型部位在耳廓，也常见于关节周围以及鹰嘴、跟腱、髌骨滑囊等处。外观为大小不一的、隆起的黄白色赘生物，表面菲薄，破溃后排出白色粉状或糊状物。慢性关节炎多见于未规范治疗的患者，受累关节非对称性不规则肿胀、疼痛，关节内大量沉积的痛风石可造成关节骨质破坏。

痛风性肾病主要表现在以下三个方面：①痛风性肾病起病隐匿，临床表现为尿浓缩功能下降，出现夜尿频多、低比重尿、低分子蛋白尿、白细胞尿、轻度血尿及管型尿等。晚期可出现肾功能不全及高血压、水肿、贫血等。②尿酸性肾石病可有无明显症状至肾绞痛、血尿、排尿困难、肾积水、肾盂肾炎或肾周围炎等表现不等。纯尿酸结石能被 X 线透过而不显影。③大量尿酸盐结晶堵塞肾小管、肾盂甚至输尿管，患者突然出现少尿甚至无尿，可发展为急性肾衰竭。

（杜丽坤）

第二节 发病机制及病因病机

一、发 病 机 制

（一）高尿酸血症和痛风

高尿酸血症的发病机制可分为尿酸生成过多和尿酸排泄减少两大类，有时二者并存。痛风的发病机制包括高尿酸血症的形成和痛风的发生两个环节，具体病因和发病机制尚不清楚。原发性痛风是先天性的，由遗传因素和环境因素共同致病，绝大多数为尿酸排泄障碍，具有一定的家族易感性。继发性痛风主要由肾脏疾病、药物、肿瘤化疗或放疗等所致。特发性痛风是原因未知的痛风。临床上 5%～15%高尿酸血症患者会发展为痛风。急性关节炎是由于尿酸盐结晶沉积引起的炎症反应。长期尿酸盐结晶沉积导致单核细胞、上皮细胞和巨噬细胞浸润，形成异物结节即痛风石。

1. 尿酸生成过多

食物引起的尿酸生成与食物中的嘌呤含量成比例。血尿酸水平与人体重新合成嘌呤的速度密切相关，磷酸核糖焦磷酸合成酶（PRPP）起着重要作用。磷酸核糖焦磷酸合成酶活性增强和次黄嘌呤磷酸核糖转移酶（HPRT）活性降低是两个伴性遗传的嘌呤代谢缺陷，引起嘌呤产生过多、高尿酸血症、高尿酸尿症。嘌呤核苷的分解加速也可以引起高尿酸血症。高尿酸血症还可因骨骼肌 ATP 大量分解所致，见于剧烈运动后、严重的癫痫持续状态发作后，Ⅲ型糖原贮积症、Ⅴ型糖原贮积症和Ⅶ型糖原贮积症。另外，一些疾病也可以引起高尿酸血症，如心肌梗死、急性呼吸衰竭可引起 ATP 分解加速产生大量嘌呤，引起高尿酸血症。

2. 尿酸排泄减少

尿酸约 2/3 通过肾脏排泄，其余 1/3 通过肠道、胆道等肾外途径排泄。约 90%持续高尿酸血症的患者存在肾脏处理尿酸的缺陷而表现为尿酸排泄减少。与非痛风患者相比，痛风患者尿酸排泄降低 40%，而且痛风患者尿酸排泄的血尿酸阈值高于非痛风患者。肾小球滤过率降低是慢性肾功能不全时引起高尿酸血症的病因，但不是大多数高尿酸血症的病因。某些药物或物质可以引起尿酸经肾小管重吸收增加。酒精既可以增加尿酸的产生，又能降低尿酸的排泄。过量饮酒可通过增加肝脏 ATP 分解，促进尿酸形成并阻断尿酸从肾小管的分泌，因此，大量饮酒可以引起高尿酸血症。

（二）高尿酸血症合并其他疾病

高尿酸血症常与肥胖、代谢综合征合并存在，一些资料表明，高尿酸血症患者发生心血管事件的概率增加，同时高尿酸血症也是判断冠心病急性心力衰竭再发或死亡的重要指标。

1. 高尿酸血症与肥胖

高尿酸血症与肥胖的关系密切。胰岛素抵抗以及内脏脂肪型肥胖等与高尿酸血症相关。肥胖引起或合并高尿酸血症的机制包括多个方面，除了包括饮食在内的生活习惯以及酒精摄入等环境因素外，内脏脂肪蓄积伴随尿酸生成过多、胰岛素抵抗是引发肾脏尿酸排泄功能下降的重要原因。高胰岛素血症会导致肾小管对 Na^+ 重吸收增多，而体液中的尿酸（98%）以钠盐形式存在，间接导致尿酸重吸收相应增多而出现高尿酸血症。此外，高尿酸血症与肥胖之间可能存在某些遗传共同缺陷，瘦素可能是联系肥胖和高尿酸血症的一个中介因子，如瘦素受体突变导致瘦素抵抗，引起肥胖和高尿酸血症，而血尿酸增高刺激肥胖基因表达。

2. 高尿酸血症与冠心病

高尿酸血症是引起动脉粥样硬化的危险因素之一，而冠状动脉粥样硬化是导致冠心病的主要原因。血尿酸变化对心肌梗死发生率的影响明显高于血压和三酰甘油。

研究表明，高尿酸血症能促进低密度脂蛋白过氧化和脂质过氧化，引起脂质代谢紊乱，导致血脂增高；当尿酸生成增多时，增多的氧自由基参与血管炎症反应；当尿酸微结晶析出并沉积于血管壁时，可引起局部炎症，直接损伤血管内膜；另外，尿酸盐作为炎性物质可以通过相应通路激活血小板，促进血小板聚集和血栓形成，使血管平滑肌增生。

3. 高尿酸血症与糖尿病

原发性高尿酸血症与糖尿病致病因素有许多共同之处，如老龄、肥胖、胰岛素抵抗等。人类尿酸水平也和血糖一样随年龄增加而升高。糖尿病患者伴发高尿酸血症的概率明显高于非糖尿病者，高尿酸血症患者比尿酸正常者更易发展为糖尿病。

尿酸盐结晶可以沉积在胰岛β细胞中，导致β细胞功能受损而诱发糖尿病；同时，糖尿病肾病患者肾小球滤过率会下降，导致尿酸排泄减少。2 型糖尿病伴有低尿酸血症和高尿酸血症两种情况。在肾脏近曲小管，葡萄糖与尿酸经相同的载体重吸收，二者之间存在竞争。发生高尿酸血症的 2 型糖尿病患者主要属于以下两种情况：一是 2 型糖尿病早期阶段，胰岛素抵抗和高胰岛素血症显著而血糖尚未明显升高；二是严重糖尿病肾病、肾功能不全引起继发性高尿酸血症。

4. 高尿酸血症与血脂谱异常

60%～80%的血脂谱异常患者伴有高尿酸血症，约 2/3 的高尿酸血症患者伴有高三酰甘油血症。血尿酸增高与血脂增高的主要机制为肥胖和脂质代谢异常，与饮食密切相关，尤其是进食富含三酰甘油的食物，摄入热量增加，嘌呤合成亢进，尿酸生成增加，脂肪代谢相关产物抑制尿酸排泄。高尿酸水平会促进低密度脂蛋白和脂质过氧化，导致血脂增高。

二、病 因 病 机

痛风病名最早见于元代朱丹溪《格致余论》曰:"彼痛风者,大率因血受热……夜则痛甚,行于阴也。"《丹溪心法》云:"痛风,四肢百节走痛是也,他方谓之白虎历节风证。"将历节病统一概括为痛风。明代张景岳《景岳全书》言:"风痹一证,即今人所谓痛风也。"指出其表现为肢体红肿疼痛。历代医家对痛风病因病机进行归纳与总结,其不外乎素体亏虚,脾胃运化失常,加之外感邪气,积湿成痰,气血郁滞,日久化热,痰浊凝聚,闭阻经络,不通则痛,引发关节疼痛。痛风的发病以正虚为本,外邪为标,内外因相互影响。

1. 先天禀赋不足

先天禀赋不足或久病体虚,气血不足,脾虚运化失常,肾失气化,痰浊湿毒蕴结,滞留关节,发为痛风。

2. 感受外邪

久居潮湿之地、贪凉露宿、睡卧当风、水中作业或汗出入水等,外邪注于肌腠经络,滞留关节筋骨,导致气血痹阻而发病。若素体阳气偏盛,感受风寒湿邪,从阳化热;或风寒湿痹经久不愈,亦可蕴而发热,发为风湿热痹。

3. 年老久病

老年体虚,肝肾不足,肢体筋脉失养;病后气血不足,腠理空虚,外邪乘虚而入。

4. 劳逸不当

劳欲过度,精气亏损,卫外不固;或激烈活动,耗损正气,汗出肌疏,外邪乘虚而入。

5. 痰瘀内结

痛风日久,正虚毒盛,五脏功能失调,湿停津聚,痰凝血瘀内结,痰饮留注经络,瘀血闭阻血脉,阻滞筋骨关节,出现关节畸形,屈伸不利。

(杜丽坤)

第三节　高尿酸血症及痛风的诊断

一、实验室检查及其他相关检查

（一）血尿酸测定

成人血尿酸浓度,正常男性为 208~416μmol/L（3.5~7.0mg/dl）,女性为 149~358μmol/L（2.5~6.0mg/dl）,绝经后女性更接近男性。血尿酸波动较大,应定期监测。

（二）尿尿酸测定

在低嘌呤饮食 5 天后，每 24 小时尿酸排出量<3.57mmol（600mg），可认为尿酸排出减少，>3.57mmol（600mg）可认为尿酸生成过多，多数患者两种缺陷同时存在，此法可用于区别尿酸生成过多还是尿酸排泄减少，但目前不作为常规检查。

（三）滑液或痛风石内容物检查

滑液中或白细胞内在偏振光显微镜下可见负性双折光的针形尿酸盐结晶；痛风石内容物，可见同样形态的尿酸盐结晶。此项检查应视为痛风诊断的"金标准"。

（四）X 线检查

急性期可见非特征性关节软组织肿胀，慢性关节炎期可见软骨缘破坏，关节面不规整，特征性改变为穿凿样、虫蚀样圆形或弧形的骨质透亮缺损。

（五）超声检查

超声可发现关节滑液、滑膜增生、软骨及骨质破坏、痛风石、钙质沉积，还可发现尿酸性结石及肾损害的程度，对疑诊痛风性关节炎或慢性痛风石关节炎患者的诊断更有意义。最重要的四种超声征象是痛风石、聚集物（关节积液内聚集的点状高回声，后方不伴声影，又称为暴风雪征）、软骨表面的双轨征（DC）和骨侵蚀，其中双轨征是尿酸沉积在关节内特异性很高的表现，其诊断痛风性关节炎的敏感性为 78%，特异性为 97%。

（六）HLA-B*5801 基因检测

高尿酸血症及痛风与使用别嘌醇产生严重不良反应（如史蒂文斯-约翰逊综合征或中毒性表皮坏死松解症等重症药疹）密切相关。我国大陆人群中 HLA-B*5801 基因阳性率为 11.51%，以华南地区最高，可达 20.19%。在有条件的地区使用别嘌醇前应进行基因检测，以减少严重药物不良反应的发生。

二、诊 断 标 准

（一）高尿酸血症

日常饮食下，非同日两次空腹血尿酸水平>420μmol/L 即可诊断为高尿酸血症（成年人，不分男性女性）。如出现特征性关节炎表现、尿路结石或肾绞痛发作，伴有高尿酸血症应考虑痛风。关节液穿刺或痛风石活检证实为尿酸盐结晶可做出诊断。X 线检查、CT 或 MRI 扫描对明确诊断具有一定的价值。急性关节炎期诊断有困难者，秋水仙碱试验性治疗有诊断意义。

（二）痛风

目前采用 2015 年美国风湿学会（ACR）和欧洲抗风湿联盟（EULAR）共同制定的痛风分级标准：

第一步：适用标准（符合准入标准方可应用本标准），即存在至少一个外周关节或滑囊肿胀、疼痛或压痛。

第二步：确定标准（金标准，直接确诊，不必进入分类诊断），即偏振光显微镜镜检证实在（曾）有症状关节或滑囊或痛风石中存在尿酸盐结晶。

第三步：分类标准（符合准入标准但不符合确定标准时），即≥8分即可诊断为痛风。

1. 临床表现

（1）受累的有症状关节、滑囊　累及踝关节或足中段（非第1跖趾关节）单或寡关节炎，评1分；累及第1跖趾关节的单或寡关节炎，评2分。

（2）发作时关节症状特点　受累关节皮肤发红（主诉或查体）；受累关节触痛或压痛；活动障碍。符合1个特点，评1分；符合2个特点，评2分；符合3个特点评3分。

（3）发作时间特点（符合以下3条中的2条，无论是否进行抗炎治疗）　疼痛达峰<24小时；症状缓解≤14天；2次发作期间疼痛完全缓解。有1次典型发作，评1分；反复典型发作，评2分。

（4）有痛风石临床证据　皮下灰白色结节，表面皮肤薄，血供丰富，皮肤破溃后可向外排出粉笔屑样尿酸盐结晶，典型部位：关节、耳廓、鹰嘴滑囊、手指、肌腱，评4分。

2. 辅助检查

血尿酸水平：应在距离发作4周后、还未进行降尿酸治疗的情况下进行检测，有条件者可重复检测；取检测的最高值进行评分：<240μmol/L（<4mg/dl），评-4分；360～<480μmol/L（6～<8mg/dl），评2分；480～<600μmol/L（8～<10mg/dl），评3分；≥600μmol/L（≥10mg/dl），评4分。

对发作关节或者滑囊的滑液进行分析：未做，评0分；尿酸盐阴性，评-2分。影像学特征：存在（曾经）有症状关节滑囊尿酸盐沉积的影像学表现：关节超声有"双轨征"；双能CT有尿酸盐沉积，评4分；存在痛风关节损害的影像学证据：X线显示手和（或）足至少1处骨侵蚀，评4分。

三、鉴 别 诊 断

（一）继发性高尿酸血症

继发性高尿酸血症主要是由一些遗传病、急慢性疾病引起的，也可由尿酸排泄减少所致；药物可干扰肾小管对尿酸的重吸收，如噻嗪类利尿剂、阿司匹林、吡嗪酰胺、左旋多巴等；体内有机酸增加如酮酸、乳酸可竞争性抑制肾小管尿酸分泌。若仅发现有高尿酸血症，必须首先排除继发性高尿酸血症，应详细询问病史以排除各种药物导致的血尿酸增高。

继发性高尿酸血症或痛风具有以下特点：儿童、青少年、女性和老年人更为多见；高尿酸血症程度较重；40%的患者24小时尿尿酸排出增多；肾脏受累多见，痛风肾、尿酸结石发生率较高，甚至发生急性肾衰竭；痛风性关节炎症状往往较轻或不典型；有明确的相关用药史。

（二）关节炎

1. 类风湿关节炎

类风湿关节炎以青、中年女性多见，四肢近端小关节常呈对称性梭形肿胀畸形，晨僵明显。血尿酸不高，类风湿因子阳性，X线片出现凿孔样缺损少见。

2. 化脓性关节炎与创伤性关节炎

前者关节囊液可培养出细菌；后者有外伤史。两者血尿酸水平不高，关节囊液无尿酸盐结晶。

3. 假性痛风

假性痛风系关节软骨钙化所致，多见于老年人，膝关节最常受累。血尿酸水平正常，关节滑囊液检查可发现有焦磷酸钙结晶或磷灰石，X线可见软骨呈线状钙化或关节旁钙化。

（三）尿路结石

高尿酸血症或不典型痛风可以肾结石为最先表现，继发性高尿酸血症者尿路结石的发生率更高。纯尿酸结石能被X线透过而不显影，所以对尿路X线片阴性而B超阳性的肾结石患者应常规检查血尿酸并分析结石的性质。

（杜丽坤）

第四节　高尿酸血症及痛风的治疗

高尿酸血症的治疗目的是使血尿酸维持在正常水平。痛风的治疗应遵循以下原则：控制高尿酸血症，防止尿酸盐沉积；对急性发作期患者应迅速控制急性关节炎发作；积极预防尿酸结石形成及肾功能损害。高尿酸血症和痛风患者，实证多见湿热、痰浊、痰瘀，虚证以肝肾、脾气亏虚为主。急则治其标，痛风急性期以缓解关节症状为目标，以湿热为核心病机，治以清热利湿、消肿止痛；缓则治其本，痛风慢性期以脾气亏虚、肝肾亏虚为本，湿热痰瘀为标，宜标本兼顾，治以健脾补肾、培补肝肾，兼除湿通络止痛，有助于降低血尿酸水平、改善症状、减少复发。

一、西　医　治　疗

（一）高尿酸血症

1. 一般治疗

控制饮食总热量；限制饮酒和高嘌呤食物（如心、肝、肾等）的大量摄入；每天饮水2000ml以上以增加尿酸的排泄；慎用抑制尿酸排泄的药物如噻嗪类利尿剂等；避免诱发因素和积极治疗相关疾病等。特别在放疗或化疗时要严密监测血尿酸水平。

2. 药物治疗

药物治疗常用药物包括排尿酸药物、抑制尿酸生成药物、碱性药物和新型降尿酸药物。

（1）排尿酸药物　通过抑制近端肾小管对尿酸盐的重吸收，从而增加尿酸的排泄，降低尿酸水平，适合肾功能良好者；当内生肌酐清除率<30ml/min 时无效，已有尿酸盐结石形成或每日尿排出尿酸盐>3.57mmol（600mg）时不宜使用；用药期间应多饮水，剂量应从小剂量开始逐步递增。常用药物包括苯溴马隆、丙磺舒等。

1）苯溴马隆：成人起始剂量 25～50mg/d，每 4 周左右监测血尿酸水平 1 次，未达标者可缓慢递增至 75mg/d 或 100mg/d。可用于轻中度肾功能异常或肾移植患者。eGFR20～60ml/（min·1.73m^2）的患者推荐 50mg/d，eGFR<20ml/（min·1.73m^2）或尿酸性肾石病患者禁用。服用时须碱化尿液，将尿液 pH 调整至 6.2～6.9，心、肾功能正常者维持尿量 2000ml 以上，不良反应可有胃肠不适、腹泻、皮疹。

2）丙磺舒：初始剂量 0.5g/d，最大剂量 2g/d，对磺胺过敏者禁用。

（2）抑制尿酸生成药物

1）别嘌醇：高尿酸血症和痛风患者的一线用药。通过抑制黄嘌呤氧化酶，使尿酸的生成减少，适用于尿酸生成过多或不适合使用排尿酸药物者。成人起始剂量 50～100mg/d，每 4 周左右监测血尿酸水平 1 次，未达标患者每次可递增 50～100mg，最大剂量 600mg/d。待血尿酸降至 360μmol/L，可减量至最小剂量。肾功能不全患者应适当减量，肾功能不全 G5 期患者禁用。别嘌醇可引起皮肤过敏反应及肝、肾功能损伤，严重者可发生致死性剥脱性皮炎。HLA-B*5801 基因阳性、应用噻嗪类利尿剂和肾功能不全是别嘌醇发生不良反应的危险因素，在服用别嘌醇治疗前进行该基因筛查，阳性者禁用。

2）非布司他：痛风患者的一线用药。为新型选择性黄嘌呤氧化酶抑制剂，初始剂量 20～40mg/d，每 4 周左右监测血尿酸水平 1 次，不达标者逐渐加量，最大剂量 80mg/d。因其主要通过肝脏清除，在肾功能不全和肾移植患者中具有较高的安全性，轻至中度肾功能不全（G1～G3 期）患者无须调整剂量，重度肾功能不全（G4～G5 期）患者慎用。不良反应包括肝功能损害、恶心、皮疹等。

（3）碱性药物　碳酸氢钠可碱化尿液，使尿酸不易在尿中积聚形成结晶，成人口服 3～6g/d，长期大量服用可致代谢性碱中毒，并且因钠负荷过高引起水肿。

（4）新型降尿酸药物　尿酸氧化酶将尿酸分解为可溶性产物排出，包括拉布立酶和普瑞凯希。选择性尿酸重吸收抑制剂 RDEA594 通过抑制新型尿酸盐转运蛋白 1 和有机酸转运子 4 发挥疗效。

（二）痛风

1. 一般治疗

对于非药物治疗痛风患者应遵循下述原则：限制饮酒；减少高嘌呤食物摄入；防止剧烈运动或突然受凉；减少富含果糖饮料摄入；大量饮水（每日 2000ml 以上）；控制体重；增加新鲜蔬菜摄入；规律饮食和作息；规律运动；禁烟。

2. 药物治疗

（1）急性痛风性关节炎　急性发作期的治疗原则是快速控制关节炎的症状和疼痛。急性发作期患者应卧床休息，抬高患肢，最好在发作 24 小时内应用控制急性炎症的药物。秋水仙碱、非甾体抗炎药（NSAID）和糖皮质激素是治疗急性痛风性关节炎的一线药物，应尽早使用。急性发作期不进行降尿酸治疗，但已经服用降尿酸药物者不需要停用，以免引起血尿酸波动，导致发作时间延长或再次发作。

1）非甾体抗炎药：可有效缓解急性痛风性关节炎症状，常用药物有吲哚美辛、双氯芬酸、依托考昔等。常见不良反应有胃肠道溃疡及出血，应警惕心血管系统不良反应。有活动性消化性溃疡者禁用，伴肾功能不全者慎用。

2）秋水仙碱：建议应用低剂量秋水仙碱，首剂 1mg，此后每次 0.5mg，日 2 次。最宜在痛风急性发作 12 小时内开始用药，超过 36 小时疗效明显下降。eGFR30～60ml/（min·1.73m^2）时，秋水仙碱最大剂量 0.5mg/d；eGFR15～30ml/（min·1.73m^2）时，秋水仙碱最大剂量 0.5mg/2d；eGFR＜15ml/（min·1.73m^2）者或透析患者禁用。该药可能造成胃肠道不良反应，如腹泻、腹痛、恶心、呕吐，同时可能出现肝、肾损害及骨髓抑制，应定期监测肝肾功能及血常规。使用强效 P-糖蛋白和（或）CYP3A4 抑制剂（如环孢素或克拉霉素）的患者禁用秋水仙碱。

3）糖皮质激素：用于非甾体抗炎药、秋水仙碱治疗无效或禁忌、肾功能不全者。短期口服中等剂量糖皮质激素或关节腔注射对急性痛风关节炎有明显疗效亦可行。

（2）发作间歇期和慢性期的处理　对急性痛风关节炎频繁发作（＞2 次/年），有慢性痛风关节炎或痛风石的患者，应进行降尿酸治疗。

1）降尿酸治疗的指征：目前国内一般推荐痛风性关节炎发作≥2 次；或痛风性关节炎发作 1 次且同时合并以下任何一项：年龄＜40 岁、血尿酸 480＞μmol/L、有痛风石、有尿酸性肾石病或肾功能损害、高血压、糖耐量异常或糖尿病、血脂紊乱、肥胖、冠心病、卒中、心功能不全，则立即开始药物降尿酸治疗。

2）降尿酸治疗的时机：因血尿酸波动可导致痛风急性发作，大多数痛风指南均不建议在痛风急性发作期开始时使用降尿酸药物，须在抗炎、镇痛治疗 2 周后再酌情使用。如果在稳定的降尿酸治疗过程中出现痛风急性发作，则无须停用降尿酸药物，可同时进行抗炎、镇痛治疗。

3）降尿酸治疗的目标：痛风患者降尿酸治疗目标为血尿酸＜360μmol/L，并长期维持；若患者已出现痛风石、慢性痛风性关节炎或痛风性关节炎频繁发作，降尿酸治疗目标为血尿酸＜300μmol/L，直至痛风石完全溶解且关节炎频繁发作症状改善，可将治疗目标改为血尿酸＜360μmol/L，并长期维持，但血尿酸应不低于 180μmol/L。

4）伴发疾病的治疗：痛风常伴发代谢综合征的一种或数种，如高血压、高脂血症、肥胖症、2 型糖尿病等，应积极治疗。降压药应选择氯沙坦或氨氯地平，降脂药选择非诺贝特或阿托伐他汀等。合并慢性肾病者使用对肾功能影响小的降尿酸药物，并在治疗过程中密切监测不良反应。

3. 手术治疗

必要时可选择剔除痛风石。手术治疗的目的是解除痛风石对关节、组织、神经的压迫以及进一步可能造成的损害，减少或切断痛风石源源不断溶解的尿酸盐被吸收入血。针对破溃后长期不愈合的痛风石可在局部麻醉下切除或关节镜下清理。

手术的适应证：痛风结节破溃、伤口经久不愈或引起皮肤坏死；骨与软组织遭严重破坏；神经、血管、肌腱受压；痛风石逐渐增大，影响患者肢体功能及生活质量；严重的全身痛风患者的减负治疗；痛风急性发作秋水仙碱无效或不能控制者；过大痛风石影响外观，积极要求手术者。术前必须辅以综合的内科治疗，应使血尿酸保持在相对低的水平状态，因为在术中随着痛风石、尿酸盐结晶的清除，势必有部分尿酸盐结晶溶解并吸收入血，易造成术后早期痛风急性发作，所以手术的时机提倡在静止期。

二、中 医 治 疗

（一）内治法

1. 辨证论治

（1）湿热蕴结证

症状：局部关节红肿热痛，痛不可触，发病急骤，病及一个或多个关节，可有皮下结节，多兼有发热、恶风、口渴、烦躁不安或头痛汗出，小便短黄，大便干等全身症状，舌红，苔黄或黄腻，脉弦滑数。

治法：清热利湿，通络止痛。

方药：白虎加桂枝汤合宣痹汤加减。生石膏15g，知母15g，川牛膝15g，茵陈15g，羌活10g，独活10g，全当归15g，川芎10g，虎杖15g，防风10g，土茯苓10g，萆薢15g，泽泻10g，桂枝10g，薏苡仁30g，威灵仙10g。

加减：热盛者，选用忍冬藤、连翘、黄柏等；阴津耗伤者，选加生地、玄参、麦冬等；肿痛较甚者，选加乳香、没药、秦艽、络石藤、海桐皮、桑枝、地龙、全蝎等；关节周围有红斑者，选加生地、丹皮、赤芍等；下肢痛甚，可选加牛膝、木瓜、独活等。

（2）寒湿痹阻证

症状：关节疼痛，痛势较剧烈，肿胀不甚，局部不热，痛有定处，屈伸不利，或见皮下结节或痛风石，肌肤麻痹不仁，口淡不渴，肢体沉重，舌苔薄白或白腻，脉弦或弦紧。

治法：温经散寒，除湿通络。

方药：乌头汤加减。乌头10g，薏苡仁30g，生黄芪10g，生白芍10g，当归20g，生白术15g，羌活10g，麻黄5g，苍术10g，土茯苓10g，萆薢10g，甘草10g。

加减：寒邪偏胜者，可加温经散寒之品，如制草乌、制附子、细辛、干姜等；湿邪偏胜者，可加胜湿通络之品，如防己、萆薢、川木瓜等；腰背酸痛者，可加杜仲、牛膝、桑寄生、续断等。

（3）痰瘀痹阻证

症状：关节肿胀疼痛反复发作，日久不愈，时轻时重，或呈刺痛，固定不移，夜间痛甚，关节肿大，甚至强直畸形，屈伸不利，皮下结节，或皮色紫暗，舌质紫暗或有瘀斑，苔白腻，脉弦或沉涩。

治法：活血化瘀，化痰散结。

方药：当归拈痛汤合桃红四物汤加减。全当归10g，川芎10g，赤芍10g，桃仁10g，茵陈

10g，威灵仙 10g，海风藤 10g，红花 10g，茯苓 10g，金钱草 10g，土茯苓 15g，猪苓 10g，泽泻 10g，白术 10g，苍术 15g。

加减：皮下结节，可选用天南星、白芥子等；关节疼痛甚者，可选加乳香、没药、延胡索等；关节肿甚者，适当选加防己、土茯苓、滑石等；关节久痛不已，可加全蝎、乌梢蛇、炮山甲等。

（4）脾虚湿阻证

症状：无症状期，或仅稍微有关节症状，或见身困乏怠，头昏头晕，食纳少呆，脘腹胀闷，小便清长，大便溏薄，舌质淡胖或舌尖红，苔白或白腻，脉细或弦滑等。

治法：温中健脾，除湿通络。

方药：四妙散合二陈汤加减。苍术 10g，黄柏 10g，牛膝 10g，薏苡仁 30g，生白术 10g，陈皮 10g，清半夏 15g，茯苓 15g，甘草 10g。

加减：湿热蕴结证加利尿除湿之品和健脾化浊之品以及上、下肢引经药，如羌活、姜黄、当归、土茯苓、草薢等。

（5）肝肾两虚证

症状：关节疼痛日久不愈，关节肿胀畸形，屈伸不利，肌肉瘦削，腰膝酸软，或畏寒肢冷，阳痿，遗精，或骨蒸潮热，心烦口干，头晕目眩，失眠，舌质淡红，舌苔薄白或少津，脉沉细弱或细数。

治法：培补肝肾，舒筋止痛。

方药：独活寄生汤加减。独活 15g，桑寄生 20g，秦艽 20g，杜仲 10g，牛膝 15g，当归 15g，川芎 10g，木瓜 10g，熟地 20g，肉苁蓉 10g，苍术 10g，黄柏 10g。

加减：肾气虚加鹿角霜、续断、狗脊等；阳虚加大辛大热之品，如附子、干姜、巴戟天等，或合用阳和汤；肝肾阴虚加龟甲、女贞子等，或合用河车大造丸；脾虚湿盛加二陈汤等。

2. 单味中药治疗

（1）土茯苓　甘、淡，平；归肝、胃经。具有解毒、除湿、通利关节的功效，多用于痛风急性发作期的加减治疗。相关研究表明，土茯苓不仅可以降低高尿酸血症小鼠的尿酸水平，还可以抑制黄嘌呤氧化酶（XOD）活性，显著下调肾脏尿酸盐阴离子转运体 1（URAT1）、葡萄糖转运体 9（GLUT9）的 mRNA 和蛋白表达，抑制 IL-1β、TNF-α 表达。

（2）金钱草　甘、咸，微寒；归肝、胆、肾、膀胱经。具有利尿通淋、解毒消肿、利湿退黄的功效，多用于高尿酸血症和痛风的无症状期或慢性期。相关研究表示金钱草的提取物可以降低高尿酸小鼠的尿酸水平。金钱草总黄酮提取液可能通过增加尿量，降低尿液中钙和草酸的含量，从而降低尿液饱和度，抑制尿液中结晶形成。

（3）威灵仙　辛、咸，温；归膀胱经。具有祛风湿、通经络的功效，多用于痛风急性发作期或缓解期湿邪阻滞型。相关研究表示威灵仙的乙醇提取物具有较强的抑制 XOD 的能力，其乙酸乙酯提取物具有较强的抗氧化能力。威灵仙还可以降低尿酸性肾病小鼠的尿酸和肌酐水平，减少肾脏组织中尿酸盐结晶和炎性反应浸润。

（4）草薢　苦，平；归肾、胃经。具有利湿去浊、祛风除湿的功效，多用于高尿酸血症和痛风的无症状期或慢性期。研究表明草薢能剂量依赖性地降低高尿酸血症大鼠的血清尿酸水平，增加尿酸浓度和尿酸排泄量，降低肾脏 URAT1 mRNA 和蛋白的高表达，其作用与苯溴马隆相近。

（5）山慈菇　甘、微辛，凉；归肝、脾经。具有清热解毒、化痰散结的功效，多用于痛风急性发作期的加减治疗。山慈菇所含的秋水仙碱能抑制粒细胞浸润和乳酸的生成，有抗炎、止痛作用，是治疗痛风急性发作的有效成分。

3. 中成药治疗

（1）四妙丸　主要成分为苍术、牛膝、盐黄柏、薏苡仁。功效：清热利湿。适用于湿热下注所致的痹证。用法：口服，一次 6g，每日 2 次。

（2）通滞苏润江胶囊　主要成分为番泻叶、秋水仙、诃子肉、盒果藤、巴旦仁、西红花、司卡摩尼亚脂。功效：开通阻滞，消肿止痛。适用于关节骨痛。用法：口服，一次 5～7 粒，每日 2 次。

（3）痛风定胶囊　主要成分为秦艽、黄柏、延胡索、赤芍、川牛膝、泽泻、车前子、土茯苓。功效：清热祛湿，活血通络定痛。适用于湿热瘀阻所致的痹证。用法：口服，一次 3～4 粒，每日 3 次。

（二）外治法

1. 针灸治疗

针灸治疗对于痛风急性期疼痛的缓解疗效显著，临床实践表明，痛风常见的发病部位多为第 1 跖趾关节、膝关节、踝关节、腕关节和肘关节，多归属于足太阴脾经、足阳明胃经、足少阴肾经、足厥阴肝经，故在针刺时多选用以下穴位：太冲、三阴交、足三里、阴陵泉、曲池、太溪、阳陵泉、血海、合谷、犊鼻等。采用缓慢捻转，中度刺激平补平泻法，每日或隔日一次，每次留针 15～20 分钟，10 次为一个疗程，疗程间隔 3～5 日。

2. 膏敷疗法

膏敷疗法能够对急性期患者关节疼痛不适进行及时有效缓解，缩短患者急性发作的时间。痹肿消散、消痹散、痛风膏是几种常用的外敷中药制剂。痹肿消散由黄柏、苍术、冰片、蒲公英等药物制成。清痹散主要由桂枝、威灵仙、防风、羌活、薏苡仁等药物制成。痛风膏的主要药物有金银花根、黄柏、大黄、野菊花、没药、冰片、石斛等。

（杜丽坤）

第五节　养生指导与康复

高尿酸血症与痛风易反复发作，其并发症发病率为15%。尿酸水平与饮食、精神状况、生活习惯等密切相关，单纯的药物治疗难以达到长期的控制效果，养生与康复指导模式有利于指导患者建立良好的生活方式，使痛风治疗取得良好的疗效，积极预防并发症的出现，提高患者生存质量。高尿酸血症与痛风的康复包括一般护理和饮食、心理、运动指导以及中医食疗药膳调理等。

痛风目前尚无根治方法,积极采取多种途径的综合康复护理治疗是当前防治本病的最佳选择。康复护理治疗的目的:一是尽快控制痛风的急性发作,持续有效地将血尿酸控制在正常范围;二是防止疾病复发和进展,提高生活质量。具体实施如下:

一、一般护理

注意劳逸结合,避免劳累过度,消除精神紧张,避免受寒,防止感染,避免使用抑制尿酸排泄的药物如噻嗪类利尿剂。急性发作期应保持绝对卧床、抬高患肢、避免受累关节负重(可在病床上安放支架支托盖被以减少患部受压)。急性发作期患肢的休息形式有下列 3 种:

(一)局部休息

采用夹板、石膏或支具固定炎症关节,可以有效减轻疼痛,防止关节挛缩,而不至于引起关节活动障碍,一般不超过 2 周。

(二)全身休息

急性期采用全面康复治疗(包括药物)仍不能缓解疼痛或患者有多处关节炎时,可以采用全身休息的方式,时间不超过 4 周。

(三)短期休息

要求患者的日常生活活动限制在 30 分钟以内,或在产生明显症状之前,必须作短期休息,以减轻对关节的刺激。

对于急性发作期疼痛的护理要观察疼痛的性质、部位、间隔时间、有无午夜因剧痛而惊醒的情况,受累关节有无红、肿、热和功能障碍。在急性发作期应将患腿微微抬高,并贴上消炎膏,保证患肢休息至关节疼痛缓解的 72 小时后,方可恢复活动,以保护患部皮肤避免皮肤溃疡。

二、饮食指导

科学合理调控饮食是痛风患者康复治疗中的基本措施。研究表明,痛风患者如能严格限制高嘌呤食物摄入,限制高热量饮食及蛋白质的摄入量,适当增加不饱和脂肪酸的摄入量,可增强胰岛素的敏感性和减少高胰岛素血症的发生,以减少体内尿酸生成,促进尿酸的排泄。

(一)控制饮食总量,保持理想体重

中老年痛风患者的饮食应控制在正常人食量的 80% 为宜,具体实施应根据个人理想体重、体力活动强度计算。其饮食热量构成为 50%~60% 的碳水化合物,15% 的蛋白质和 30% 的脂肪(以不饱和脂肪酸为主)。严禁酗酒和大量饮啤酒或暴食,以防血尿酸骤升导致痛风急性发作或加重。

（二）首选低嘌呤食物

制定膳食治疗卡，根据嘌呤含量，每 100g 食物中嘌呤含量小于 50mg 为低嘌呤食物，在 50～150mg 的食物为中等嘌呤食物，大于 150mg 的食物为高嘌呤食物。

低嘌呤食物主要包括蔬菜、水果、奶类、蛋类、坚果、精米白面及其制品，杂粮中的小米、荞麦、燕麦；薯类中的土豆、芋头、白薯、木薯。

中等嘌呤食物主要包括麦麸、麦胚、糯米等，红豆、绿豆、豌豆、菜豆、花豆等杂豆；大豆制品如豆腐干、豆腐皮、腐竹、豆腐、豆浆；畜肉包括猪牛羊驴肉、猪肉松、牛肉干、牛舌、火腿；水产品如草鱼、鲤鱼、鳝鱼、鳗鱼、黄花鱼、鲑鱼、鳕鱼、大比目鱼、黑鲳鱼、鱼丸、龙虾、螃蟹、海带。

高嘌呤食物主要包括动物内脏如肝、小肠、脑；海产品如带鱼、鲶鱼、沙丁鱼、凤尾鱼、鲢鱼、鲱鱼、鲭鱼、小鱼干、鱼卵、基围虾、扇贝、牡蛎、蛤蜊；淡菜；浓汤；火锅汤。

建议痛风急性发作期患者选用低嘌呤食物，缓解期可适当选用中等嘌呤食物，但每日肉类摄入量不宜超 120g，尤其不要集中一餐吃。所有的豆类都要少吃或不吃。无论是急性期还是缓解期均应尽量避免高嘌呤食物。以尿酸为依据，对痛风急性发作患者或血尿酸值升高达 420μmol/L（7.0mg/dl）以上者，应严禁摄入高嘌呤食物。每日嘌呤摄入量应严格控制在 150mg 以下。不过外源性尿酸只占体内总尿酸的 20%，严格控制嘌呤摄入使血尿酸下降 10～20mg/L，对改善高尿酸血症作用有限，必须结合其他措施效果才好。

此外最新研究显示，植物来源的嘌呤对痛风发作风险的短期影响比动物来源的嘌呤要小得多，关于痛风的前瞻性研究发现，长期、习惯性摄入富含嘌呤的蔬菜与痛风发病风险无关。如果食用肉、鱼、禽类等，用水煮开，可使约50%的嘌呤溶解在汤中，弃汤食用，可以减少嘌呤的摄入量。

不同种类植物性食品中嘌呤含量有明显差别。干菌类和干豆类及制品中嘌呤含量普遍高于其他食品，其中，干豆类中嘌呤含量显著高于豆制品。干豆类中，蚕豆最高；豆制品中，豆粉最高。蔬菜类及制品和水果类及制品中嘌呤含量普遍较低。总体来讲，干菌藻类＞干豆类及制品＞鲜菌藻类＞坚果、种子类＞谷类及制品＞蔬菜类及制品＞薯类、淀粉及制品＞水果类及制品。对我国常见动物食品嘌呤含量的研究中发现：内脏（如肝脏）和鱼虾蟹贝类中嘌呤含量最高，肉和肉制品次之，血液和汤类等相对最低。

（三）合理选择蛋白质种类

蛋白质代谢时会产生较多嘌呤，因此痛风人群尤其是在急性发作期，应适当降低蛋白质的总摄入比例。蛋类、乳类中的嘌呤含量较低，可作为饮食中优质蛋白的主要来源。但酸奶中乳酸含量较多，可抑制或减少尿酸的排泄，故不宜饮用。

（四）保证主食的数量和种类

保证摄入足够的碳水化合物可防止因供能不足导致机体产生过量酮体。代谢时酮体与尿酸相互竞争排出，会使血尿酸水平升高，令痛风急性发作。此外，应适当增加主食的种类。小米、玉米等杂粮嘌呤含量低于大米，且钾、镁含量大大高于大米。中医学认为，小米性味甘平，能健脾和胃，利尿消肿；玉米性味甘平，能利水通淋，健脾开胃。

（五）保证足够的饮水量

饮水要有科学性，痛风人群充足饮水可以增加尿酸排出，避免尿路结石形成。合理饮水注意以下几点：每天饮水 2000～3000ml，保持尿量每天 1800ml 以上，说明饮水量充足；均匀饮水，每小时一杯；不要在饭前半小时或餐后饮水，应在饭后 1 小时左右，最佳时间应在两餐之间；晚上或清晨不宜大量喝浓茶或咖啡等饮料，不宜饮用纯净水，宜选用普通饮用水或淡茶水、碱性饮料；合并严重心功能不全、严重肾功能不全且有显著水肿的患者，应根据病情适当限制水的摄入量。临床上常用含有碳酸氢钠的药物碱化痛风患者的尿液，无糖苏打水也可促进尿酸排泄。

（六）限制脂肪

高尿酸血症与痛风人群易合并肥胖、高血压、脂肪肝、胆结石等疾病，需要低脂肪膳食。日常饮食中脂肪主要来源于烹调油，因此，需要控制每日烹调油用量。高温烹调可选用山茶油，凉拌可选用橄榄油。每天脂肪的摄入量最好不超过 50g。

（七）低盐、低糖饮食

高尿酸血症及痛风患者往往伴有高血压，这时就要严格控制好钠盐的摄入，建议每天食盐用量不超过 6g（约 1 啤酒瓶盖），并减少含盐高的加工食品如咸菜、火腿肠、挂面、蜜饯、蚝油、酱油等的摄入。在保证足够的碳水化合物摄入的同时，痛风人群要限制其他甜食的过分摄入，尤其是富含果糖的食物。一些添加果糖等精制糖的甜食、甜饮料会增加肥胖风险。研究表明，果糖可能是高尿酸血症的一个危险因素，果糖可加速人体嘌呤核苷酸降解和嘌呤合成，从而升高血尿酸水平。建议每天精制糖摄入在 25g 以内。

（八）禁酒

首先要使患者了解饮酒与高尿酸血症和痛风的关系及其危害性，知道乙醇是比饮食更重要的危害因素，对提高血尿酸浓度作用最大；其次饮酒是痛风发作的一个常见诱因。尽管酒精类饮料的嘌呤含量不高，但是过度饮酒可使体内乳酸增多，抑制尿酸排出，并促进嘌呤分解，使尿酸增高，诱使痛风发作，故应禁用各种酒类。如果难以避免，酒精摄入量可以用 2500 或 1500 除以酒精度数得到每天大约喝酒的克数，如男性喝 50° 白酒控制在 50g 以内。痛风急性发作期、药物控制不佳或慢性痛风性关节炎的患者应禁酒。

（九）选择有降尿酸作用的食物

部分食物本身具有降尿酸的作用，如百合、葡萄、大蒜、薏苡仁、玉米、山楂、荷叶、山药、海带等，尤其是百合，含有天然的秋水仙碱。在日常的饮食中，痛风人群应该遵循营养学要求，可以适量增加此类食物的比例。然后多吃水果，各种水果都是由碳水化合物组成的，对身体维持偏碱性有积极的作用，尤其多吃樱桃，多食用樱桃可降低血清尿酸水平，研究发现，樱桃对血清尿酸水平有影响，常食樱桃人群可大大减低痛风经常性发作的风险率。目前，一些小型的人群和动物实验推测樱桃可能是通过减少尿酸的产生、增加肾小球滤过率或减少肾小管重吸收来降低血清尿酸水平。

（十）要有充足的碱性食物和维生素

果蔬富含多种矿物质和维生素，有利于尿酸的溶解和排泄，建议每天至少吃 500g 蔬菜，吃 200～350g 水果。多食碱性食物，多饮水，有条件者可饮用碱性电解水，可促进体内尿酸排出。研究证实，进食含碱性的蔬菜、瓜果及饮料，可增加体内碱储量，有助于尿液碱化，防止尿酸盐结晶形成和促进尿酸的排出，同时，蔬菜、瓜果富含钾离子及维生素 C，可增加尿酸盐的溶解度，减少泌尿系结石的形成。

（十一）中医食疗药膳

根据中医辨证论治，不同体质和不同证型的患者可采用不同的食疗方案，例如，湿热蕴结型：赤小豆汤（赤小豆 20g，金银花 10g，大枣 10g，冷水煎汤代茶饮）；痰瘀阻滞型：三七粉（三七粉 1g，开水饭后冲服，日 2 次）；脾虚湿阻型：苍术陈皮炖排骨（苍术 20g，陈皮 10g，排骨适量炖汤服）；肝肾阴虚型：天麻杜仲炖猪肉（天麻 15g，杜仲 15g，猪肉 100g，天麻杜仲用纱布包好，与猪肉炖汤服）。

（十二）痛风合并其他疾病的饮食疗法

1. 痛风并发高血压

痛风患者并发高血压的发生率高达 50% 以上，当痛风患者出现痛风性肾病，造成肾脏损害时可造成肾性高血压。对于痛风并发高血压患者，饮食调养应注意几点：饮食宜清淡，减少钠的摄入量，血液中钠的浓度上升，使血浆胶体渗透压升高，从而使血压升高，应尽量避免食用腌制食品；增加钙的摄入量，膳食中低钙与高血压有关，牛奶中含钙量较高，每日补充 250ml 牛奶即可满足需要，新鲜蔬菜中芹菜、萝卜含钙较高，蘑菇、木耳等可补钙；增加钾的摄入量，钾与高血压呈明显的负相关，高钾食物可以降低血压，含钾丰富的食物主要有新鲜蔬菜、水果。

2. 痛风并发肥胖症

痛风并发肥胖症患者需要减轻体重，饮食中必须将摄入热量降低到热能消耗水平以下，或同时增加运动消耗热量，以维持理想体重。在运动过程中，机体可以将储存的脂肪用来产生热量，以达到热量平衡。对于痛风并发肥胖症患者，饮食调养应注意几点：饮食定时定量，每日 3 餐定时定量、自我控制是防止饮食过量的有效办法。儿童要考虑到其生长发育的需要，老年人要注意有无并发症的存在。对于正处于发育期的青少年来说，应以强化日常锻炼为主，千万不可盲目控制饮食，以免发生神经性厌食。食盐能储存水分，使体重增加，因而要限制食盐的用量。另外，烹饪菜肴时要以植物油为主，少吃动物油，还要控制用油量，烹调每日用油 20g 以下。限制糖类，糖类供给以占总热量的 40%～50% 为宜，含单糖食品（如蔗糖、麦芽糖等），应尽量少吃或不吃。限制脂肪，过多脂肪摄入可引起酮症，加重痛风和高尿酸血症。注意补充维生素、无机盐和膳食纤维，蔬菜和水果不仅含热量低，而且富含维生素、无机盐和膳食纤维，是肥胖者较为理想的食物。在水果、蔬菜淡季时，可多吃粗粮及海鲜，如海带、海藻等。

3. 痛风并发冠心病

与同龄的非痛风患者相比，痛风患者并发冠心病的发生率约为非痛风患者的 2 倍。采用健康的饮食原则，可显著降低冠心病的发病率。饮食调养应注意以下几点：控制总热量，糖类在总热量中的比例应控制在 60%～70%，应选用多糖类食物（如食物纤维、果胶等），少吃或不吃简单的糖类食物。肥胖者应限制主食，多吃含食物纤维高的食物，对防治高脂血症、冠心病均有益处。饮食清淡，每日摄入食盐量应控制在 5g 以下，少量多餐，可有效预防冠心病的发生。控制脂肪的摄入量，饮食中的脂肪总量是影响血中胆固醇浓度的主要因素，因此，脂肪的过量摄入是导致冠心病发生的重要因素。限制胆固醇的摄入，高胆固醇是诱发冠心病的重要因素，如果不限制饮食中胆固醇的含量，不但会加重症状，还会诱发其他疾病。补充足量的维生素，蔬菜和水果是冠心病患者饮食中不可缺少的食物，绿色蔬菜含有较多的胡萝卜素，它具有抗氧化的作用，水果富含的维生素 C 能够影响心肌代谢，增加血管韧性，使血管弹性增大，大剂量维生素 C 可使胆固醇氧化为胆酸排出体外。摄取充足的矿物质，冠心病患者应多吃含镁、锌、钙、硒等矿物质元素的食物，镁可以影响血脂代谢和血栓形成，防止血小板聚集，含镁丰富的食物有小米、玉米、枸杞子、桂圆等，硒能够抗动脉粥样硬化，降低全血黏度、血浆黏度，增加冠状动脉血流量，降低心肌的损害程度。

4. 痛风并发糖尿病

痛风患者常并发糖尿病，痛风与糖尿病同属代谢性疾病，其发生均与体内糖类、脂肪、蛋白质等的代谢有关。饮食调养应在痛风患者饮食的基础上注意以下几点：限制糖类食物，在主食的选择上应做到粗细搭配，粗粮与细粮的比例可根据病情变化不断调整。例如，当痛风病情较稳定、血尿酸基本正常，但糖尿病控制不佳、血糖较高时，则粗粮、细粮的比例应提高；反之，细粮的比例应提高，避免饮用含糖饮料，忌食含糖的副食。限制膳食中的脂肪含量，控制脂肪能够延缓和防止糖尿病并发症的发生与发展。在烹饪时，应多使用植物油，如花生油、菜籽油等含不饱和脂肪酸的油脂。适当增加高纤维食物摄入，膳食纤维可增强糖尿病患者的胰岛素敏感性，有降低空腹血糖、餐后血糖和改善糖耐量的作用，高纤维饮食能预防动脉硬化和心脑血管病的发生。供给足量的维生素和无机盐，凡是病情控制不好的患者，易并发感染或产生酮症酸中毒，因此要注意补充维生素和无机盐，尤其当 B 族维生素消耗过多时，应补充维生素制剂，以改善神经症状；但不可以食盐过多，每日食盐要控制在 5g 以下；同时戒烟，烟草中尼古丁、焦油等会加重动脉硬化，也可以使血糖波动。

5. 痛风并发肾病

饮食调养是治疗肾脏疾病的重要手段之一。合理的饮食调养，可以改善肾病的症状，控制病情的发展，从而达到促进康复、延长生命的目的。对于痛风并发肾病的患者，饮食调养应在痛风患者饮食基础上注意几点：限制蛋白质的摄取量，如果蛋白质摄入过多，在体内代谢后，产生的含氮废物增多，排泄时就会增加肾脏负担。如果尿量很少，这些废物不排泄出去，就会在体内积存，从而引起一系列中毒症状。因此，在饮食中应避免食用含蛋白质丰富的食品，如肉类、蛋类和豆制品等。当病情好转时，才可逐渐增加蛋白质的供应量。多食清淡而又有利尿作用的食品，此类食物有鲫鱼、冬瓜、绿豆、赤小豆等。限制食盐和水分摄入，有严重水肿、高血压、少尿的患者，应吃无盐饮食。每日摄入体内的水分不宜超过 1200ml，同时，忌食腌菜、酱菜等含钠多的食品。如水肿消退、血压下降、尿量增多，可改用少盐饮食，每日食盐限制在 2～3g。多食含丰富维生素的食品。控制膳食脂肪，减少动物脂肪的摄取，并减少摄取富含胆固醇的食物，如蛋白、肥肉、动物内脏等，对防治高血压有着重要的意义。

三、心 理 指 导

痛风患者在康复治疗全过程中始终要注意进行针对性的心理干预和调适，给予精神上鼓励安慰和心理疏导，及时消除各种不良情绪和心理压力，减轻其焦虑抑郁情绪，提高患者对疾病的认识程度，增强患者战胜疾病的信心和主观能动性，保持乐观向上的良好心态，积极投入与配合完成各项康复治疗活动，以提高康复治疗效果。

四、运 动 指 导

适当的运动锻炼可以增加和保持关节活动范围，增加肌力，增加静力性和动力性运动耐力，减轻关节肿胀，增加骨密度，对改善患者的心理状态，防止超重和肥胖，减轻胰岛素抵抗，预防和减少急性发作等均有良好作用。活动时不增加疼痛，运动时心率控制在 100～110 次/分或运动后心率增加不超过运动前的 50%为宜；每次运动持续 45～60 分钟，每日 1 次或每周 3～5 次。注意避免剧烈运动，以防关节损伤或诱发急性发作。冬季注意防寒保暖，增加准备活动时间。其基本原则是个别对待，循序渐进。常用的运动包括被动运动和主动运动。

（一）被动运动

采用轻缓的方法，进行关节轴向运动，活动范围要达最大限度，每天可至少 1 次，防止关节挛缩畸形。用于不能主动运动者，慎用于急性关节炎或严重疼痛者。

（二）主动运动

1. 力量训练

以等长收缩运动为主，即运动时有肌肉收缩，但没有关节活动，适用于急性关节疼痛的患者，可以提高肌肉力量，防止肌肉萎缩，还有利于缓解关节周围肌肉痉挛。

2. 耐力运动

在肌肉力量得到提高，疼痛症状基本控制条件下可以进行，目的是改善关节功能，增加活动耐力和实际生活活动及工作能力。散步、慢跑、游泳、骑车、打乒乓球、打太极拳、做广播操等有氧运动均较适宜。

3. 牵伸性训练

主要用于防止关节挛缩，增加关节活动范围，包括被动牵伸、助力牵伸和主动性牵伸。牵伸之前可施以热疗增加胶原纤维的伸展性。

运动后疼痛超过 2 小时，应暂停此项运动，使用大块肌肉，如能用肩部负重者不用手提，能用手臂者不要用手指；交替完成轻重不同的工作，不要长时间进行重的工作；进出改变姿势，保持受累关节舒适；若有局部温热和肿胀，尽可能避免活动。

五、物理疗法

临床实践证明，应用光、电、温热等物理因子治疗痛风已取得了较好的疗效。如紫外线、红外线照射可改善局部血液循环和新陈代谢，且有消炎、止痛和缓解肌肉挛缩作用；直流电离子导入（1%～2%碘化锂或硫酸钾或碳酸钾）有电刺激和药物的双重作用，可改善局部血液循环和营养代谢，有利于炎症消散和改善功能。值得一提的是，锂离子导入还有增加尿酸盐溶解和防止尿酸盐在组织内沉积的作用。局部敷疗、泥敷、全身温水浴、蒸汽浴、砂浴、矿泉浴、中国传统的药浴、中药熏洗等温热疗法，对改善血液循环和促进新陈代谢，增加胶原组织的延伸性，以及缓解疼痛、解除肌肉挛缩和僵硬等均有较好疗效。

六、小　结

高尿酸血症、痛风往往不是单发疾病，往往与肥胖症、冠心病、高血压、糖尿病等疾病伴发，要积极治疗相关疾病，监测伴发疾病状况，协助医生及早诊断。嘱患者定期监测血尿酸水平，养成良好的生活习惯，低盐饮食，食用无脂或低脂乳制品，对蔗糖摄入量适当控制，多食用碱性食物，戒烟戒酒，忌暴饮暴食，确保饮食均衡，合理膳食。告知患者疾病及药物治疗知识，引导患者准确把握用药时机与用药时间；引导患者生活起居作息规律，避免劳累、受凉，保护好关节，加强休息；引导患者疼痛缓解后积极开展早期运动，强化身体免疫力。

（杜丽坤）